ソマチッドと714-Xの真実

ガストン・ネサーンを訪ねて

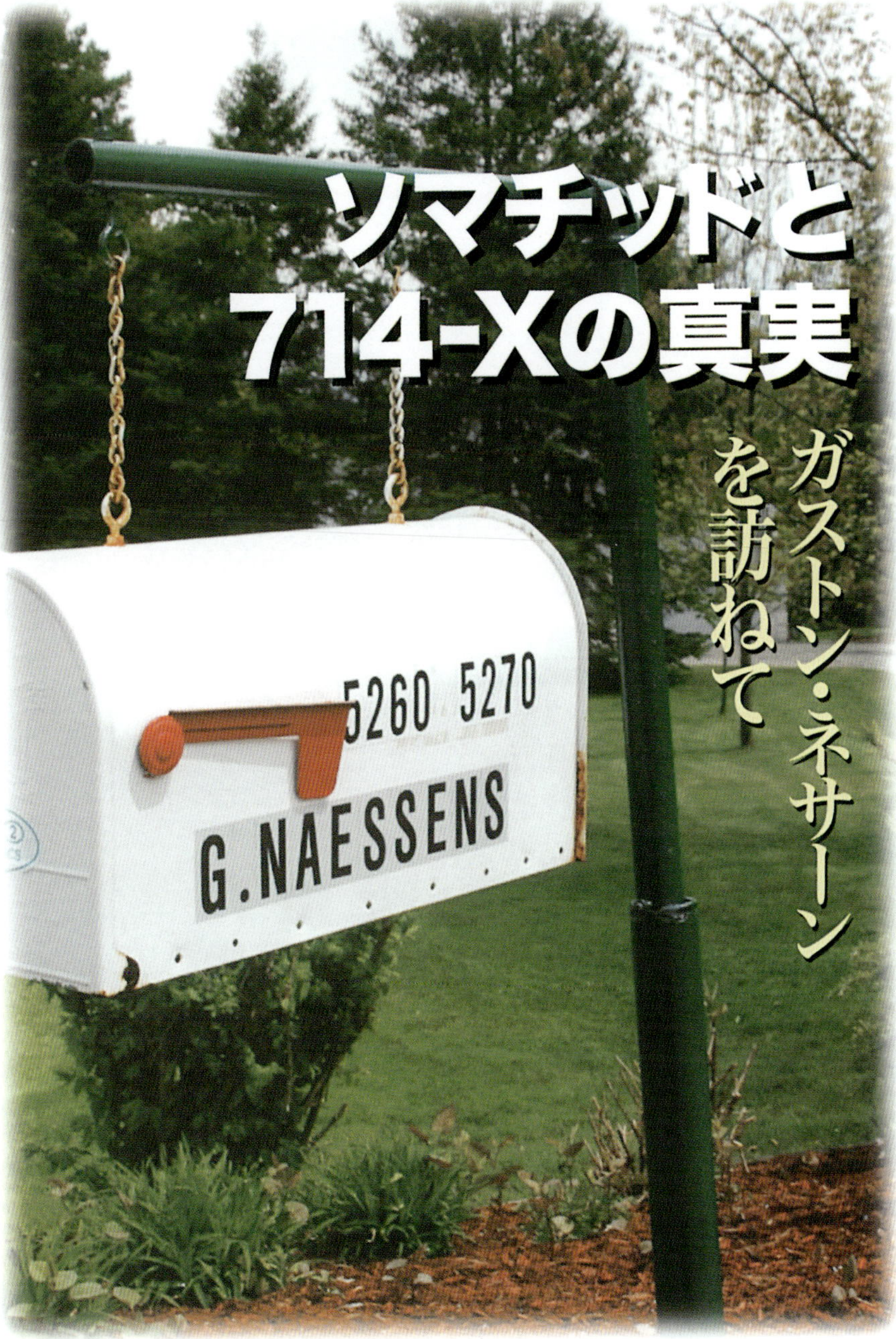

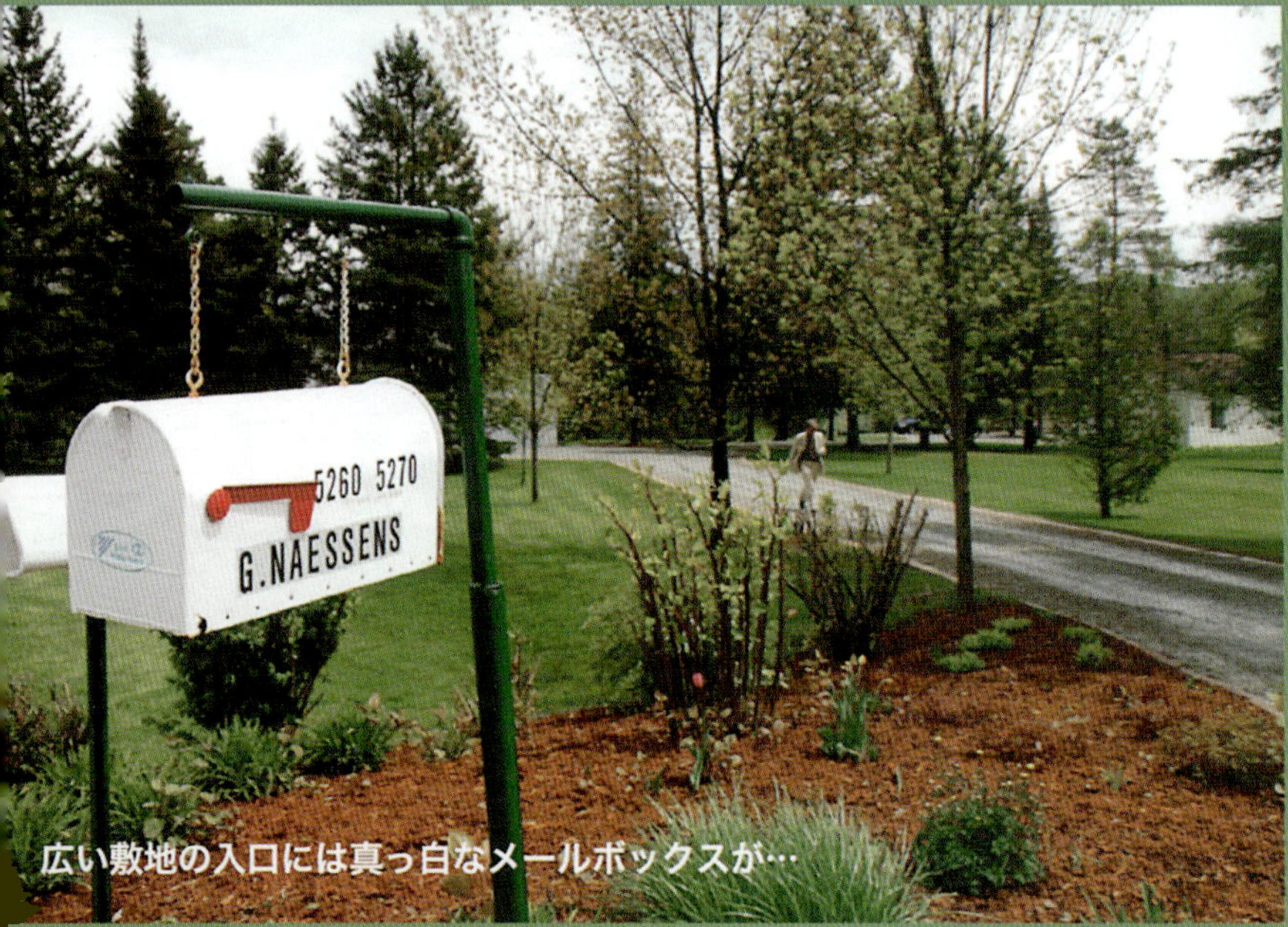

広い敷地の入口には真っ白なメールボックスが…

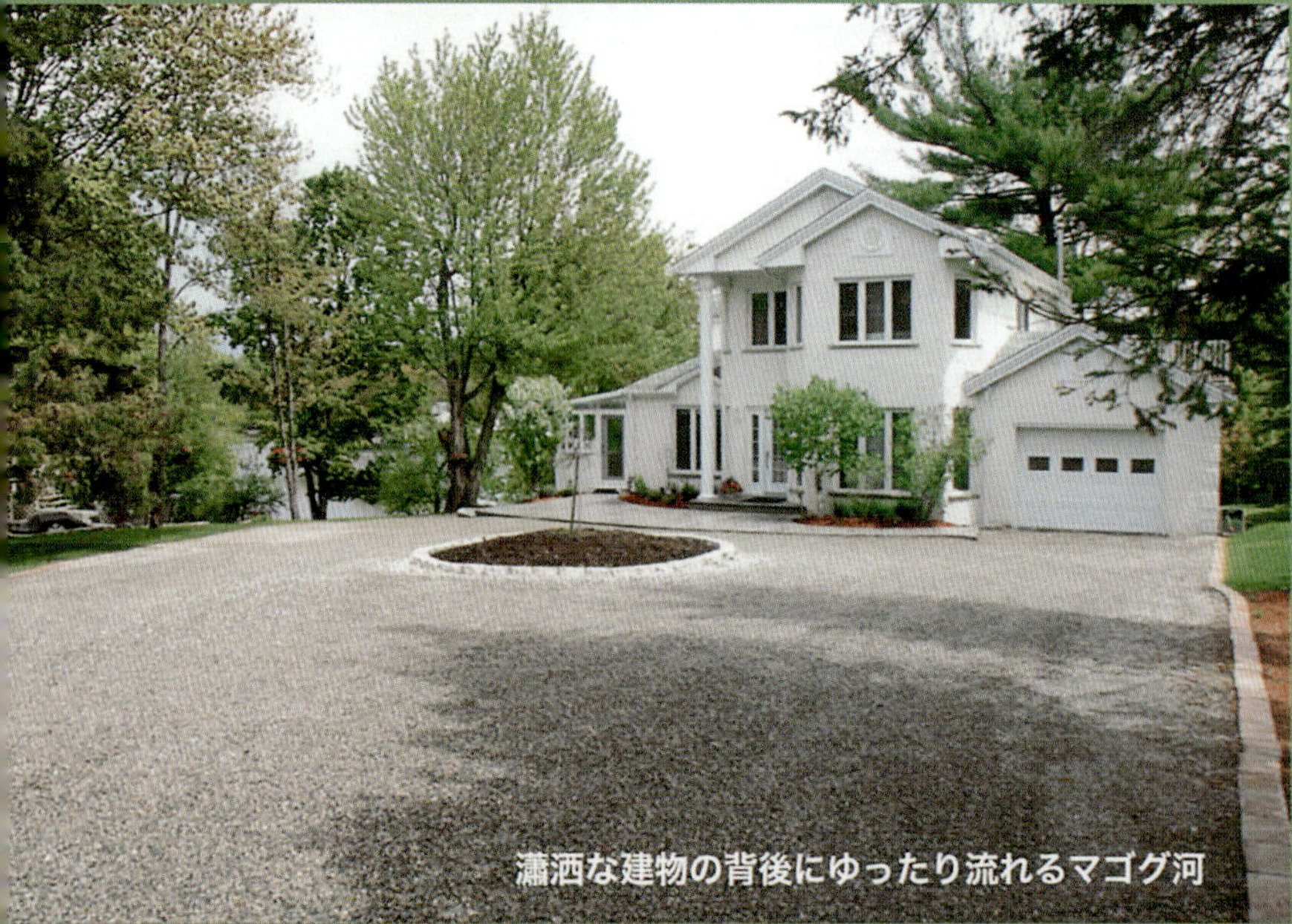
瀟洒な建物の背後にゆったり流れるマゴグ河

ネサーンご夫妻による三日間のセミナーに参加し
ソマチッドと714Xの真実を学ぶことができた

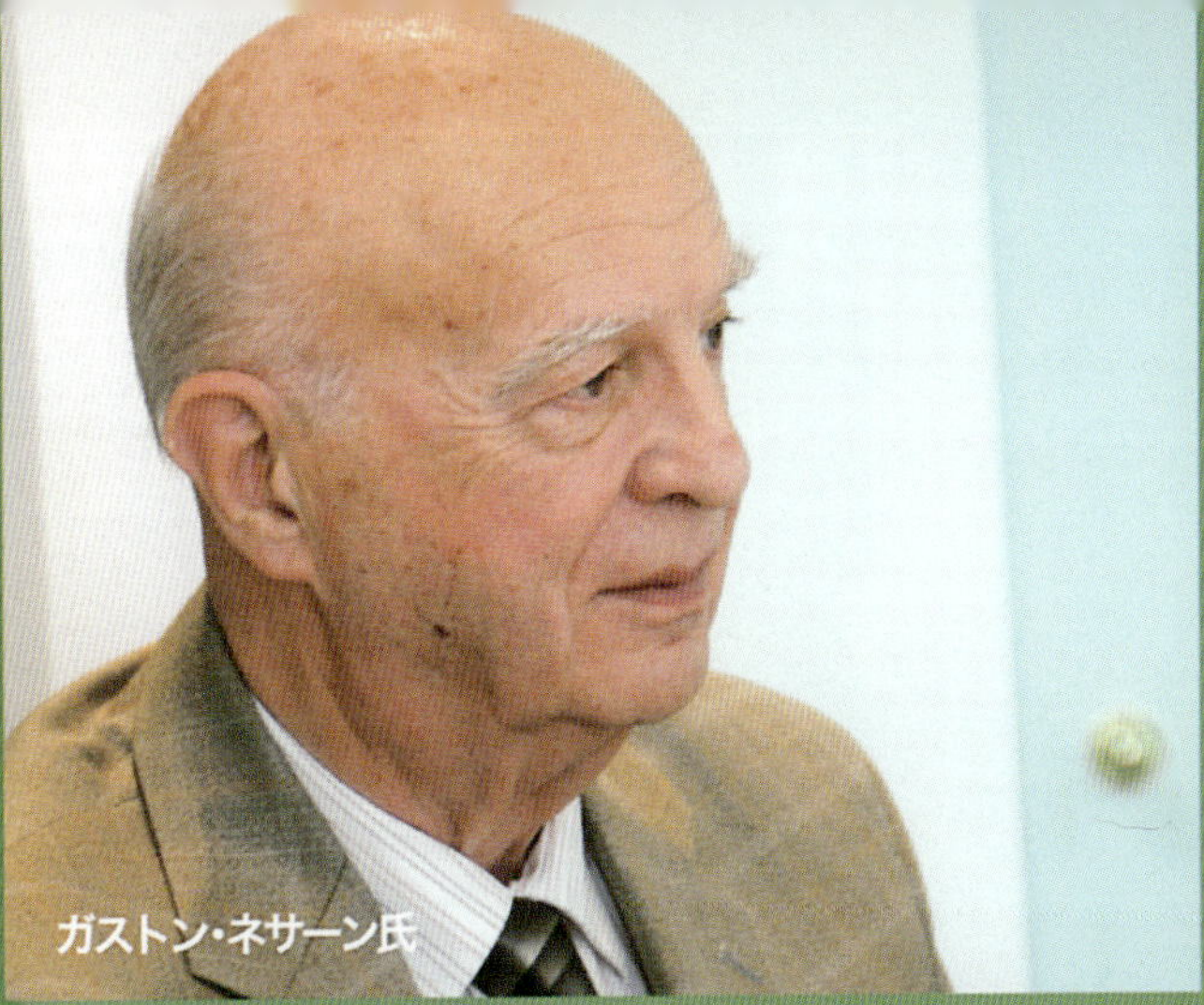
ガストン・ネサーン氏

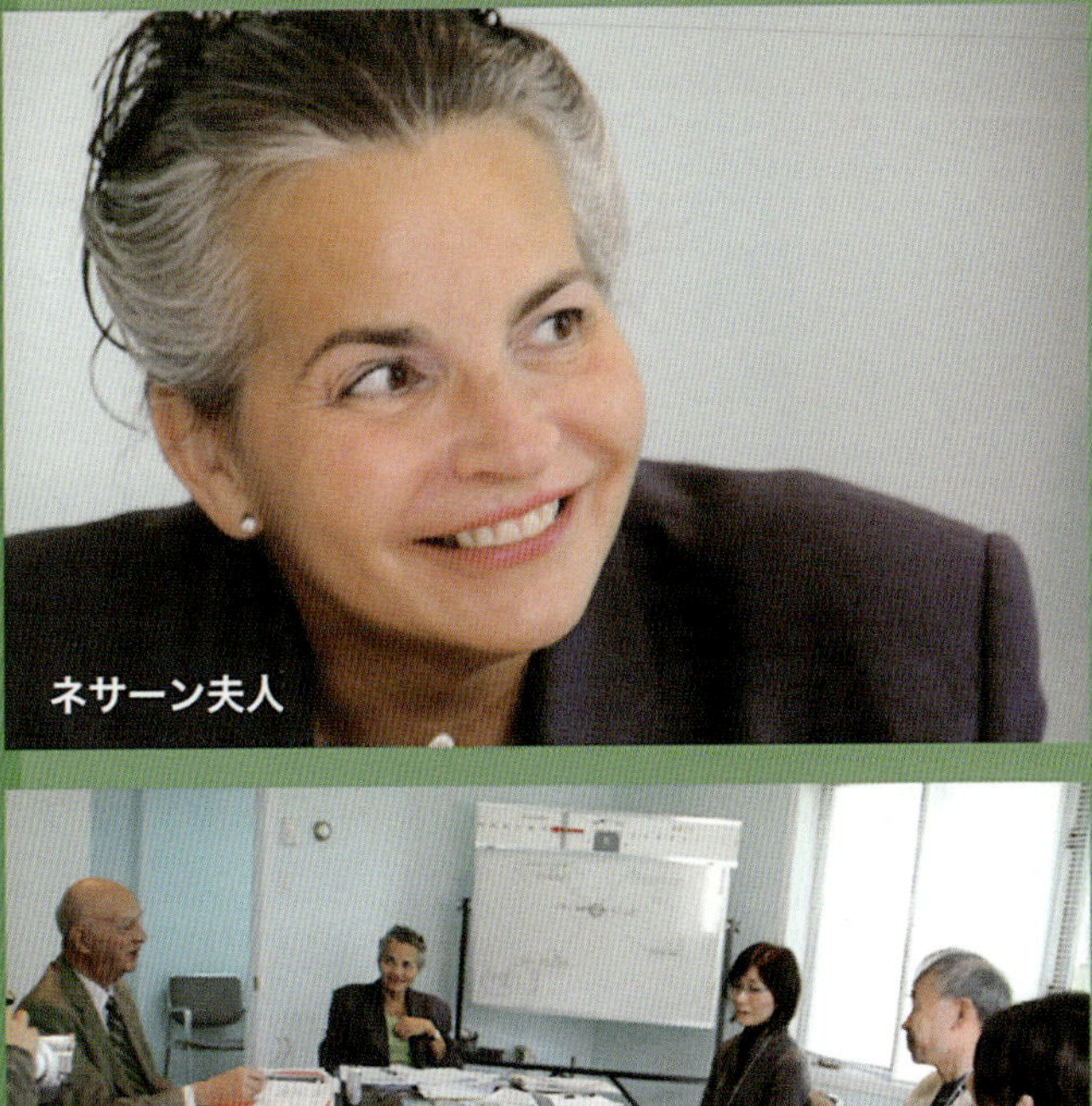
ネサーン夫人

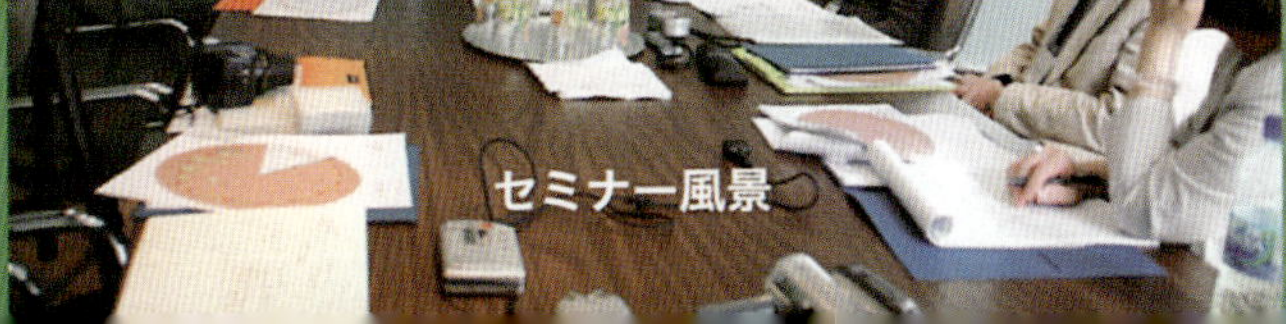
セミナー風景

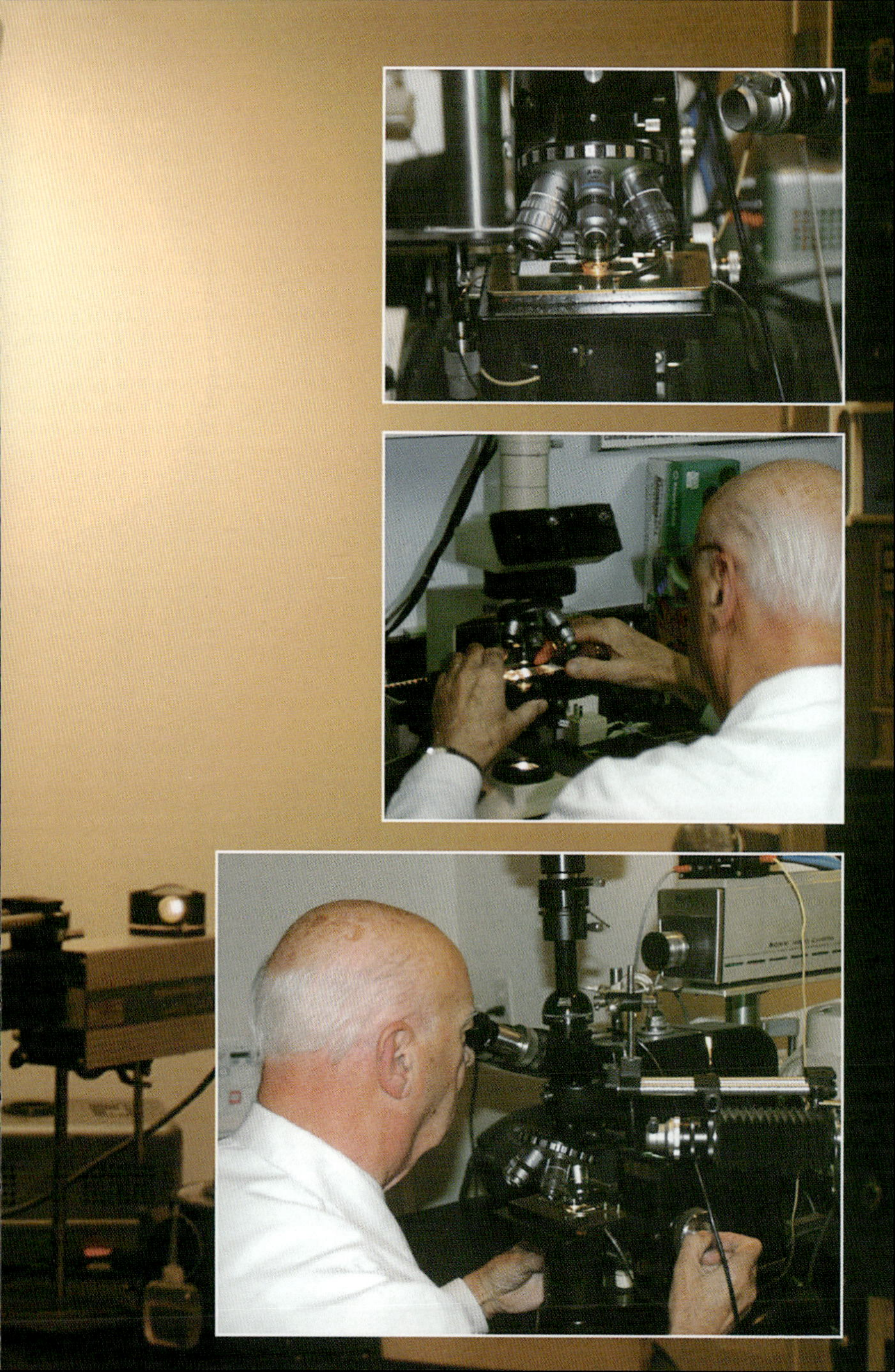

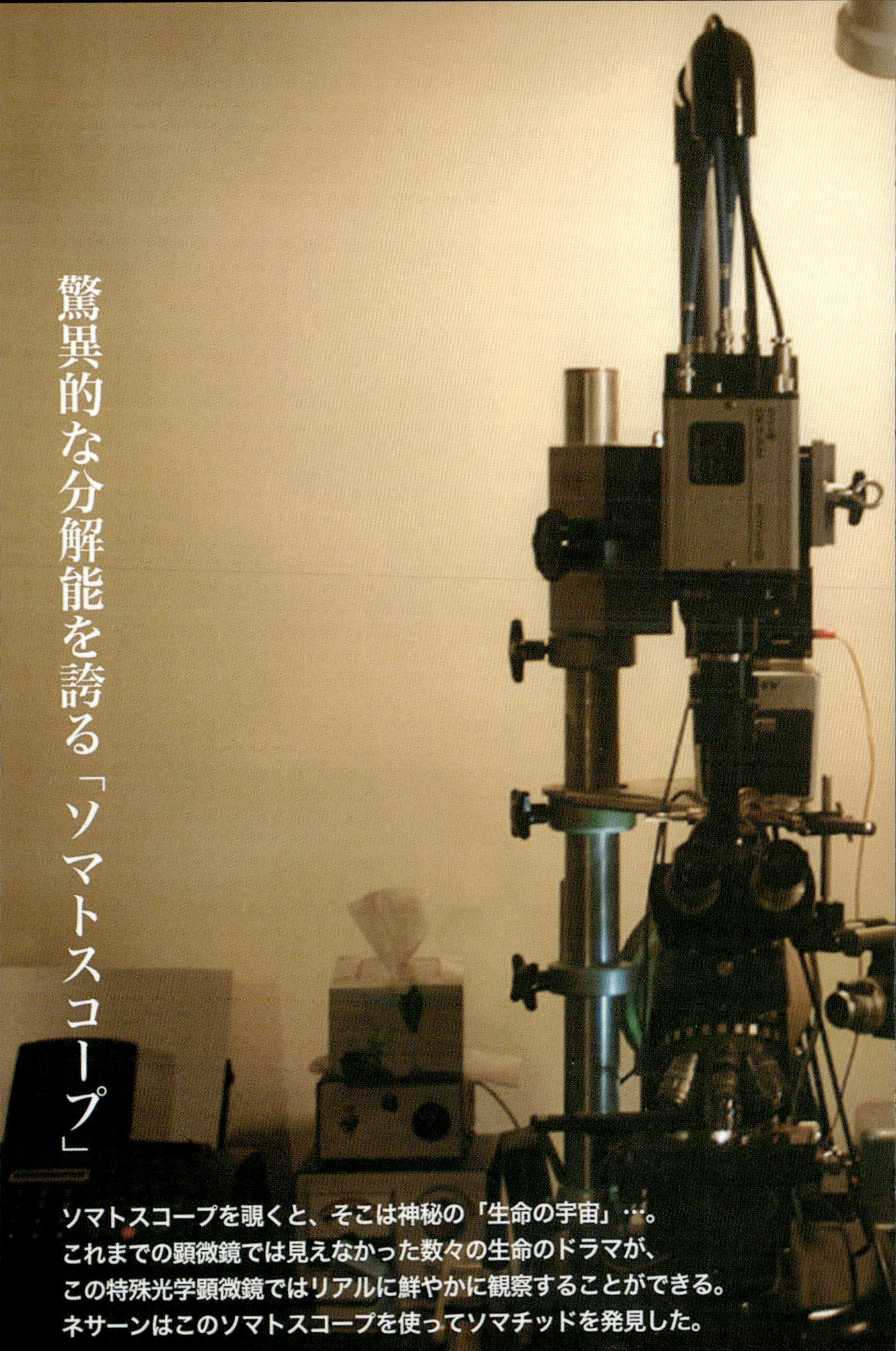

驚異的な分解能を誇る「ソマトスコープ」

ソマトスコープを覗くと、そこは神秘の「生命の宇宙」…。
これまでの顕微鏡では見えなかった数々の生命のドラマが、
この特殊光学顕微鏡ではリアルに鮮やかに観察することができる。
ネサーンはこのソマトスコープを使ってソマチッドを発見した。

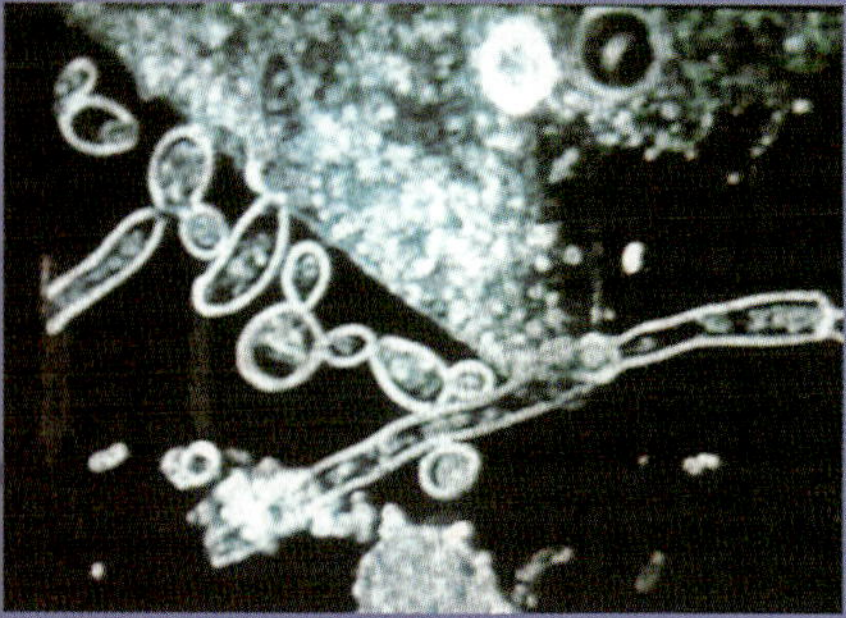

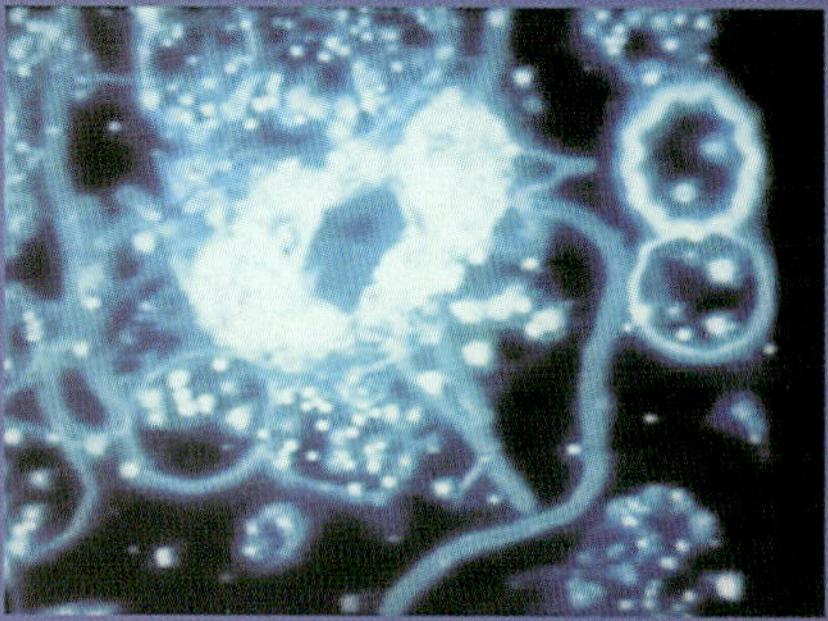

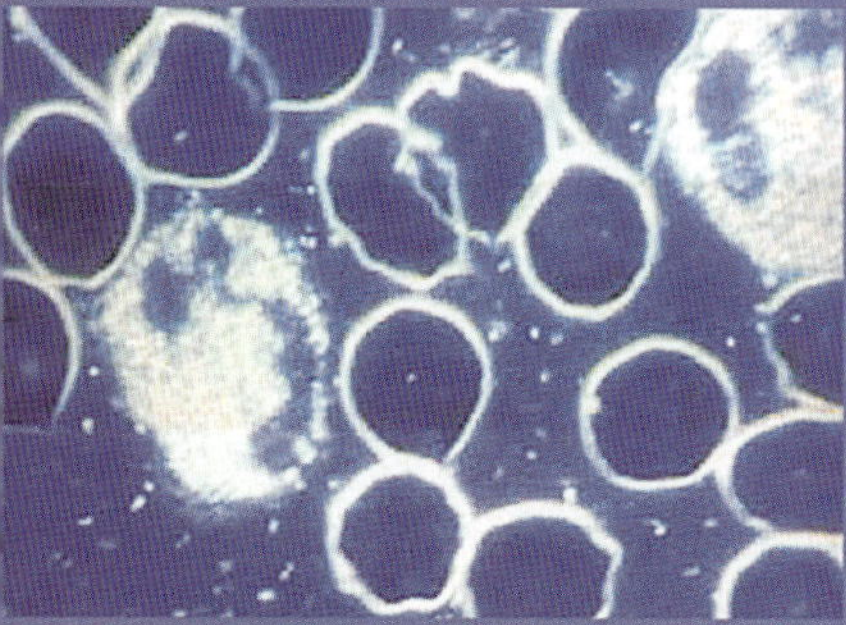

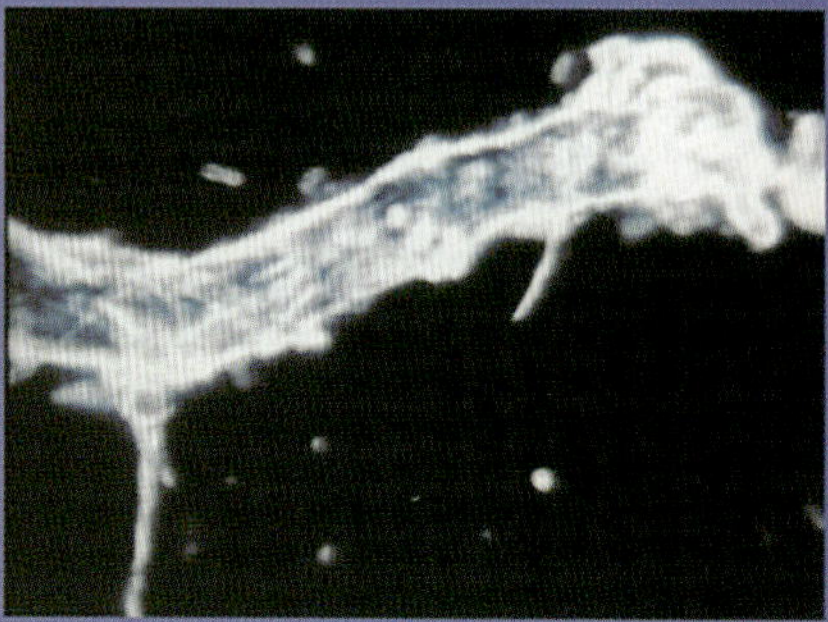

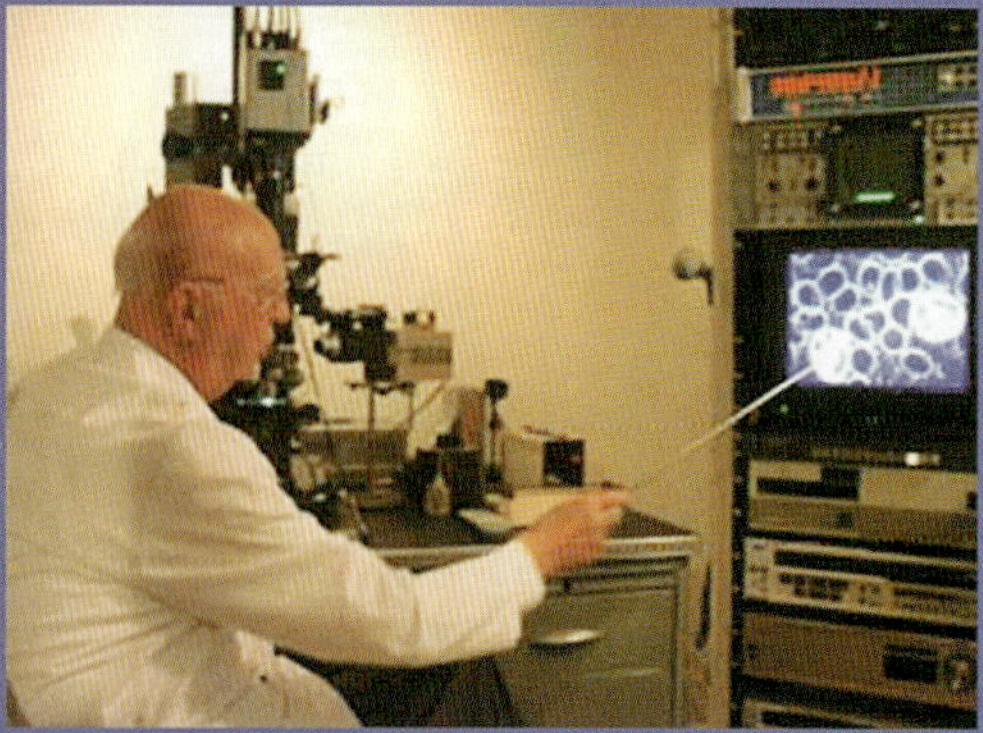

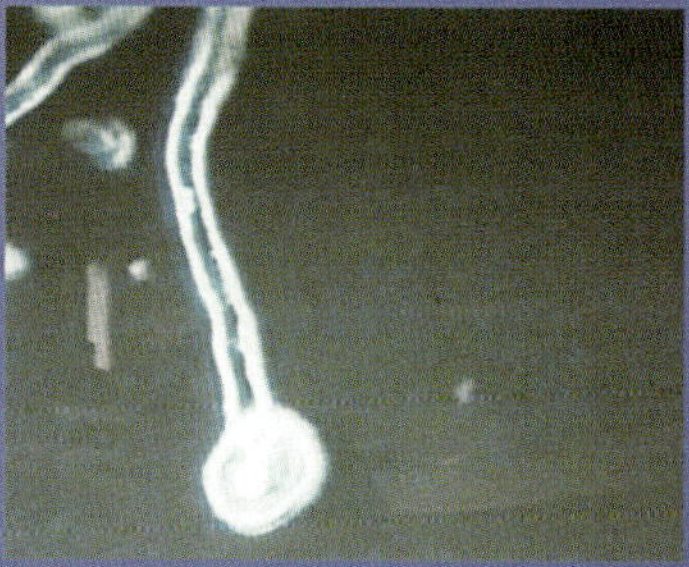

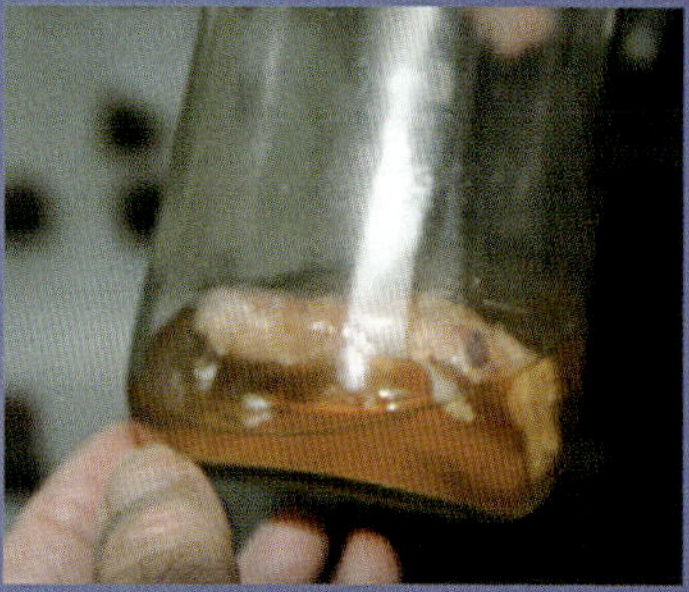

赤血球の中から次々と誕生し、
いのちの営みに深く関わるソマチッド。
それは遺伝情報を持ち、不死不滅。
また最小のエネルギーコンデンサーであり、
生命が最初に分化した形態である。

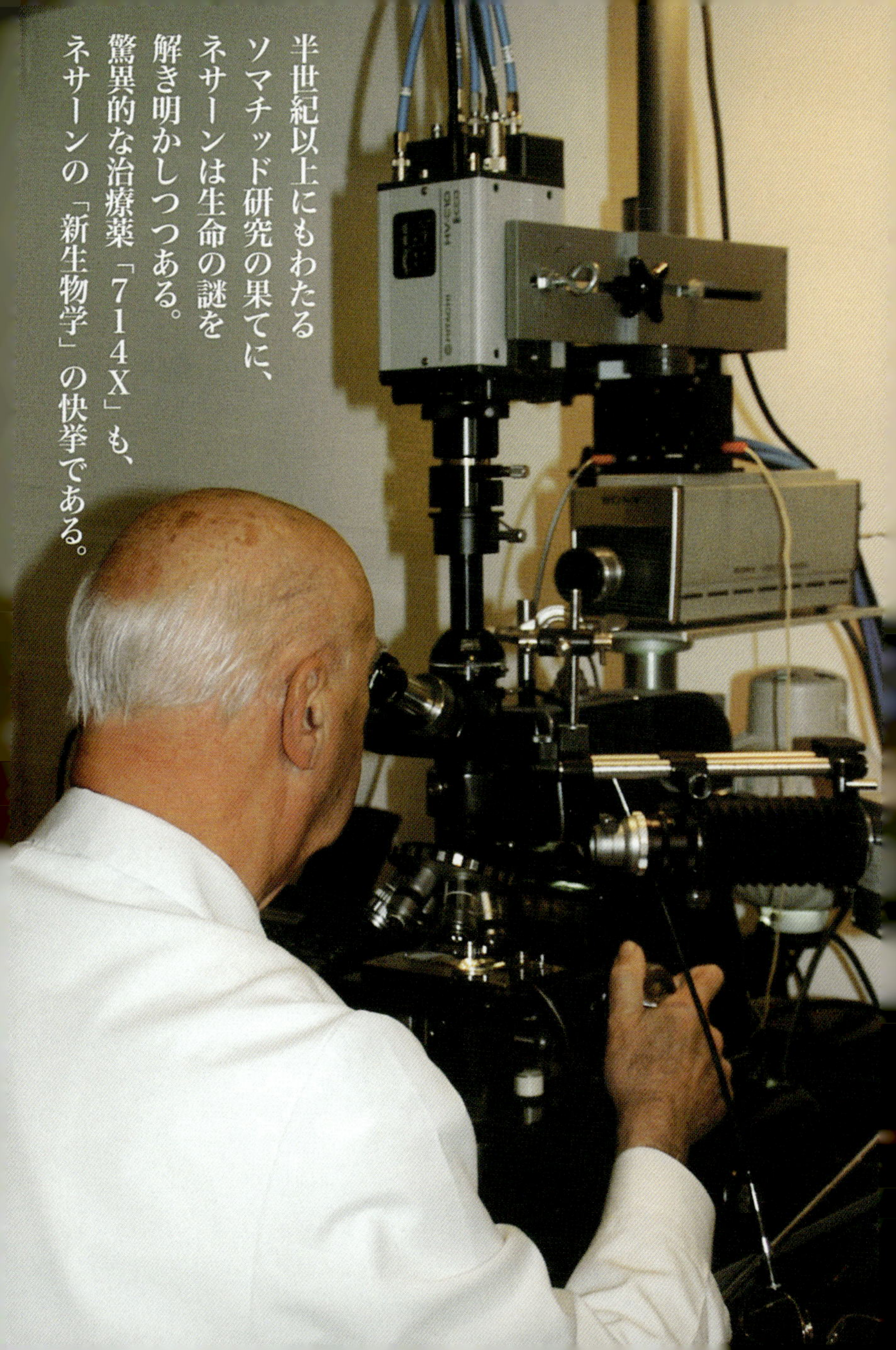

半世紀以上にもわたる
ソマチッド研究の果てに、
ネサーンは生命の謎を
解き明かしつつある。
驚異的な治療薬「７１４Ｘ」も、
ネサーンの「新生物学」の快挙である。

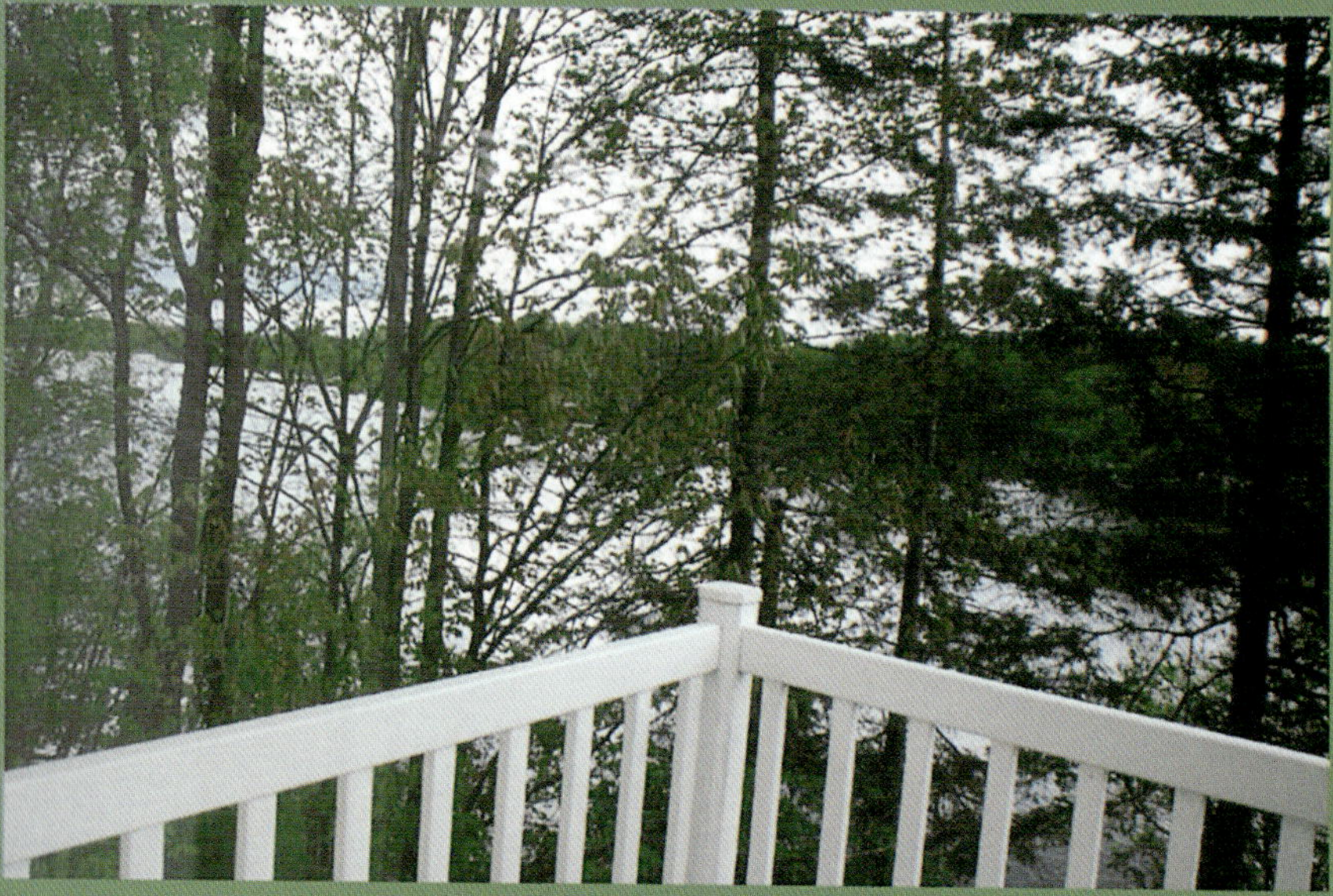
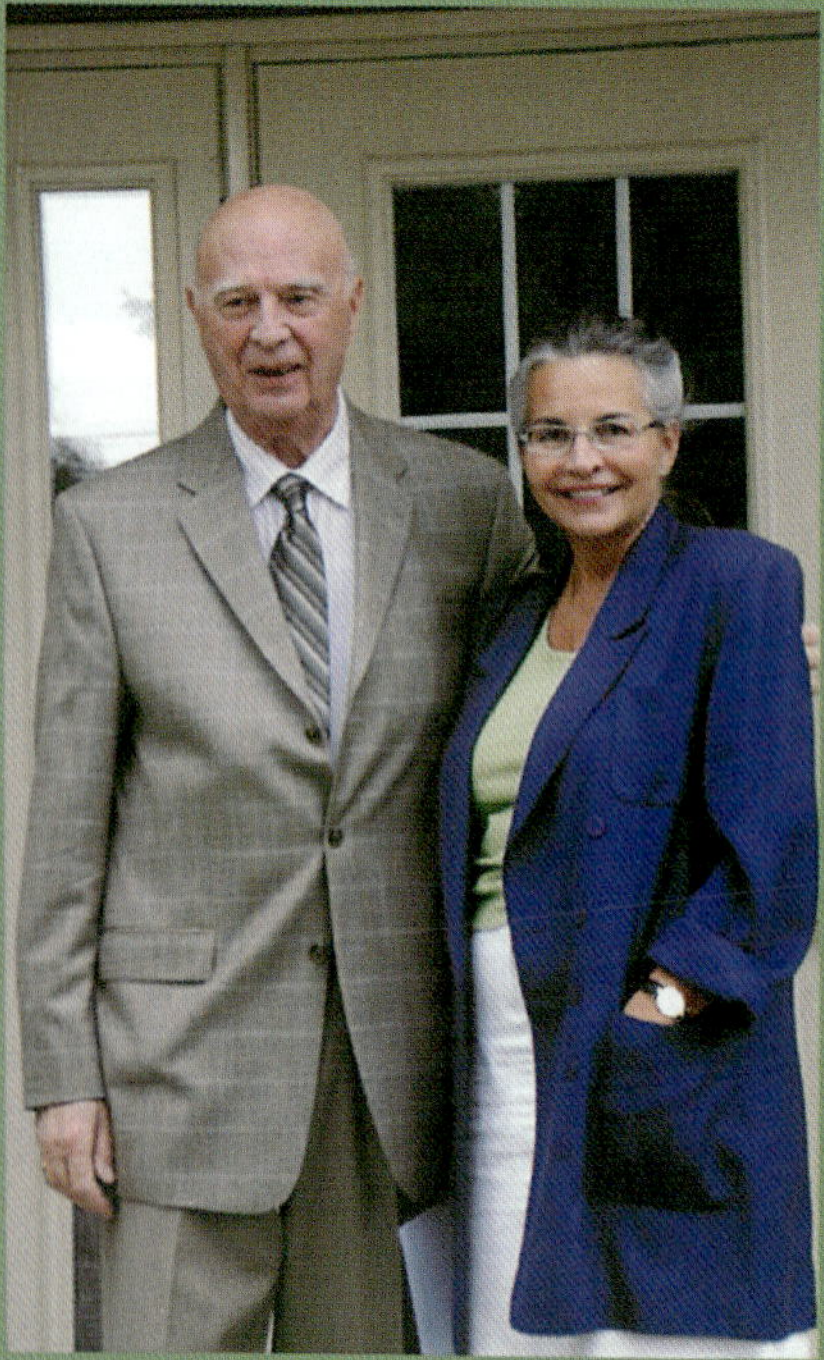
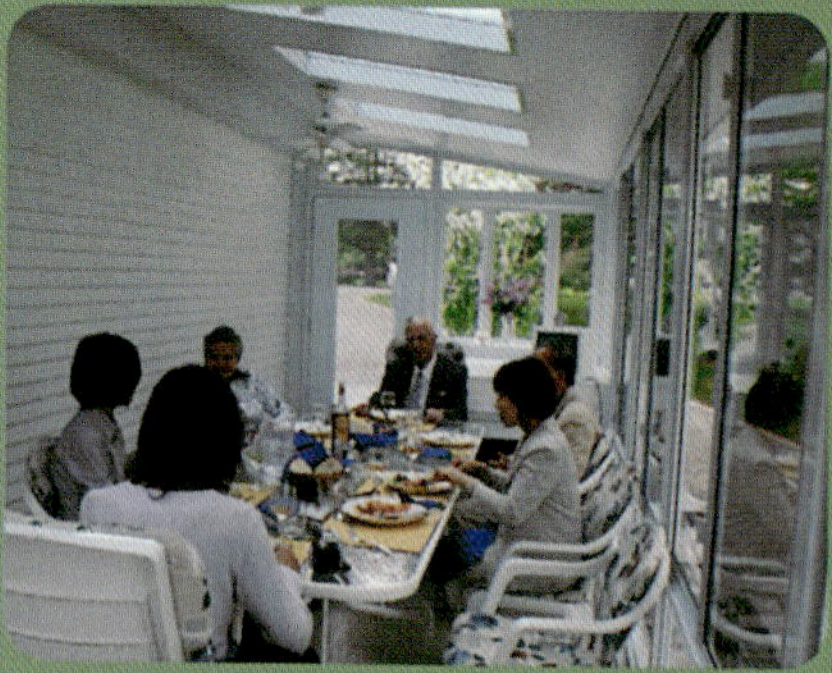
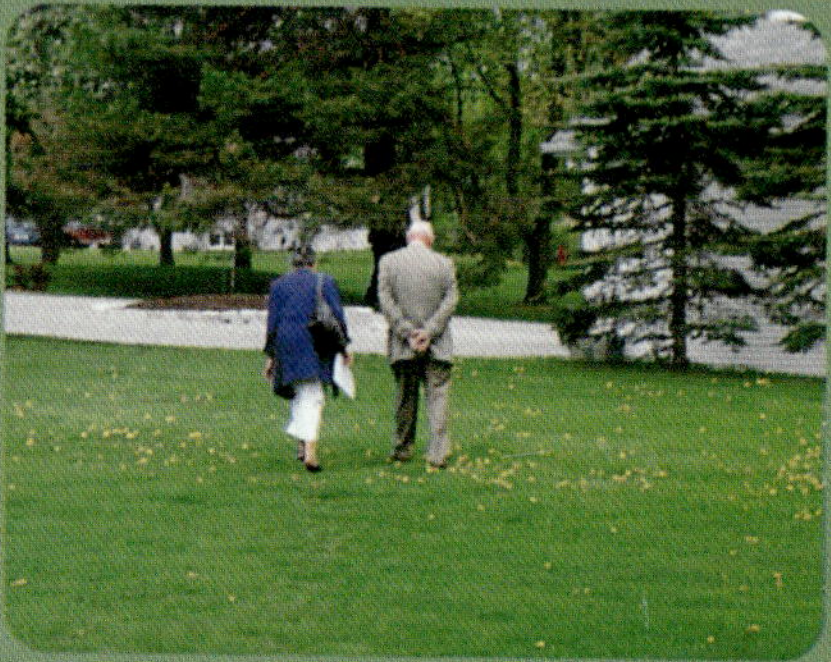

改訂版の序

本書はタイトルどおり、「ソマチッドと714Xの真実」を伝えようとするものである。ソマチッドも714Xも、カナダ在住の生物学者ガストン・ネサーンが発見・開発したものであり、『完全なる治癒』（クリストファー・バード著、上野圭一監訳、小谷まさ代訳、徳間書店刊）の出版以来、日本でも徐々に知られてきていた。しかしソマチッドはあまりにも不思議な微小生命体であるだけに、多くの研究者がさまざまな推理や憶測を重ねることによって、逆にソマチッド情報は混沌とし、「ソマチッドの真実」が見えにくくなっていた。

その一方、714Xも『完全なる治癒』によって高いガン完治率が紹介されながら、日本ではそのような成果が得られていなかったように思う。クリストファー・バードが記したごとき劇的な完治事例が、残念ながら日本ではあまり見られないのだ。いったい、なぜなのか。なぜ日本とカナダとではかくも大きな落差が生じているのか。この疑問は長い間、ぼく自身の胸の内奥で大きくくすぶっていたものだった。

ソマチッドと714Xの真実を知るためには、その発見・開発者であるガストン・ネサーン氏を直接を訪ねて聞くのがベストである。そうは思っていたものの、なかなかその機会が得られない。『完全なる治癒』にはネサーン氏の研究所のアドレスが示されていたから、その気にさえなればアプローチできたのだったが、『ガン呪縛を解く』の出版以来急に忙しくなったこともあって、ぼく自身はその一歩を踏み出すことができなかった。

そんななか、山田バウさんが「ソマチッド基金」を開設してカナダにガストン・ネサーンを訪ねる旅が企画され、幸いなことにぼくもそれに参加させていただいた。本書は、いわばそのセミナーの報告書である。と同時に、セミナーでは語られなかった「ガストン・ネサーン裁判」のことや「ソマチッドを巡る諸問題」についても紹介させていただいた。

そうして出版から早くも一ヶ月余りが経ったわけであるが、初版を少部数でスタートしたこともあって「2刷り」の必要性が目の前に迫ってきた。これは最初から企図していたことでもあり、「2刷り」では校正ミスを訂正したり、多少の加筆をしたり、「ソマチッド基金」のリストから漏れた方々の氏名を追加記載したいと考えていた。ところがこの一ヶ月余りの間に、予期しなかったさまざまな問題が飛び込んできたために、「2刷り」というよりは「改訂版」として再印刷することにした。

「さまざまな問題」の一つには、「ガストン・ネサン」の日本語表記の問題もあった。初版では『完全なる治癒』の表記をそのまま踏襲して「ガストン・ネサン」としたのであったが、初版をお読みになった読者の中から「フランス語の語感からすると〈ネサーン〉がふさわしいのではないか」という声が届いた。以来「ネサンか、ネサーンか」に関して関係者一同、さらにはフランス語に詳しい方々やフランス語翻訳家たちをも含めて議論を進めてきた結果、今後は「ネサーン」に統一しようということになったようなしだいである。

表記の問題は本当に難しいと思う。かつて「リーガン大統領」として広まっていた表記が、あるときから「レーガン大統領」に修正されて定着したりで、とにかく人名をカタカナで表記するのはやっかいな問題である。しかも最初の表記がそのまま定着してしまったりするから、「ちょっとおかしい」という声が届いたときこそが「表記の再考時期」といえるのかもしれない。そんなこともあって、関係者一同で「ネサンか、ネサーンか」の議論が始まった。そんななか、大学で「音声学」を専攻し、音韻体系が異なる日本人にフランス語の発音をいかにして習得させるかを研究したという翻訳家の藤野薫さんから、以下のようなメッセージが届いた。

○○さんが「ネサーン」という表記を変だと感じられる訳は理解できます。多分それはご本人がフランス語の音韻体系、音声体系になじんでおられるため、「ネサン」というカナ表記をご覧になっても、自然にフランス語流の音が頭の中で鳴っているのでしょう。だから「ネサン」でよいと感じておられるものと存じます。

しかし、外国語のカナ表記に苦労をしてきた人間としての立場から言うと、「ネサン」は「まずいなー」と思ってしまうのです。なぜなら一般の日本人が、いきなり「ネサン」という表記に触れたら、「資産」と同じく第一音節にアクセントを置いて、「**ネ**サン」と発音するからです。フランス語は英語やドイツ語などと異なり、特定の音節にストレスを置く言語ではありません。英語（特に米語）では、アクセントのある音節ははっきり発音されますが、それ以外の音節は弱く、あいまいで、短めに発音されます。これに対してフランス語では、各音節が同じピッチで、平坦に、全母音が明瞭に発音されねばなりません。音節数の多い長い単語、あるいはフレーズについても、特に最後の音節がはっきりと、高めに発音される傾向があります（Naessensの第二音節は鼻母音ですが、もとよりこれをカナで表現することはできません）。

説明に苦労しますが、例えば日本語の「誤算」なら（「資産」とは異なり）「ゴ・サン」と平坦に発音されます。「ネ・サン」も「誤算」と同じ抑揚で発音すれば相当近似したものとなります。（関西で「おやじ」をいうときの）「おっさん」のように後ろの音節に力点がある発音なら、なお近似すると思います。

そこで意図的に長音符（音引〔おんびき〕といいます）を入れるわけです。これにより、自然に両音節が同じピッチで発音され、どちらかというと最後の音節に力点が（ひとりでに）移ることになるからです。フランス語らしくなります。前にも申しましたが、Saint-Saensを「サン＝サーンス」とするのと同じ処置です。

「サン＝サーンス」の名が出てきたことで、ぼく自身はすっかり合点してしまった。というのも、サン＝サーンスは、中学時代の音楽部でその『動物の謝肉祭』から「白鳥」と「終曲」を演奏したこともある大好きな作曲家の一人だったから、以来、サン＝サーンスと聞くと、単純にもすぐにフランス的な香りを感じとっていたからである。なるほど、ネサンは「サーンス」のような感覚で発音するのか。藤野さんが引き合いに出した「サン＝サーンス」の表記事例に、ぼくはごく自然にすんなりと合点してしまった。

その後もさまざまな意見や提案が飛び交ったものの、結局は「ネサーン」で行こうということに決着した。『完全なる治癒』以来「ネサン」としてその名がすっかり定着してしまっていた日本ではあったが、本書でまず「ネサーン」と表記し直すことにより、徐々に「ガストン・ネサーン」の表記を日本社会に広げていこうということになったのである。

となれば、単純な「2刷り」で済ますわけにはいかず、表記変更の理由も書いて「改訂版」としたほうがいいだろう。本当は「改訂版」では、第2回目（2009年6月）の「ソマチッドセミナー」に参加したみなさんの原稿も新たに添えて出版したいと思っていたのだったが、時間的な問題もあり、「ネサン」を「ネサーン」に修正した改訂版と相成った。

出版後に飛び込んできたもう一つの問題は「ソマチッドビジネス」に関することだった。本書ではガストン・ネサーンのソマチッド理論を簡単に紹介していたが、それだけではどうやら頭の混乱は収まらなかったらしい。そんなわけで「どのソマチッド商品がお勧めか」といった質問がぼくのところに相次いだのである。こうした誤解は「ソマチッドを摂取することが元気の元」という考えから発生しているようだが、ネサーンのソマチッド理論は免疫機構とソマチッドとの関係性を明らかにしたもので、ソマチッドを外から補給することについては全く触れていない。これについては第6章で新たに加筆させていただいたが、その理由は、食品のすべて、それこそ土にも石の粉にもすべてソマチッドが含まれているからである。

初版の出版直後から相次いだ質問や感想のメールを目にしながら、多くの方々がソマチッドに注目していることにぼくは驚いた。と同時に、本書を読み、ガン完治への希望を抱いてくれた読者が、予想以上に多かったことを心から嬉しくも思った。本書を読めば、ガンが免疫機構の劣化・損傷の結果にすぎないことがよく分かる。だとすれば、傷ついた免疫システムの働きを回復させ、いのちの力を引き出しさえすればいい。それにはネサーンの714Xもあれば、ほかにもさまざまなアプローチ法（引き金）がある。要するに「ガン完治」への道は、どんな人の内にも備わっているパワフルないのちの力を蘇生させればいいのだ。

ガストン・ネサーンのソマチッド理論は、いのちの働き（免疫システム）と病気との関係を明らかにしてくれている。ソマチッドの生態を驚異的な顕微鏡を使って観察した結果、ソマチッドが意識や感情、スピリチュアル（霊的）な要因により、大きく影響を受けている事実を明らかにしているのである。その意味でネサーンが果たした偉業は素晴らしく、ソマチッドと免疫システムの関係が理解できれば、現代医学のガン治療も根本的に変わらざるをえない。それだけソマチッド理論には強烈なインパクトが秘められているのである。

だからこそ、ソマチッドの存在とその働きを認めてしまうと、現代生物学も医学も、その教科書は根本から書き直されなければならなくなる。それほどの重大な発見と研究をしたガストン・ネサーンでありながら、しかしその偉業が評価され、讃えられることはなかった。讃えられるどころか、逆にその後、ネサーンには悲劇的な運命が強いられた。そしてその最もシンボリックな事件が「ネサーン裁判」だった。この裁判は明らかに、ネサーンを一生獄中に幽閉してしまおう（終身刑）という意図が働いて仕掛けられたものであったが、土壇場でネサーンは見事「完全無罪」を勝ち取った。彼に命を助けられた大勢のガン患者たちが世界各地から集い、法廷で「ネサーンの正義」を堂々と証言してくれたからであった。

その「ガストン・ネサーン裁判」から、ちょうど20年が経つ。裁判のその経緯は『完全なる治癒』に詳しく、本書でもそのエッセンスに関しては簡潔に網羅させていただいた。というのも『完全なる治癒』はすでに絶版となっているだけに、裁判で明らかにされた事実を本書で触れない限り「ソマチッドと714Xの真実」が見えにくいからである。

思えば「改訂版の序」を書いている今日11月11日は、20年前に始まったネサーン裁判の二日目に当たる。そうなのだ。「ネサーン裁判」は1989年11月10日から始まったのであった。20年前のちょうどいまごろ、ガストン・ネサーンは寒々しい法廷の被告席に座らせられていた。そう思うと、ひときわ深い感慨に誘われる。裁判が始まった初冬の寒々しいこの時期に、ぼくが奇しくも「改訂版の序」を書いていることにもきっと深い意味があるのであろう。その意味とは、いったい何であろうか。もしかしたら裁判と同じ時期に原稿を書くことで、裁判の経緯とその結果に新たな思いを巡らせよということなのかもしれない。20年前のネサーンは65歳。ぼくもすでに60代に入っている。そう思ったとたん、その後の人生の運命を11名の市民陪審員に託したネサーンの気持ちが、ぐんと身近に、実感的に感じられてきた。

その当時の新聞もテレビも、医師会やカナダ厚生省が意図的・作為的に流す情報をそのまま一方的に報道し、裁判が始まる前からすでに「ネサーン有罪・終身刑」の空気が社会全体を圧倒的に支配していた。そのままならネサーンにはほぼ間違いなく有罪判決が下され、彼は終身刑に服さなければならなかっただろう。となれば、クリストファー・バードが『完全なる治癒』を著わすこともなく、ソマトスコープもソマチッドも、714Xもそのまま忘れ去られてしまったことだろう。もちろんぼく自身、ガストン・ネサーンという偉大な科学者、生物学者がこの世に存在したことを知るすべもなく、まして出会うことなどありえなかった。

そう考えると、20年前の「ネサーン裁判」が「歴史的分水嶺」として目に映ってくる。

さて、20年前の11月10日から始まった「ネサーン裁判」は、ちょうど一ヶ月間の審議を経て、12月10日に結審した。結果は、ネサーンの完全無罪! その法廷ではソマチッドの神秘が語られ、目に見えない次元の働きが語られ、714Xによる奇跡的なガン完治事例等々も数多く語られただけに、これは医学史上の歴史的裁判とも言えた。

ところで、マスメディアの意図的な空気醸成によりほとんど「有罪・終身刑」が確定的だったこの裁判で、いったい何がネサーンを無罪に導いたのだろうか。一言でいえば、それは「真実の力」だった。真実のみが作為的な社会的空気を打ち破ることができる。事実は策略よりも強い。真実の言葉は人々の胸を打つ。ガン完治の事実の証言が法廷内の空気を変え、それが無罪への扉をこじ開けた…。そのことを思うと、やはり勇気と希望が湧いてくる。

ちょうど20年前の今頃の季節に開かれていた裁判のなかで、ガストン・ネサーンはいったい何を思っていたことだろうか。ネサーンの思いを計り知ることはできないが、「至誠天に通ず」の心境にあったことだけは確かだろう。そのこと、つまりネサーンの真摯な生き方・考え方は二度のセミナーで感じられたものだったし、その後のメールのやりとりでもその人格の深さ高さには魅了された。宮沢賢治の『雨ニモマケズ』の一節「自分を勘定に入れず…」ではないが、自らの勘定や感情を天（運命）に預けてしまったところに、大いなる天意（劇的な逆転無罪判決）が働いたと考えざるをえない。

そう思うと、多くのガン患者たちの「ネサーン支援＝真実の証言」が逆転無罪を勝ち取ったと書きながら、その支援の熱い渦を生み出して、多くの人々を誘い込んだものこそ、ネサーンその人の思いであり愛だったと言わざるをえない。そしてネサーンのそんな思いがガン患者に伝わったからこそ、あの数々の劇的な完治の成果が生み出されたのではなかろうか。

本書で何よりも伝えたいものは、まさにこのことである。実際、初版では「ネサーンの人となり」について触れたつもりだが、改訂版の序を書いているいま、20年前の裁判のことを思うとき、さらにその思いが募る。つまり、714Xの物理的な注射だけでは限界があり、ガンに対する思いや、生き方・考え方の修正、さらには自らの内なるソマチッドの宇宙に対する思いもまた大切であるということである。第一回セミナーを受けた妻陽子も、予約販売に協力してくださった方々への「レポート」の中で次のように綴っている。

微小生命体・ソマチッドは、不思議な生き物である。私たちの体に生息し、私たちが笑えばソマチッドも喜び笑い、私たちが愛すれば、ソマチッドもその愛を呼吸する。私たちが微睡《まどろ》めば、ソマチッドも宇宙の叡智を夢みる。私たちが怒れば、ソマチッドも怒り狂う。私たちが悲しめば、ソマチッドも果てしなく忍び泣く。私たちが怖がれば、ソマチッドも恐れおののく。私たちが憎しめば、ソマチッドも憎しみの業火に苦しむ。もちろん肉体を酷使すれば、ソマチッドも疲労困憊《こんぱい》してしまう。

一方、心身のバランスがとれているときには、ソマチッドは幸福そのもので、宇宙遊泳ならぬ生命宇宙遊泳を無心に満喫するに違いない。こうしたソマチッドは、私たちの精神や体の状態を臆面もなく映し出すピュアな鏡のようである。と同時に、私たちの生命宇宙のナゾを解く一つのキーワードにもなっている点、とても興味深い。

ソマチッドは人間の意識や感情と共振し合っていて、「ソマチッドは肉体と魂（心）をつなぐもの」と表現する識者もいる。心と身体がつながっているその事実を、ネサーンは顕微鏡観察で明らかにしてくれたのだ。その意味でガストン・ネサンは「医学と精神世界を結ぶ快挙」を成し遂げ、医学に全く新しい地平を切り開いてくれた人物である。そして、この事実は非常に重い。現代医学は人体の物質的・肉体的な側面しか見ていないが、実は感情的、精神的、スピリチュアルな要素がガン完治に深く関与しているのである。

思いはソマチッドに作用するばかりではなく、それは暮らしや人生にも大きな作用を及ぼしている。そのことをつくづく実感させられたのは、ぼくがカナダを訪問して初めてネサーンから714Xを直接注射してもらったその夜のことだった。その日は2008年5月22日(日本時間23日)。二日目のセミナーが終わってホテルの部屋に戻り、窓外に十六夜《いざよい》の月を眺めながら「不思議だなぁ、ガン宣告を受けた直後に心に思ったその願いが、なぜかこんなふうに実現してしまったのだから…」と思ったそのとき、714X注射を受けたその時間が、「ガン宣告」からちょうど満3年だったことに気づいたからである。

それに気づいたとき、一瞬背筋がソクゾクっとした。もし末期宣告を受けたならソマチッドのことを学び、714X治療を受けてみたいと思った願望が見事に叶ったばかりでなく、なんとぴたり3年目のそのときに実現していたからだ。そんな共時性めいたことを体験していただけに、ネサーン裁判からちょうど20年目の季節を迎えたいま、その当時のネサーンの気持ちにまで思いを馳せ、改訂版の序で「思いが実現する」ことも書かなければとも思った。あるいは、あえてそのことを書かせるために改訂版が用意されたのかもしれない。

予想以上に早く改訂版として生まれ出たこの本が読者の元に届くのは、12月上旬からになると思う。そして20年前の12月10日は、法廷でガストン・ネサーンに晴れて無罪が宣言された日であるから、改訂版の出版はまさに「解放の日」をシンボライズするものとなりそうだ。完全無罪になったとはいえ、ネサーンの受難はその後も続くが、クリストファー・バードによってやがて『完全なる治癒』が出版され、ネサーンの名とソマチッド、そして714Xは広く世界に知られることとなった。その意味で「ネサーン裁判」は、ソマチッドの神秘と714Xの威力を世界にメッセージする契機ともなった。ネサーンの快挙を封じ込めようとする意図は、皮肉にも逆にそのトビラを大きく開くことになったのである。

このような「ラッキーな逆転劇」をぼくは「メビウスのツキ」と呼んでいる。「塞翁が馬」の故事ではないが、最悪の不幸（禍・凶）と思えることが、最高の幸（福・吉）に転化しうるのだ。そして人生のその錬金術をもたらすものこそ、自らに起こる事象を受け止める者自身の考え方であり、意識ということになるだろう。

その意味で、ガンは考え方しだいで素晴らしい福（幸運）をもたらしてくれるものともなりうる。少なくてもぼく自身はそうだった。ぼくがもしもガンになっていなかったら、ガストン・ネサーンの名もソマチッドのことも知らないままだったであろう（これは人生の大損失）。もちろん『ガン呪縛を解く』を書くこともなかっただろうし、本書も生まれていなかった。だとしたら多くの読者とのつながりや出会いに恵まれようもなかった。しかしガンになったお陰で驚くほど多くの邂逅に恵まれ、さらにはソマチッドの真実を知ることもできた。しかもガストン・ネサーンからは感動的な生き方・考え方を学ばせていただいた。このように、最悪に思えがちなガン宣告の裏側には、実はとてつもない恵みが芽生えていたのである。

本書の予約販売に協力してくださった方へのレポートにも書いたことであるが、「ぜひお会いしたい」と熱望しながらも、ついにお会いできなかった方がこれまでに何人もおられる。千島喜久男先生もその中のお一人で、学生時代に「千島学説」と出会い、いつの日かお会いしてお話をお聞きしたいと思いながらも、結局は一度もお目にかかることができなかった。『ガン呪縛を解く』を通して「千島学説」を紹介することになったいま、そのことが悔やまれてならない。

『完全なる治癒』を読んだときにも、ぜひガストン・ネサーンさんにお会いしたいと思った。ソマチッドに興味があったから、世界にただ一台しかないソマトスコープを覗かせてもらって自分の目で実際に観察してみたかったし、末期ガンなら714X治療も受けてみたかった。しかしネサーンさんが住むケベック州は遠く、ぼくはフランス語に疎い。しかも末期にまでは至っておらず、かつ忙しくなったことも手伝って、会いたいとは思いながらもカナダを訪問する夢は遠のいていた。

ところがありがたいことに「思い」は現実化するもので、ソマチッド基金のお陰で、念願のネサーン訪問の夢が叶った。ぼくと同じように「ネサーンさんに会いたい」「ソマトスコープでソマチッドを見てみたい」と思っている方はきっと多いにちがいない。そんな方々のために、本書を捧げたいと思う。それも、ソマチッドと714Xの情報や知識だけでなく、可能な限りガストン・ネサーンご夫妻の人間的な香りと慈愛のぬくもりも添えて…。そうすることが、ぼくに与えられた役割の一つだと思っている。

20年前の「ネサーン裁判」と同じ季節のなかで…

稲田 芳弘

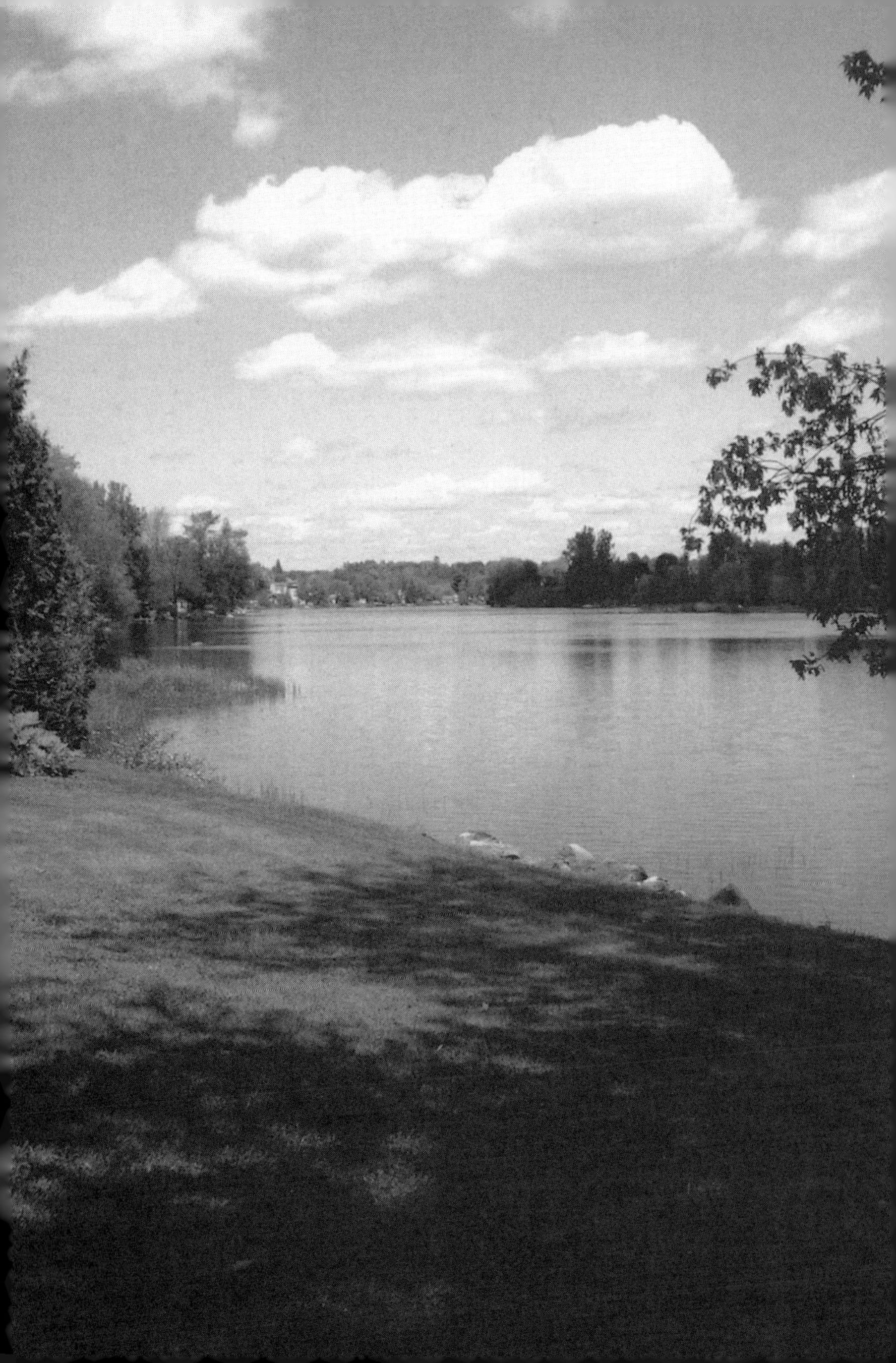

はじめに

２００９年６月、日本からカナダのガストン・ネサーンご夫妻を再び訪問した私たち一行は、一年ぶりにネサーンご夫妻の素晴らしい笑顔と温かい歓迎に触れることができ、前回同様、エキサイティングで密度の濃い三日間の集中セミナーを受講することができた。

本書は、本当は少なくてもその再訪時までに完成させ、ネサーンご夫妻に手渡されるべきだったが、編集の途上でさまざまな事情が重なったこともあり、今回の第二回訪問から帰ったあと、再び最終的な編集作業に取りかかることとなった。

本書の出版がこれだけ大幅に遅れてしまった第一の理由は、編集途上で思いがけない情報に数多く遭遇したことである。すなわち、当初は簡単な報告書を作って「ソマチッド基金」にご協力くださった方々に早く送りたい…と考えていたのだったが、帰国後に筆者に続々と届いた「日本でのソマチッド事情」を知るに及び、簡単な報告書で済ますわけにはいかないと思うようになった。というのも、日本でもガストン・ネサーンの名前やソマチッド、７１

4X等々が広く知れわたり始めていたものの、その多くが大きな誤りと勘違いを含んでいる事実を痛切に思い知らされたからだった。

そこで本書の中に「日本のソマチッド事情」の章を新しく追加し、遅くても2009年の初めごろまでに出版する予定だったが、その後のネサーンご夫妻とのメールのやりとりの中で「寄稿文」をお願いすることになり、それが届くのを待って印刷することとした。ところがネサーンご夫妻にも諸事情があったらしく、なかなかメッセージが届かない。その結果、今回の訪問時に、刷り上がった本を手渡すことができなくなってしまった。

ここまで出版が延びてしまった以上は、印刷前の原稿をしっかりとネサーンご夫妻に見ていただき、できるだけ正確な内容にしたうえで出版したいと思い、今回のセミナーでは前回のセミナーでのあいまいな点に関して注意を凝らして聞き入った。その結果、さらに明解になったことが多々あったが、それらを改めて書き加えるとさらに出版が延びてしまうということもあり、本書では重要な点だけに限って書き加えさせていただいた。

本書は初回（2008年5月）のセミナーの内容を中心にまとめたものであり、本当ならもうとっくに出版されていなければならなかった。なのに、すっかり出版が遅れてしまい、気がついたら最初の訪問から一年が経ち、そうこうしているうちに二回目のセミナー訪問も終わってしまった。出版の遅れに関してはもうお詫びするしかないが、その一方で、ここまで遅れてしまったことにもそれなりの意味があったのではないか…という思いも湧いてきている。というのも、今回の二回目の訪問で、予期せぬ大きな成果が結実したからである。

その「結実」とは、「ガストン・ネサーン・アカデミー」という名称が正式にネサーンご夫妻から私たちに与えられたことである。そしてこれが今後の「ネサーン情報」の発信源となっていくだろう。その意味で本書の出版が遅れたのも、「ガストン・ネサーン・アカデミー」という名称を、出版を通じて日本の読者に伝えなさいというメッセージだったかもしれない。

私たちの活動が「ガストン・ネサーン・アカデミー」を生み出した背景には、日本でソマチッドや714Xが間違って理解され、ネサーンさんのソマチッド理論とは全く無縁のさまざまなソマチッド論やソマチッドビジネスが数多く横行、さらには危険な「ソマチッド療法」までもが登場していることに、ネサーンご夫妻が深く危惧していたこともあったようである。

セミナー最後の日の朝、ネサーン夫人は私たちに言った。

日本は、私たちにとって遠い遠い国です。日本でもネサーンの長年の研究成果が知られて話題になるのはありがたいことですが、しかし残念ながら、私たちには目が行き届きません。ですから、みなさんには「ガストン・ネサーン・アカデミー」として、ぜひともネサーンのソマチッド理論と714Xなどの研究成果を、日本の方々に正しく、誤解ないように伝えていただきたいのです。

こうして今回の訪問で正式に「ガストン・ネサーン・アカデミー」が日本に発足し、今後はこのアカデミーが「ネサーンのソマチッド理論」を正しく伝えていくことになる。と同時に、これは714XやIBドロップ（後述）などの普及機関としても機能していくだろう。「ガストン・ネサーン・アカデミー」はまだ誕生したばかりで具体的な活動に関しては今後の作業を待たなければならないが、ここに晴れやかにその誕生が告知ができるのも、出版が遅れたこととの思いがけない恵み？と言えるかもしれない。

もう一つの恵みは、ガストン・ネサーンが新しく開発した「IBドロップ」をいただいたことだった。このIBドロップは、舌下に数滴落とす（ドロップ）だけで免疫力がぐ～んと高まる（白血球が急増する）という画期的な健康増進&病気予防液である。このIBドロップはカリブの島で製造が始まったばかりでまだどこにも輸出されておらず、ネサーンご夫妻が住むカナダにすら輸出されていない。しかし「ガストン・ネサーン・アカデミー」が日本に誕生したこともあって、その世界最初の輸出国が、どうやら日本ということになりそうだ。これはある意味、絶妙なタイミングだったと言えるだろう。というのも、私たちがカナダ行きの準備に入った5月には、「新型豚インフルエンザ騒動」が日本中で湧き起こっていて、テレビも新聞も連日空港での警戒体制や感染者情報を伝えていた。そこから発せらるメッセージは、「ウイルスが恐い。だからマスク、手洗い、うがいの励行を！」というものであり、その過剰な報道が国民に不安と恐れの気持ちをかき立てていたからである。

確かにウイルスに感染すれば新型インフルエンザを発症する可能性があるだろう。だからマスクなどでの予防も大切には違いないが、しかしウイルスが体内に入ったからといって「即発症」というわけではない。その証拠に、同じ環境（状況）にありながらインフルエンザに感染する者はごく一部にすぎず、圧倒的多くの人々が全くの平気の平左なのだ。その違いは個々の免疫力の違いにあり、免疫力さえしっかりしていれば、たとえ危険なウイルスを体内に取り込んでも心配はない。その意味で、インフルエンザ感染を防ぐためにまず何よりも大切なことは「免疫力を高めること」でなければならないのだ。

しかし日本のマスメディアは、免疫力の重要さについては全く触れずに「マスク・手洗い・うがい」を強調し、感染者に対しては厳格な「隔離政策」を断行するのみで、そのさまはあたかもかつての「ハンセン病政策」を髣髴《ほうふつ》とさせるほどだった。そんな日本の新型インフルエンザ騒動を苦笑していたこともあって、今回のセミナーでIBドロップの話が飛び出し、その最初の輸出国が日本になりそうだと知って心から嬉しく思った。というのも、新型インフルエンザ問題はまだ終焉したわけでなく、この秋から冬にかけて再び大きく報じられることになるだろう…と思いつつ、本書最後の編集作業に取り組んでいたまさにそのときに、案の定「新型インフルエンザ騒動」が再燃したからである。

新型インフルエンザによる国内死亡者は現時点で3人。このことを受けて厚生労働大臣は「本格的な流行が始まった」と宣言した。集団感染が甲子園出場の高校野球チームやプロ野球チームにまで広がったこともあり、いまやマスメディアが一斉に沸き立っている。こうした報道は冬に向かってさらに高まっていくことだろう。そしてますます「マスク・手洗い・うがい」が強調され、また声高に「隔離」や「ワクチン」が叫ばれていくに違いない。

このような「新型インフルエンザ騒動」が沸騰する背景には「ウィルス悪魔説」がある。「ウイルスが恐い」という社会的呪縛がそこにあり、だからこそウイルス予防とウイルスを殺すことばかりに走るのだ。もちろんそのことにも意味はあるが、それ以上に大切なことは免疫力を高めること。慢性疾患を持つ病弱な人々に予防を呼びかけるのは大切なことだが、一般の市民に何よりも必要なのは、ウイルスが体内に入ってもインフルエンザが発症しない免疫力をつけることなのだ。なのに、ガンの場合と同じように「恐い恐い」と不安をかき立て、それが人々の免疫力を損なっていく。この「不安呪縛」がある限り新型インフルエンザ報道は、誠に皮肉なことながら、感染者と発症者をどんどん生み出していくにちがいない。

本書の出版が遅れ、いよいよ印刷という段に至って「新型インフルエンザ騒動」が再燃したが、そのことにも深い意味があったのかもしれない。なぜなら本書の中で詳述するように、ガストン・ネサーンが長年のソマチッド研究を通して観察した驚くべき事実（生命の営み）は、このインフルエンザ騒動に対しても明解な解決策を提示してくれるからである。

ネサーンご夫妻による二回にわたるセミナーを受けてつくづく思ったことは、すべての人間の人体に備えられた免疫システムのすごさと素晴らしさである。ガンもインフルエンザも免疫システムと深く関係し、さまざまな病気が発症するのも病気が治癒するのにも免疫力が作用する。そのことをガストン・ネサーンはソマトスコープを駆使して解明したのだった。

そしてその免疫機構は、「フィジカル（身体的・物質的）、エモーショナル（感情的・情緒的）、インテレクチュアル（知性的・理知的）、スピリチュアル（精神的・霊的）」な4つのファクターの影響を受け、これらの調和的統合が健康維持や病気の完治の決め手になるという。その意味で「免疫システム」こそが病気を治癒するためのキーワードでもある。

ガストン・ネサーンが果たした偉業は、こころや感情、意識といったものが健康や病気に深く関与しているということだ。しかもそのことを、彼は画期的な特殊光学顕微鏡・ソマトスコープを使って明らかにした。その意味でネサーンは「目に見えないこころの働き」と「いのちの営み」の関係性を、見事に「科学」してくれたとも言えよう。ソマトスコープで観察した映像や画像が、両者のその関係性を誰の目にも明らかにしてくれるからである。

でありながら、今回のセミナーの最初の場面で、ネサーン夫人は次のように語った。

> 医学は科学には含まれません。医学は科学ではなく、むしろ「芸術」とも言うべきものです。なぜなら、医学が対象としているものは「人間そのもの」であり、人間は、それぞれがみなそれぞれに違っているからです。
>
> 同じガンでも、そのガンを生み出した4つのファクターはそれぞれに違います。だから全く同じ手法でガンや病気を治癒することはできません。そう、医学は、単純で画一的な科学的手法の領域を超えているのです。医療はそれぞれ違っている「個人」に向けて施されるべきものです。
>
> 医学に定型的・単純方程式的・大量生産的な手法は通じません。それはさまざまな条件を背負った個人に向けて施されるべきものです。医学や医療は一人の患者のために成されるべきものであり、その意味で「医学は芸術である」と言うべきでしょう。

ここでネサーン夫人が語ったことは、患者に対する医師の関わり方の重要さであった。すなわち同じ薬を処方したにしても、医師の言葉や態度が患者の心や意識、感情に大きく影響する。この場合、医師は芸術作品を制作するアーティストのようでもあり、患者の治癒は「その作品」ということになろう。医学や医療は工場での大量生産とは違ってハンドメイド（手作り）なものであり、一人の医師と一人の患者とが向かい合うことで「完治というオリジナルの作品」を創造することなのである。ネサーン夫人はさらに言った。

> 免疫機構は肉体・感情・知性・霊性など4つのファクターの影響を受け、この4つのファクターのバランスで健全な状態を維持することができますが、免疫力を強化する上で特に重要なのが、患者ご自身の「自己決定」です。
>
> すなわち、患者自らが自発的な意志によってものごとを選択し、強い信念をもって治癒の道を進んでいくこと。要するに、自分の意志で治療法を選択して決定するということが、ガンなどを完治していく上での非常に重要なポイントとなるのです。

となると、医療という芸術は、医師と患者とが協同し合う営みであり、その意味では医師も患者も共に芸術家というべきであろう。というより、医師と患者とが一体となって病気治療に向かうとき、そこに「完治」という作品が誕生する。それは714Xを使用する場合でも同じで、ガンを完治へと導くものは、まず患者自身が自発的な意志によって治療法を選択して決定すること。それがあって初めて714Xの威力が発揮されるのだ。

これは初回のセミナーでも教えられたことであったが、今回のセミナーが「医療は芸術」というメッセージから始まったこともあって、特にこのことが強く印象に残った。ガストン・ネサーンは「ガンを治すのは個々の免疫力」とした上で、だからこそ患者自身が「完治という作品」を完成する芸術家にならなければならないと言う。そこには714Xそのものの働きはいうまでもなく、医師が果たすべき役割もたしかに大きいが、最後の決め手になるものはあくまでも患者本人の意識と自発的な意志…。そのことを、ネサーンはソマチッドの研究観察を通してはっきりと示してくれたのである。

ガストン・ネサーンの名は、ソマトスコープ、ソマチッド、714Xという言葉と共に知られている。それだけに『完全なる治癒』で紹介された714Xの成分はソマチッドだろうと誤解されやすいが、714Xにソマチッドは全く含まれていない。ネサーンはソマチッドの観察研究を通して免疫システムの重要さを発見し、その免疫機構を修復するために714Xを用いているにすぎないのだ。しかも免疫機構は人間の感情や知性、霊性などの影響も強く受けている。ソマチッドの変化がそれを証明してくれているのである。

それにしても、「目に見えない人間の意識や感情が、極微の生命体ソマチッドに影響を及ぼしている」という、ネサーンが示した事実は驚くべきことだ。もう一つ、「ガンはいのちの営み（免疫機構）が狂った結果にすぎない」という指摘も、ガン治療に対する今後の方向性を大きく変えてくれることだろう。いまの医学はいたずらに「ガンは恐い」と不安と恐れを高めるばかりで、ガン細胞を殺すことのみに突っ走っている。しかし「不安と恐れ」という意識と感情、そして三大医療（手術・抗ガン剤・放射線）が、肝心なその免疫機構にダメージを与えるものであることを考えるとき、現代医学に「ガン完治」の希望はない。

とにかく今回のセミナー参加により、晴れて「ガストン・ネサーン・アカデミー」が誕生し、かつ714XとIBドロップを導入する道が大きく日本に開かれた。しかしその威力・効力を発揮させていくためにも、ソマチッド理論を正しく理解することが不可欠になるだろう。それだけに「ガストン・ネサーン・アカデミー」は、「ネサーン発のメッセージ」を正しく伝えていかなければならない。そして、その彼方にある「ガン完治への希望」を日本に広げていきたいと願っている。

本書の出版がすっかり遅れてしまったことに対してはただひたすらお詫びするしかないが、まるで「塞翁が馬」であるかのように、ここに「新たな希望」がお伝えできたことを心から嬉しくも思う。本書が多くのガン患者さんを初め、新型インフルエンザなどに怯える方々に対しても「希望の福音」となりうるとしたら、これ以上の幸いはない。（稲田芳弘）

a Yoshihiro -
Que la theorie Somatidienne
vous apporte la santé et
de nombreuses satisfactions

G. Naessens

22 Mai 2008

芳弘さんへ

願わくは、ソマチッド理論があなたに健康をもたらし、幾多の成果を達成させてくれますように。

ガストン・ネリーン
2008/5/22

2008年5月の訪問時にいただいた
ガストン・ネサーンさんからのメッセージ

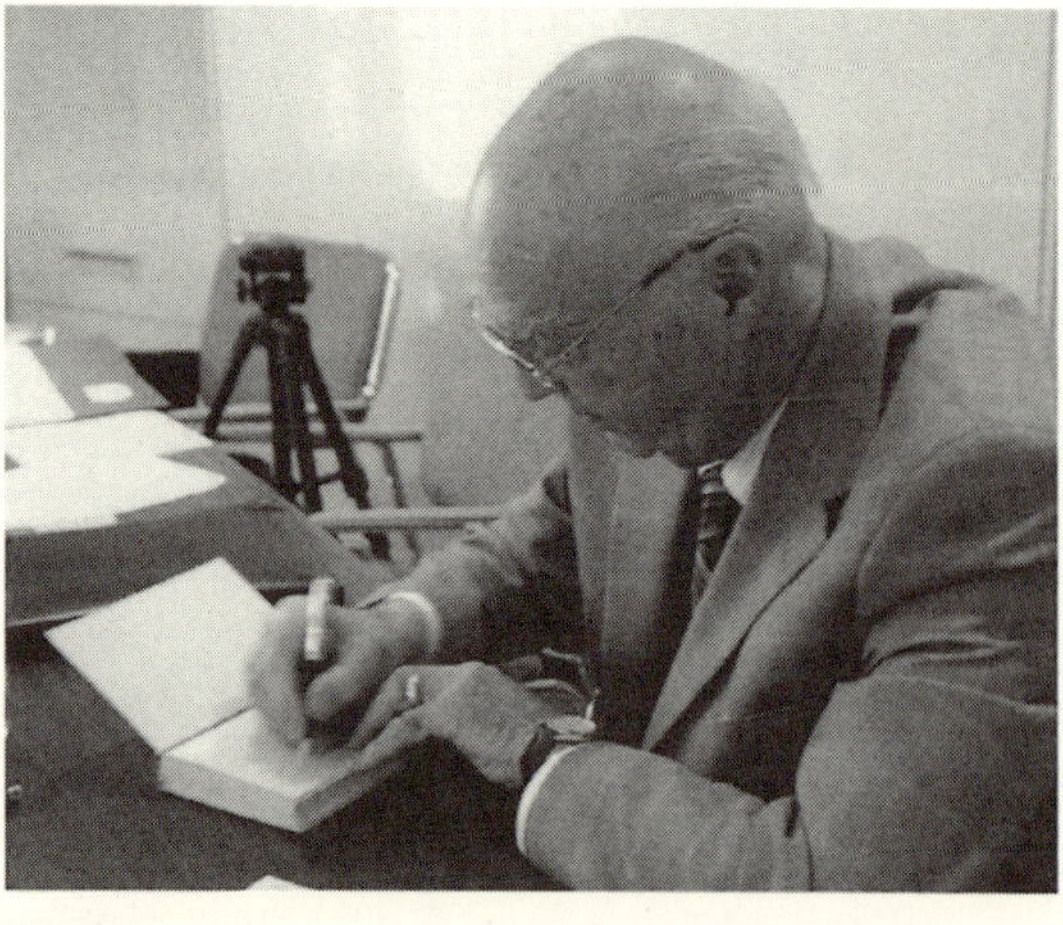

本書に寄せられた
ガストン・ネサーンご夫妻からのメッセージ

心の声……

夫と私は、２０００年以来、グループ向けの専門的なセミナーは行っておりませんでした。要望は絶えず増え続けていましたが、私たちは、どちらかと言えば個人的に研究をされている医師の方々を受け入れるようにしておりました。そのようにすることで、個別の要求に沿った、より親密な交流が行えたからです。

そんななか、２００８年の初め、日本のグループが、ガストン・ネサーンの仕事に興味を示しているということを知りました。私たちに「このような方々をどう励ませばよいのだろう」という心の声が聞こえたのは、その時でした。

夫と私は長い間話し合い、ソマチッド理論について、また1998年から始まった帯津良一先生たちとの共同研究において提示され続けたガンの原因について、知識を深めていくことが大切なのだということに気がつきました。帯津医師は、日本におけるガストン・ネサーンの研究の進捗に特別に貢献して下さり、ガンに対する解決法を見出すべく、とりわけ714Xを推奨し、大勢の患者さんのお力になっておられました。

このような医師の業績が、苦しんでいる人、より正確にはガン患者を助けたいという気持ちに突き動かされた日本の方々に、その強い意志を表明する道を開いたのでしょう。

私たちが萩原先生とそのグループのご要望に積極的にお答えしようと決めたのは、このような理由からでした。

萩原先生のメッセージは、私たちに言葉をこえた感動をもたらしました。先生の人間味のある研究方法が、私たちのそれと相容れるものだという予感が、その時すでにしていました。先生の少しの飾り気もないメッセージは誠実でしたし、先生の医学的な知識とガストン・ネサーンの提唱する生物学的見解を組み合わせることにより、人々を助けたいのだという意図

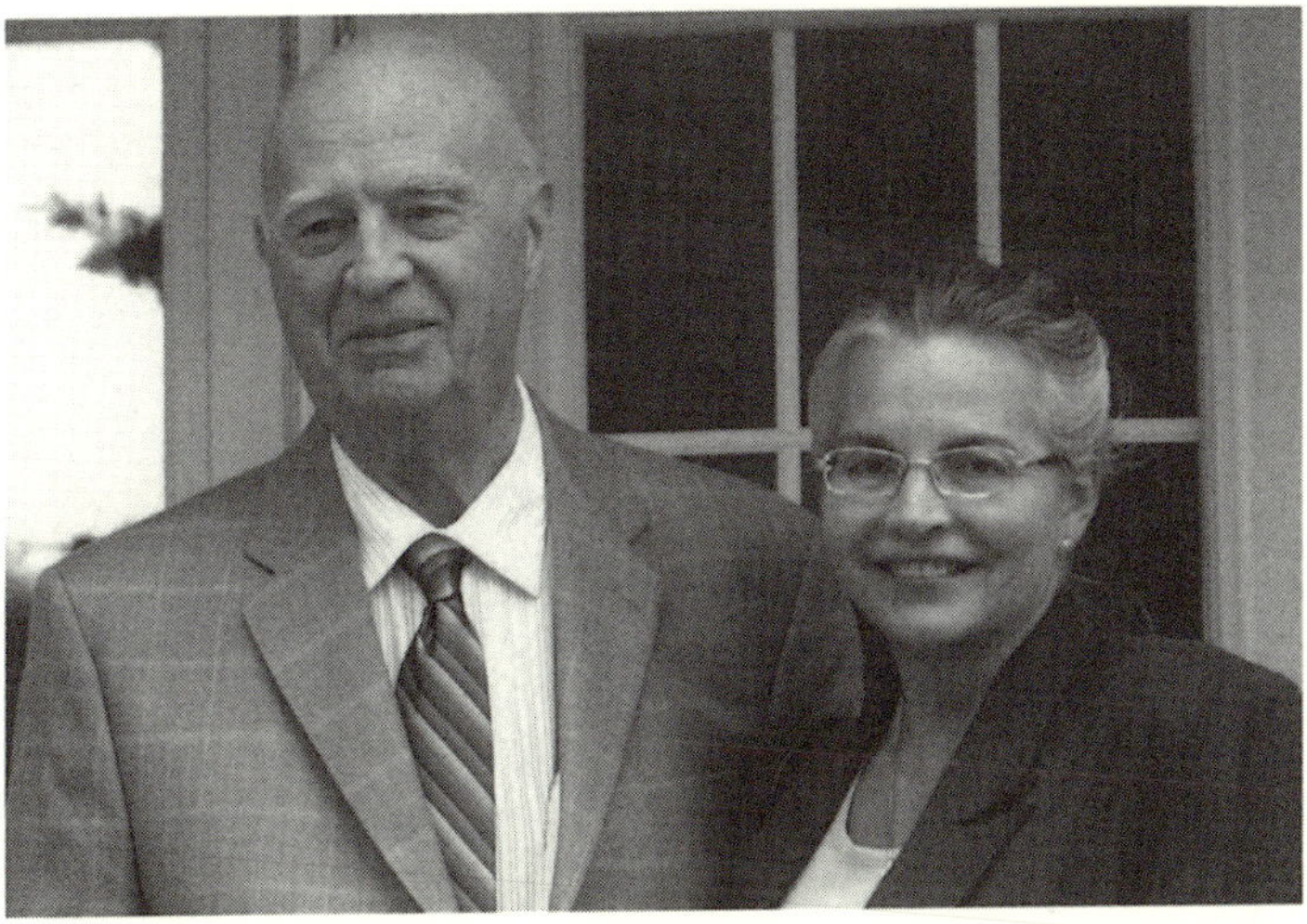

が伝わってきました。
それゆえ、私たちは喜んで萩原先生と代表団のご要望にお答えし、皆様方をカナダの私どものもとへお迎えしたのです。このご訪問の準備に要した数ヶ月間に、私たちの喜びの気持ちが変わることは一度もありませんでした。

私は、皆様方の到着の前日、我々の母国語（フランス語）や第2言語（英語）をコミュニケーション手段としないグループのために、セミナーを開くという大きな挑戦について考えました。代表団に同行する通訳の松山さんは、私たちの良き協力者であり、私たちはとても頼りにしていました。

そこで自らホテルに赴き、日本からのお客様それぞれのお部屋に、小さな花束と歓迎の言葉（フランス語の）をお届けしました。興奮と幸福に不安が入り混じったような気持ちでした。遠くからガストン・ネサーンの研究についての話を聞きに来られるお客様です。失望させたくはありませんでした。

その日の朝は、心に幸福を感じ、何か特別なことが起こるかもしれないと思いました。

２００８年5月21日のことです。晴れた日でした。私がクオリティ・イン・ホテルに出向いた時、私たちのお客様はすでに玄関のロビーで私を待っておられました。お一人お一人と握手をし、キスのご挨拶をしました（お客様をお迎えする時の、こちらの習慣です）。

ホテルの従業員はカウンターの後ろで貴賓席に並ぶように、このすばらしい瞬間の証人として、うっとりと感動しながら静かに私たちを見つめていました。この地方では、このような出会いはあまり一般的ではありません。温かな雰囲気に包まれ、人間同士の魂と魂との繋がりが築かれたのです。

この瞬間から、言葉の壁があってもお互いに理解し合えるのだということがわかりました。

最初の安堵……

私のＲＶ車に乗り、事務所へと向かいました。隣に座っていた松山さんが、この上ない安心感を与えてくれました。

夫のガストン・ネサーンは家に残り、自分の研究室で今か今かと私たちを待っておりました。彼も早くこの新しいコラボレーションの全貌を感じたかったのです。

そして再び、出会いの儀式（握手、抱擁）が始まりました。日本の人々と同じように控えめで慎み深い人々にとって、それは紛れもない、深い親しみの表現なのです。

それから、代表団は、私たちへの贈物を披露してくださいました。この時、私たちはことさらに感激いたしました。といいますのも、そこには、ネサーンや彼の理論から受けたインスピレーションをもとに、何かしら意味のある独自のものをお贈り下さろうとする、お一人お一人の細やかなお心遣いが表れていたからです。

日本文化の最も伝統的な精神から、お一人お一人が私たちにお土産を下さるのだと、松山さんが訳してくれました。それが、彼女にとって、ここでの最初の仕事となりました。

見解と意図

私たちの意図は明らかでした。それは、ソマチッド理論の精神における変性疾患（より正確にはガン）についての我々の見解を日本の代表団と共有すること、そしてそれ（ガン）を自然な方法で食い止めることです。

ガンについて、ガストン・ネサーンの見解は革新的です。彼はガンを局部の疾患が広がったものではなく、むしろ全身的疾患が局部化したものと考えます。この一言が、とてつもない波紋を引き起こし、ガン研究の既存の概念を覆しました。

ガストン・ネサーンは、このような考え方を、１９５０年代から６０年後の現在に至るまで提唱し続けました。そして、科学は、彼の理論の応用や彼の提唱する治療法に関して、その正当性を認めたのです。彼の主要な製品である７１４Xは、ガンに影響を及ぼすことが明らかな、多数の生物学的環境の悪化を予防したり、回復させることを可能にします。

ガン患者さんへのメッセージ

ガストン・ネサーンがガン患者さんへ捧げるメッセージは、以下の通りです。

OUI（はい）、ガンは存在します。それを否定することはできません。

OUI（はい）、ガンは猛威をふるう病です。今日の、従来の考え方でそれを抑制することは困難です。

しかしながら、ガンが衰退するようなしかるべき要素、しかるべき取り組み方、しかるべき信念があれば、OUI（はい）、そこには希望があります。

ガストン・ネサーンの言う要素とは、健康を司る身体（物質）、精神（信念）、人間的な感情、魂（思考）にたくさんの影響を与えるもののことです。

全ての要因が結びつき、それがガンを発症させる多元的な要因の発端となっているとするガストン・ネサーンの見解は、全体論的アプローチを前提としています。すなわち、身体は714Xを使用し生物学的に治療しますが、ガン患者さん自身も自分の道を進まなくてはならないということです。

ガストン・ネサーンにとって、714Xはすばらしい製品ですが、万能薬ではありません。

それは免疫システムの防御機能を回復させます。しかしながら、彼は、714Xを使用しながらも、ガンを引き起こす深い心的要因を意識しないわけにはいきませんでした（80年代から提唱され、90年代にカール・サイモントンによって広まった精神免疫学）。

日本の代表団来訪の感想

セミナーは、ガストン・ネサーンが最も小さな生命体とするソマチッドに関するものでした。生物学的にすばらしい着想に基づくこのソマチッドは、きちんと確立されたサイクルにおいてさまざまな形態を取り、それを顕微鏡で観察することにより、個々の自然防御機能の状態がわかります。

この予防血液検査に、他の本質的な生化学的方法を合わせて行えば、人の血液の状態に関する有益な情報が得られます。ガストン・ネサーンによって考案された714Xという製品は、体内のソマチッド・サイクルを正常化するためのものです。

もちろん、714Xは、人々がガンを予防したり、あるいはガンが発症した時にはそれを衰退させるために役立ちます。万能薬ではありませんが、ポテンシャルの高い製品です。

７１４Ｘは、純粋な意味で抗ガン剤ではありませんが、増殖するガン細胞に対する白血球の抵抗力を高めます。それは「細胞傷害性の（ガン細胞を殺す）」製品ではありませんが、各自に固有の免疫を回復させながら、自然防御機能に働きかけることを可能にします。

７１４Ｘは常に命の質に作用し、より劇的な場合には、すでに希望を失っていた命にさらに数年という時間を与えることもあります。

７１４Ｘは、錠剤のように胃の中で消化されるものではなく、また他の治療法のように血液中に直接注入するものでもありません。この製品はリンパの経路に注入します。７１４Ｘの使用には規律、気力を奮い起こそうとする気持ち、とりわけ生きたいという強固な意志が不可欠です。注射の時間が精神集中の瞬間となる時、それは健康を取り戻そうと自分のために行う、有益な行動の始まりなのです。

ガストン・ネサーンより結びの言葉

何年にもわたりひたむきに仕事をし続けた後で、地球の向こう側に、言葉の壁を越え、ガン患者を助けるために、同じ目的、同じ目標、同じ希望、同じ動機を共有している人々がいるということを知り、とても励まされました。ガン患者のために役立ちたいという誠実な欲望にかり立てられた人々が、日本や他の世界中至るところにいる病気の方々のために最大の善行をなそうとし、ここに集結したと言えるでしょう！

稲田芳弘さん、陽子さんとの出会い

日本の代表団の中に、稲田さんとおっしゃる、とても感じの良いご夫婦がおられました。初めてお会いした瞬間、その眼差しから、お二人が、私たちネサーン夫婦がこれからお伝えしようとすることの全てを理解しようとなさっているのだと感じました。お二人は、カナダの私どものところにいることを、とても喜んでいらっしゃるご様子でした。

ご訪問前、稲田ご夫妻は出版関係のお仕事をされているとのご紹介がありました。そして、稲田さんの、週に一度の自然治癒、自然健康法に関するラジオ番組を、ガン患者さんをはじめとする大勢の人々がお聞きになり、健康回復・健康維持のためのさまざまな方法に関心を示されているともうかがいました。

稲田さんの日本国民に与える影響は明らかでしたし、それゆえ、お二人が私どものセミナーに参加したいと思われたのだと理解しました。

しかし、それ以上に心を動かされるものがあったのです。稲田さんの奥様が目を潤ませ、ご主人もまたガンであることを、私たちに打ち明けられたからです（しかも、英語でお話しになられたので驚きました！）。

この瞬間から、何かが変わり始めました。私たちの前におられるのは単なるジャーナリストではなく、生きたいと強く願う大勢のガン患者さんに対して、少しでも役に立ちたいと願っている一人の男性と一人の女性であり、そのためにガストン・ネサーンから健康回復のための提言を聞き、それを理解し、取り入れるために長い旅をして来られた方々だったのです。

ソマチッド正統生物学（ソマチッド理論）から、何らかの答えが得られようとしていたのは確かでした。しかし、それ以上に、ガンの告知以来、直感的にご自分の体を休養と健康的な食事や治療で治そうとされた稲田さんの心が、その影響を受けようとしていました。

ある意味では、稲田さんはご自分の病気を通して、どのように感情が肉体の弱みにつけ込むのかを理解されていたのかもしれません。稲田さんには、この現実を受け入れる心構えがおありでした。つまり、稲田さんは、従来の医学ではしばしば見落とされながらも、実は非常に重要なこのテーマを理解できる状態にあったのです。

感情の役割ということについては、世間でもようやく認められ、受け入れられるようになってきました。「神経精神免疫学」は新しい科学ですが、徐々に階級層の間でも認められつつあります。

血液やソマチッドを越えた何かが、稲田さんと奥様の心の奥にある、最も感受性の強い部分に触れました。突然、すべてが一瞬輝いたかのようでした。稲田さんのご病気は、新しい意味を持ち始めたのです。

このようなお気持ちから、稲田さんはセミナーで説明されることに注意深く耳を傾け、ガストン・ネサーンの新しい生物学的見解やガンの原因について、よりいっそう理解を深められたのでしょう。ご夫婦は、ガストン・ネサーンの基本理論を聞きながら、それに共感しておられました。あたかも稲田さんのご病気が、お二人にこのような機会を与えたかのようでした。

その時から、私たちは、稲田さんと人生の伴侶である陽子さんが、この新しい考えを他の方々と共有したいと願っているその心に突き動かされました。そして稲田さんが、日本へ帰国後すぐにそれぞれのネットワークを通し、できるだけ多くの人々を励まし、健康を取り戻すお手伝いをしようとしておられるのだということを強く感じました。

こうして、カナダ旅行に触発され、それについての本を書こうというお考えが、稲田ご夫妻の頭の中に芽生えてきたのでしょう。この素晴らしい行動力があってこそ、この大きなプロジェクトが現実のものとなったのです。

稲田さんにとって、2008年のカナダ旅行は一つの分岐点となりました。稲田さんの人生観やガンの原因に対する理解は、もう以前と同じではありませんでした。

稲田ご夫妻には、遥か彼方に人生の使命が見えていました。その使命とは、ご自身のコミュニケーション手段を使って、日本という大きな共同体の、全ての病気の（ガンやその他の）人々と共に、より大規模に希望のメッセージを広めていくということです。

各自が自分の肉体・感情・精神面の調和を尊重し、生まれつき持っている自己治癒力を見出すための絶好の機会。魂が理念や物質に勝利し、総合的な健康を取り戻すことを称える唯一の方法。誰もがそこに到達する能力を持っているのです。

心から心へ、稲田ご夫妻との出会いにより扉は大きく開かれ、言葉の壁を越えた驚くべきコミュニケーション・ラインが結ばれました。この出会いは、人間同士が助け合う力を証明する世界からの、一つの貴重な贈物です。

稲田さん、カナダに来て下さり、ありがとうございました。

そして、山田バウさんへ

萩原優先生率いる日本代表団のこの旅行を計画され、大勢の方々に呼びかけて経済的にも支えてくださった、善意の篤志家バウさんの大きな貢献に触れずにはいられません。

日本の大勢のガン患者さんにとって、将来の安楽のために極めて重要なこのプロジェクトは、バウさんが自国で善行を施すことを望まれる心の広い方であることを具体的に示す、何よりの証拠です。

ガンの原因は厳《おご》めかしいものです。なぜなら、この陰険な病気は、悪化すると、若い人をも含む多くの人々の命を奪うからです。しかしながら、生物学の分野には、別な手段、つまり身体的・心的外傷を与えないようにする方法もあるのです。714Xは、一つの命に大きな違いをもたらすかもしれません。

バウさん、本当にありがとうございます。その心底人間味のある行動と、寛大なお心により、きっと大勢の日本人患者さんの、その後の人生が変わることでしょう。

ありがとう、ありがとう、ありがとう、バウさん。

Jacinte Levesque Naessens
Gaston Naessens

翻訳協力…松山和子

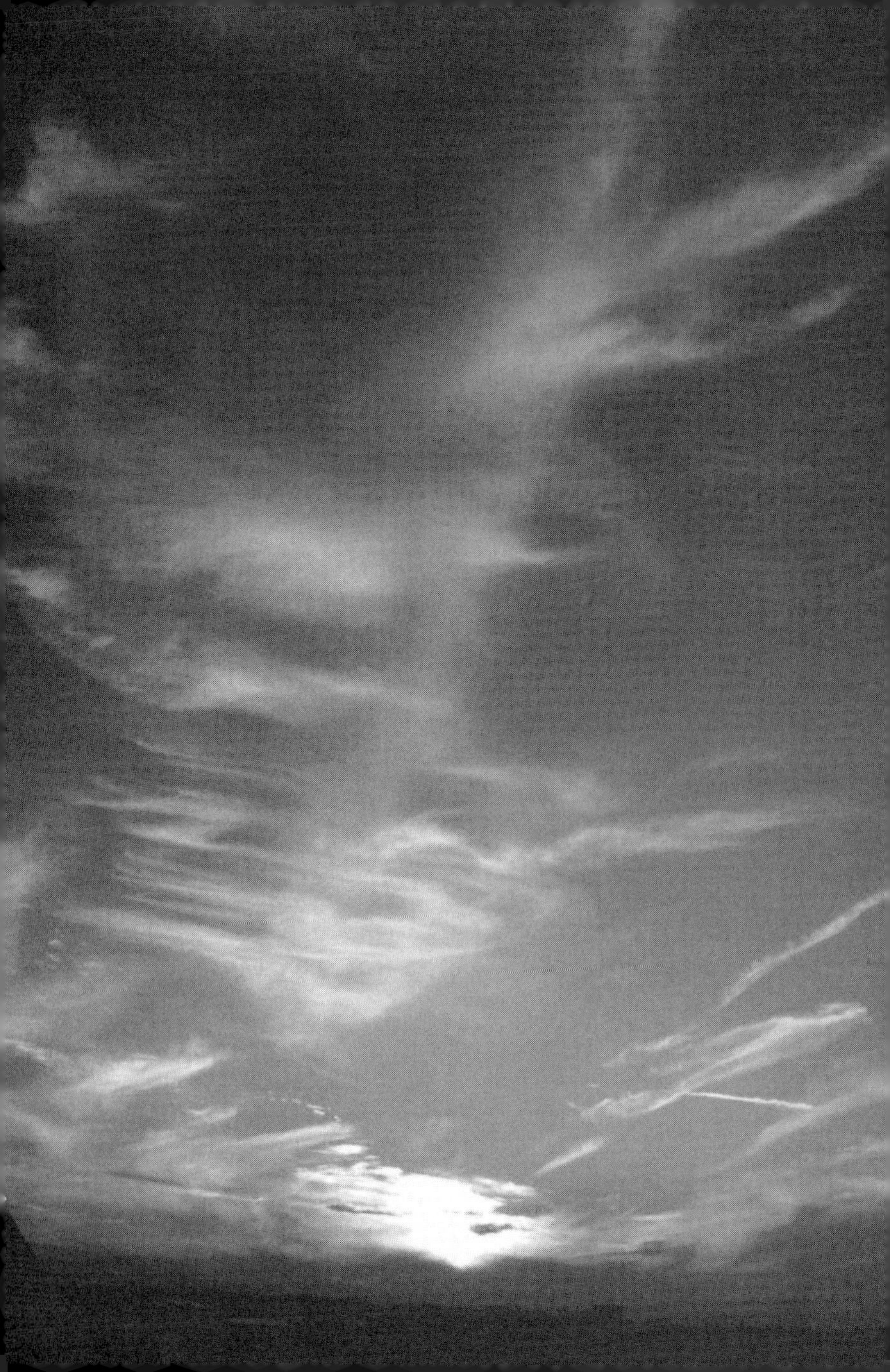

序章　カナダへの旅「事始め」

旅のレポートを始めるに当たって

　２００８年５月21日から23日までの三日間、私たちはカナダにガストン・ネサーンを訪ねて、特別セミナーを受講することができた。それまでのガストン・ネサーンといえば、『完全なる治癒』（クリストファー・バード著、上野圭一監訳、小谷まさ代訳、徳間書店刊）という本でしか知らない伝説的な人物であったが、セミナーを通して私たちは、彼が発明した画期的な顕微鏡ソマトスコープの威力、ソマトスコープによって発見された「ソマチッド」の真実、そしてガンや難病などに驚異的な治癒実績を誇るという「７１４Ｘ」の真相を知ることができた。

　ガストン・ネサーンを語る上で、「ソマトスコープ」と「ソマチッド」、そして「７１４Ｘ」は欠くことのできない重要なキーワードである。それともう一つ、「ガストン・ネサーン裁判」

も決して忘れることができない。

クリストファー・バードによる『完全なる治癒』は、この裁判のドラマを綴った労作であり、そこではネサーンが明らかにした「ソマチッド新生物学」と現代医学との壮絶な戦い（裁判模様）がリアルに記録されている。この本を読む限り、ガストン・ネサーンは無口で誠実な研究者という印象を深くするが、さて、実際にはどうなのだろうか？　裁判の後のネサーンのことは全く知らなかっただけに、今回の訪問ではその後のガストン・ネサーンが辿った運命と、その人となり（人間性）についても知りたい衝動にかられて旅立った。

本書では、三日間のセミナーで語られたことを中心に、参加者それぞれの印象記やレポートなども加えて編集させていただいた。セミナーも会話もほとんどフランス語だったため、相互のコミュニケーションはもっぱらフランス語通訳の松山和子さんのお世話になった。

本書を編集するに当たり、当初は「正確さを期す」ためにもう一度テープを聞き直し、翻訳し直してもらいたいとも思ったが、諸事情があって実際には不可能だった。そのため本書では、厳密さに欠ける部分や聞き違い、あるいは理解不足による勘違いが混じっているかもしれないが、それらはすべて編集を担当した筆者（稲田）の責任である。そして本書は、研究者のための報告書ではなく、あくまでもガン患者を中心とした方々への「ネサーン・レポート」であることを念頭にお読みいただければ幸いである。

希望の全員集合…成田空港

２００８年５月19日の午後、カナダにガストン・ネサーンご夫妻を訪ねる面々が成田空港に勢ぞろいした。そこには笑顔が清々しい山田バウさんの顔もあった。そしてその彼こそが、今回の旅の立役者であった。

何事も、まずは一人のひらめきと熱情《パッション》から芽生え、それが大勢の人々を巻き込んでやがて大きな渦を作り出し、一定の時間とプロセスを経たうえで実現する。今回の「カナダへの旅」もまさにしかりで、この旅は山田バウさんの「ある熱い思い」から始まった。そこでこの「ガストン・ネサーンを訪ねる旅」のレポートを綴るに当たり、まずはその「事始め」について簡単に触れてみたい。

ガストン・ネサーンに会いたい！

ことは、どうやら山田バウさんが『ガン呪縛を解く』を読んだことから始まったらしい。

バウさんのサイト『生きる』の「バウの道中記」の中に、以下のような記述がある。

『ガン呪縛を解く』という本に出会ってから1年６ヶ月がたちました。もともと父をガンで亡くしたこともあり、ガンは私にはごく身近な存在、というより、自分の体の中にすでに共存している細胞の一種と感じながら生活をしてきました。（中略）

この本が出版された頃ですが、札幌で稲田さんと別件でたまたまお会いした時に、彼はこの本の出版に至った経緯を話してくれました。その最初に、私にとって大変ショッキングな言葉が出てきたのです。

「バウさん、僕は男なのに乳ガンになった」。この言葉を聞いた時、私の思考は停止してしまいました。その一ヶ月ほど前から私は乳ガンなのかも知れないと感じていて、病院に行くこころの準備をしていたからです。

その日にいただいた『ガン呪縛を解く』は分厚く、４００ページ以上もあったのですが、札幌から関西にもどる3日間で読んでしまいました。新千歳に向かう電車の中で、空港で、飛行機の中で…。

この本の中に書かれていた千島学説については、何のわだかまりもなくストーンと鵜呑みができたのですが、ところが、本の終盤の結論の部分に書かれていた『ソマチッド』の解説に引っかかってしまったのです。

ガストン・ネサーンと言うフランス人が、血液中に「ソマチッド」という物質を顕微鏡で発見して、そのソマチッドを応用することによって、末期ガンを含むガン完治率

75%を達成したと書いてあったのです。

今も、私のまわりには16人のガン患者がいて、家族ぐるみで連絡を取りあって、効果のある治療法を探している毎日です。もしこれが事実であるならば、どうしてこの治療法を日本に持って来ようとする人がいないのだろうか？　これだけ多くのガン患者の悲惨な声を聞いているのに、どうしてみんなは動こうとしないのだろう？　もしかして、日本には私たちの見えないところで、何らかの既得権者たちの大きな壁があるかも知れないのかも？　そんなところから始まったのが『ソマチッド基金』です。

いづれにしても、まずは、ガストン・ネサーン氏と会うことから始めよう。その上で「ガン完治率75%」が本物かどうか確かめよう。そしてもし事実だと確認できたなら、日本にガストン・ネサーンの研究データを広めよう。その時、この暗闇がつづいている日本のガン治療、医師法、薬事法などに問題があるとすれば、変化を与えて行こう。と言う壮大な覚悟でこのプロジェクトを立ち上げました。

このブログによればバウさんは、自分自身にガンの疑いがあったから、また周囲に16人ものガン患者を抱えて、日々効果のある治療法を探していたからこそ、ガストン・ネサーンのソマチッド理論と、そこから導き出された714Xなる製剤の効果にひどく興味を示したようだった。そしてそこまでは、たぶん多くの人々がたどる思考の営みであろう。

だがバウさんは違っていた。たった一人で、そこから具体的な一歩を踏み出し、実際に行動を起こしたのだ。すなわち「もしそれが本当であったとしたら、なぜみんなは動こうとしないのか、なぜソマチッドも714Xも日本に広まっていないのか」といぶかり、そんな疑問を解くために「まずガストン・ネサーン氏と会うことから始めよう。ガン完治率75%が本物かどうかを確かめよう。その結果もし事実だと確認できたら、日本にガストン・ネサーンの研究データを広めよう！」と思い立った。そしてさっそく『ソマチッド基金』を立ち上げたのだった。

その一方、カナダのガストン・ネサーンに向けてもさっそくメールが書き送られた。

その熱烈なラブコールに対して、やがてネサーンご夫妻から嬉しい返信が届くに至った。

ネサーンご夫妻からゴーサイン

嬉しいことですが、2008年2月27日、カナダ、ケベック州にお住まいのガストン・ネサーン氏から、やっと私たちを受け入れると言う内容のメールが届きました。以下はその一部です。

2008年2月5日付のお手紙は確かに拝受いたしました。

これまでの経緯を説明していただくとともに、ソマチッド理論に多大な関心を寄せられていることを当方にお伝えいただくために払われた貴殿の努力には感銘いたしました。

当方は直接の意見交換を続け、連携を強化していきたいと望んでおります。添付資料にもあります通り、ソマチッド正統生物学のような革新的な研究分野が多くの疑問を喚起することはよく理解しておりますし、貴殿の周囲におけるリアクションをシェアしていただいて感謝しております。（中略）

ケベックにお越しいただく日程につきまして、2つの選択肢をご用意させていただきます。日本の代表の方々に対しては、夫ガストン・ネサーンおよび私 Jacinte Levesque Naessens が、直にソマチッド正統生物学に関する入門のセミナーを開催させていただきます。（中略）

5月は長い冬が終わり、ケベックに自然が芽吹くよい季節です。春のエネルギーが活気づいており、この新しい出会いに対して素晴らしいサポートとなってくれることでしょう。

Jacinte Levesque Naessens（ガストン・ネサーン夫人）

この返信がカナダから届いたのは2月末のこと、それは何度となく訪問交渉を繰り返してきた果てのうれしい便りだった。そしてバウさんがこの「成果」を道中記で伝えたのは3月5日のこと。そのとき、ネサーンご夫妻が用意してくれていたセミナーの日まで、準備の時間は2ヶ月少々となっていた。

準備というのは、まずそのための渡航資金を作り出すことだった。それに、医学や生物学分野に詳しいフランス語通訳の問題等々もあった。ネサーンご夫妻からセミナー案内は届いたものの、資金が準備できなければ「ネサーンを訪ねる旅」は実現できない。そこでバウさんは、この成果報告に続けて、以下のようなメッセージを書き添えた。

うれしいですね！ これでやっと、第一歩が踏み出せることになりました。今回のカナダ研修は、みなさんにご紹介してきた萩原先生と、私の友人に行っていただくことにしました。

どうですか？みなさん。ここまでやっと出来たのですが、まだ渡航費などの資金が足りていません。今回のカナダ研修はフランス語で行われるので、それも医療関連の専門用語が話せる通訳が必要となって、その通訳料だけでも相当かかると見込んでいます。もう一度『ソマチッド基金』をお読みいただき、私たちにどうか寄付をお願いいたします。私たちに研修の資金をお与え下さい。

熱っぽくこう呼びかけるバウさんは、決して自らセミナーに参加するわけではない。バウさんが願っていたことは、日本からの訪問者がネサーン氏に実際に会って、ソマチッドと714Xの真偽を直接確かめること。そしてもしも714Xの効果が真実なら、それを日本のガン患者に提供する基盤を作り出していくことだった。そこにはバウさん自らが言うように「壮大な夢と覚悟」が秘められていた。そしてバウさんのその熱いメッセージは、その後徐々に賛同者（寄付者）を増やしていくこととなった。

「ソマチッド基金」のこの呼びかけメールは、筆者（稲田）にも届いた。そのころすでに「ソマチッド基金」のことを知ってはいたものの、日々雑事で追われていたこともあり、恥ずかしながらぼく自身はまだ基金に参加していなかった。だがバウさんからのメールによって、念願のセミナーが実現することと、基金不足を知らされたぼくは、さっそくその夜のラジオ放送で、このグッドニュースをやや興奮しながら伝えた。

それと同時に、「じあいネット」としても「ソマチッド基金」を呼びかけてこの旅をぜひサポートしたいと思った。というのも、「じあいネット」はそもそもガン患者に情報を提供するためのネットワークである。でありながら、毎週一時間のラジオ放送（FM&インターネットラジオ）以外には、あまり十分な活動ができていない。それだけに、あるいはガン患者にとって素晴らしい福音となるかもしれない「ガストン・ネサーンを訪ねる旅」を、「じあいネット」

としてもぜひとも支援したいと考えたのである。

「いっしょに行ってもらえませんか?」

個人的な話になって恐縮だが、ぼく自身も「ガストン・ネサーンさんに会いたい!」と強く思ったことがあった。それは「ガン宣告」を受けた直後のことで、宣告の後の検査の結果、もし全身に転移が見つかって末期ガンだと診断されたら、一時的に仕事をやめて原始的な自然環境の中で治癒に専念するか、あるいはカナダに飛んでネサーンさんの714Xを体験してこようと思ったのである。たとえ末期ガンであっても、決して心配することはない。そこからでも完治に至る道はいくつもある。千島学説を知っていたぼくは、固くそう確信していた。

そしてその一つとして、714Xという選択肢が視野にあった。だから、もし末期ガンだと診断されていたなら、あるいは妻といっしょにカナダに飛んでいたかもしれなかった。その旅は自らのガン治癒の旅でありながら、同時に「ガストン・ネサーンを取材する旅」ともなっただろう。しかし検査の結果、末期ガンにまでは至っておらず、その直前の「3b期」とステージが告げられたぼくは、そのまま普段通りの生活を続け、「カナダへの旅」はやがて意識から薄れてしまっていた。

バウさんから届いたメールで5月下旬のセミナーのことを知ったぼくは、3年前のそんなエピソードを思い出しながら、そのときのことをなにげなく妻と語り合っていた。
するとそのとき、ふとある思いがひらめいた。

そうだ、3日間のセミナーのその場だけでいいから、なんとか参加させてもらえないものだろうか。もちろん「ソマチッド基金」にそれなりの協賛金を送り、ぼくと妻の旅費、宿泊費等々はすべて自己負担（自費参加）ということで…。もしそれが叶ったなら、「じあいネット」として多くのガン患者たちに貢献できるだろう。あまりにも虫の良すぎる話かもしれないが、それとなくバウさんに相談してみよう！

世の中には「共時性（シンクロニシティ）」という興味深い現象があって、なぜか「意味ある偶然」が時々起こるものだ。ぼくが「バウさんに相談してみよう」と思ったちょうどそのころ、実はバウさんたちも「カナダ行き」のことで話し合っていて、なぜかぼくのことが話題になっていたようだった。

そのときの模様を、バウさんは3月11日の「バウの道中記」に次のように綴っている。
札幌の稲田さんと、新宿山手線のホームに立っている私との会話です。
私はガヤガヤとしているプラットホームの間から見える空を見ながら、立ち止まって大きな声で話しを切り出しました。

「稲田さん、さっきミーティングが終わりました。そのなかで萩原先生たちに私から提案して、稲田さんにもカナダに行ってもらいたいんだけど、どうですか？ って聞いてみたら喜んでくれたんです」

「どうですか？ 稲田さん！一緒に行ってもらえませんか？ やはりジャーナリストとして稲田さんにも参加して欲しいんです」

この会話は、今後の大変重要な展開につながると感じていたので、私は言葉に「いのち」を注ぎ込みながら、真剣に話しをしていきました。

電車が2本行ってしまった時に、稲田さんから「それでは、行けるように考えてみます」といううれしい答えが現れました。

そうです。『ガン呪縛を解く』の著者の稲田芳弘さんも、カナダのガストン・ネサーン氏に会いに行ってくれることになったんです。

ちょうど3月16日に広島で開催される『千島学説セミナー』で稲田さんが講演することになっていたので、その講演の中でも、彼自身からカナダに行くことを発表してもらうことになりました。

この電話の中でおもしろかったのは、稲田さんがガストン・ネサーン氏に会いにカナダに行くと発表する3月16日が、偶然にもガストン・ネサーン氏の84歳の誕生日だと教えてもらったことです。ここまで長い時間がかかったのも、やはり絶妙なタイミングを待つためだったのかも知れません。

「ネサーン84歳の誕生日」に発表

ネサーンさんに会いたいというのは以前からのぼくの悲願であり、そこで「バウさんに相談してみよう」と考えていたその矢先、なんとバウさんのほうからその話が提案されたのだった。本当はしかもバウさんは、ぼくに「ソマチッド基金のメンバーとして行ってほしい」と言う。「自費参加」でお願いしてみようと思っていたのだったが、こうして自費参加は、ありがたいことに妻だけということになった。（その後バウさんから、「陽子さんもソマチッド基金で！」という言葉が届いたが、土壇場で二人もソマチッド基金に便乗するというのはさすがに気がひけ、妻陽子は参加実費を基金に寄付するかたちの自費参加となった）

バウさんからその電話を受けたとき、たしかにぼくは3月16日という日が秘めている意味についてバウさんに話した。その日は広島で「千島学説セミナー in 広島」があり、ぼくもそのセミナーで『共生と進化』の話をすることになっていた。そこでその機会に便乗して「カナダ行き」を発表しようと思ったのだったが、あえてこの日を選んだのは、3月16日はガストン・

ネサーン84歳の誕生日だったからである。

つまり、ネサーン84歳の誕生日に、広島の千島学説セミナーでぼくがカナダ行きを発表する。それによって多少でも「ソマチッド基金」に貢献したいという目論見もあった。というのも、千島学説を学ぶ者にとって、ガストン・ネサーンが発見したソマチッドは、千島学説に言う「生命（バクテリア等）の自然発生」を裏づけるものでもあるからだ。そんなこともあって、研究会の同人の中には独自にソマチッドを研究している医師や研究者たちが何人かいた。が、なにぶん顕微鏡の精度に限界があることもあって、なかなかソマチッドの真相がよく分からない。そんななか、晴れてガストン・ネサーンご本人に会うことができるのだから、セミナーに参加してくればソマチッドに関するあいまいな部分もはっきりするであろう。そんな希望をアピールすることにより、ネサーン84歳の誕生日の日に、「ソマチッド基金」の呼びかけを広島の千島学説セミナーでしてみたいとバウさんに話したのであった。

以上のような経緯により、バウさんが企画した「ガストン・ネサーンを訪ねる旅」は、萩原医師、フランス語通訳の松山さん、さらに土壇場でのぼくらの参加と、一応それなりのかたちになった。この一行が5月19日に成田空港で仕掛人の山田バウさんと顔を合わせるまでには、実は通訳探しなどさまざまな問題も起きた。全くのボランティア料金で十日間近くの時間を割いてくれるフランス語通訳を探し出すのに、それなりに時間がかかってしまったからである。

以上、長々とこの旅が実現するまでの事始め物語を書いてしまったが、その理由は、この旅を実現させてくれた善意と期待のシンボルともいうべき「ソマチッド基金」について、まず最初に触れておきたかったからである。とにかく大勢の方々の熱い善意の支援により、私たち一行は成田からカナダに向けて飛び立つことができた。その背には大勢のガン患者たちの悲願を背負い、さらに言えば、これからのガンや難病治療のあり方を決定的に左右することになるかもしれない重大な責任を背負っていた。

「ガストン・ネサーンのセミナーを受けて、ソマチッドと714Xの真実を見極めてこよう。そして714Xの治療効果がもし真実であったなら、それを多くのガン患者のために日本でも普及していこう！」。バウさんがつむいだそんな夢を共有し合い、私たちの「カナダへの旅」は始まったのである。

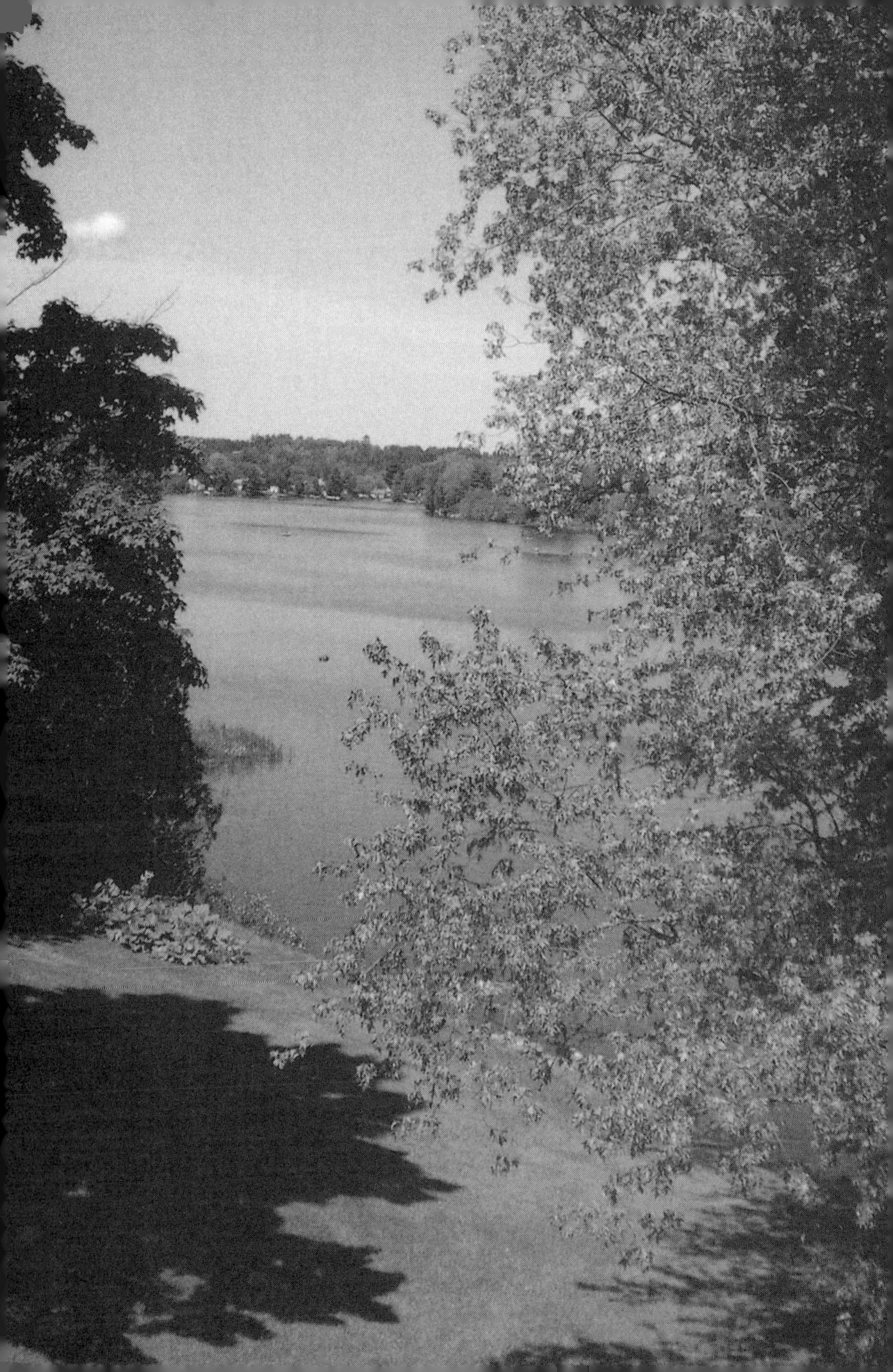

第1章　ついに念願の初対面

旅の途上での思い

「逃避行の道」をたどる

私たち一行の日本からカナダへの旅は、期待と希望に満ちた旅だった。その途上、乗り継ぎで立ち寄ったデトロイト空港（米）の厳しい入国審査で不愉快な思いはしたものの、その先に待っているはずのセミナーに、ワクワクした気持ちがどんどん高まっていった。こうして成田から飛び立って17時間後、ついに私たちはモントリオール空港に降り立った。

ガストン・ネサーンご夫妻が住むロックフォーレストは、モントリオールから車で東方に約

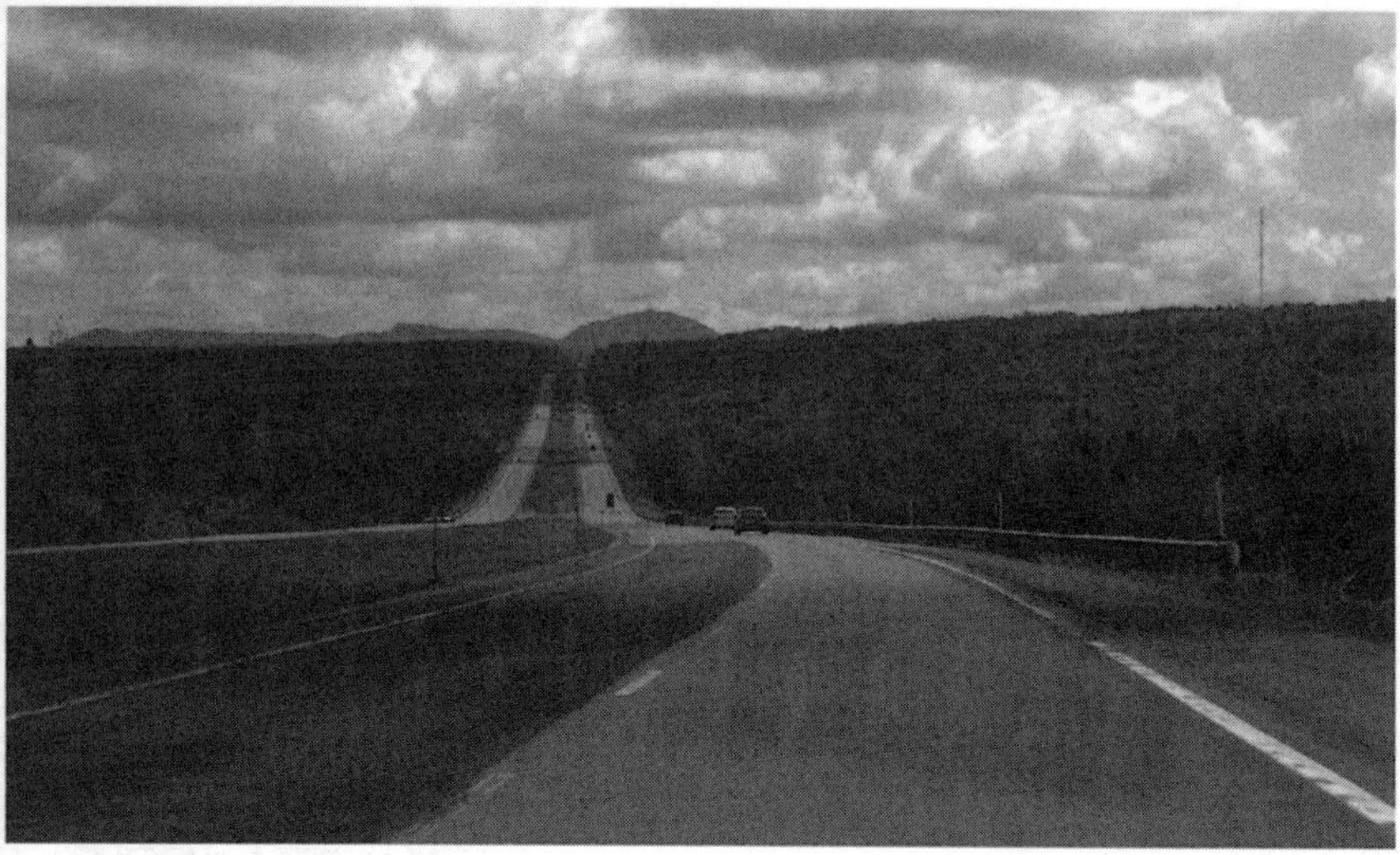

2時間ばかり走ったところにある。季節は春、ネサーン夫人がメールに書き綴ってくれたように、ケベック州はまさに「自然が芽吹く最高の季節」だった。車の窓から眺める風景は、どこか北海道に似ていてごく自然に心になじむ。そんな印象をカナダの地に感じながらも、その一方、36年前（1972年）に同じこの道を通ったはずのガストン・ネサーンは、いったいどんな気持ちでロックフォーレストへと続くこの道をたどったのだろうかと、ふと思ってみたりもした。

私たち一行は希望を抱いてその道を走ったが、ガストン・ネサーンにとってのその道は、いわば故国フランスからの逃避行の最後の道程だったからである。

ネサーンはなぜカナダへ？

フランス生まれのガストン・ネサーンは、なぜ故国を離れてカナダに逃がれなければならなかったのか。

その理由を一言で言えば、それはガストン・ネサーンが、「フランス医師会当局の激しい怒りを買った」からであった。その経緯に関して、以下簡単に触れてみたい。

わずか20歳代で驚異的なソマトスコープを発明した天才科学者ネサーンは、その後この顕微鏡を使ってソマチッドを発見し、さらにガンの新しい特効薬「GN-24」を開発した。GNはガストン・ネサーンのイニシャルで、24は彼が生まれた1924年を意味していた。そのGN-24はまずスイスの薬局で売られ、数多くのガン患者に優れた効果をもたらした。またネサーンの義弟の末期ガン（胃ガン）も、GN-24によって見事に完治した。そのことに意を強くしたネサーンは、さらに血清の開発に取り組んだ。

ネサーンの旺盛な意欲の果てに新しく開発された血清「アナブラスト」は、GN-24よりもはるかに広範でパワフルな治療効果を誇っていた。例えば「余命一週間」と告げられたある末期ガン患者（乳ガン）の場合、半ば昏睡状態に陥りながらも、アナブラストが投与されたわずか4日後に意識がはっきりと戻り、激しい痛みもすっかり消えた。それはまさに「劇的な完治」という言葉にぴったりの幸運だった。このような数々の治療実績がやがてフランス医師会当局の耳に届くようになり、その結果、ネサーンは2度にわたって法廷に召喚されることとなった。

ネサーンが問われた罪は、「違法な医療行為」そして「違法な調剤行為」だった。その結果多額の罰金をとられたばかりでなく、研究室は閉ざされ、器具類もほとんど没収されてしまった。だが幸いにも顕微鏡だけは手元に残り、またコルシカの医師たちが招待してくれたこともあって、ネサーンはコルシカ島に移り住んで再び研究活動を開始した。ところがここでも思いがけないことが起きる。ネサーンのうわさを聞きつけた何百人もの患者たちが、世界各地からコルシカの彼の研究室に駆けつけてきたのである。

このことが再びフランス医師会の怒りを誘い、コルシカ島でもネサーンは裁判にかけられた。ネサーンが動くとガン患者が追っかけ、ネサーンに命を救われた患者が感謝の声を上げると、その声がフランス医師会の怒りを爆発させる。そして「その先は裁判所」というパターンがフランスで繰り返されたのだった。そこでやむなくネサーンはカナダに渡る。ネサーン40歳のときだった。カナダならフランスよりは寛容で、自由に研究できるにちがいないと考えたからだった。だが「寛容なはず」と期待したカナダでも医師会に睨まれ、ネサーンはたちまち巧妙なワナにはまっていく。最初のワナは、生死の境をさまよっていた3歳児（白血病）の治療を懇願され、ネサーン自身は患者に会うことさえなかったのに、その子が亡くなったとき、カナダの新聞は大きくスキャンダラスに書き立てた。自由の大地だったはずのカナダも、ネサーンの研究活動に最初からノーを突きつけたのである。

そんなわけで、ネサーンはしばらく本名を伏せ、身を隠して生きざるをえなかった。そして異国で生きていくために、カナダで出会った人に雇われ、電気部品の修理工として働いた。またコメディ劇団の巡業について回って、地方のキャバレーや劇場で音響機器の修理屋として黙々と汗を流したりもした。こうしてカナダでの最初の数年間、ネサーンはみじめで孤独な「潜伏的な暮らし」を余儀なくされたのである。

シェルブルックへの道

ネサーンにとってのモントリオールは、どこか忌まわしい記憶が渦巻いている街なのかもしれない。この街の空港に降り立ったとたんスキャンダラスな報道の災難に遭い、そのため数年間、本名と身を隠して密かに生きざるをえなかったからである。だが、ネサーンの熱くピュアな志に引き寄せられたのか、やがて研究を支援する者が現れ出る。モントリオールの名高い財団(マクドナルド＝スチュアート財団)の、デーヴィッド・スチュアート会長だった。

それは1971年、ネサーン47歳のことだった。その出会いで、まだ若いネサーンは研究活動の再開を熱望し、スチュアート会長はそれをサポートした。こうしてネサーンは、モントリオールのオンタリオ通りに晴れて研究室を構えることができた。しかしカナダの社会に再びその名と姿を表したガストン・ネサーンに対し、医学界のガン治療の権威たちは、またもや激しく批判の声を浴びせかけた。そのまま突き進んでいくならば、再び混乱と悲劇を繰り返すにちがいない。そう思ったネサーンは、モントリオールから離れた地方で静かにひっそり研究してみようと決意した。それはスチュアート会長の願いでもあった。

そのころネサーンは、やがて妻となるフランソワーズ・ボナンと交際していたこともあり、ボナン家が所有していたシェルブルック郊外の別荘を借りて移り住む。二人が晴れて結婚したのは1976年のことだった。

私たち一行が走ったモントリオールからシェルブルックへの道…。その道は30年以上前にネサーンがたどった道でもあった。故国フランスの医師会から追われ、その果てに辿り着いたモントリオールからもまた追われ、ネサーンは田舎でひっそり研究を再開しようとこの道を走った。その意味で、私たちがたどったシェルブルックへの道は、ネサーンにとっての最後の逃避行の道だったのである。

しかし、そこには小さな希望と喜びも芽生えていた。フランソワーズはネサーンを心から愛し、ネサーンの研究に全身全霊で共感してくれていたからである。そう考えると、それは逃避行の路程でありながら、新たな希望の旅立ちともいえた。52歳にして初めて結婚したネサーンは、ボナン家の別荘の地下室に研究室を作り、そこで研究に没頭した。

医学界のタブーに踏み込む

セミナー報告をすれば済むはずの本書を、ぼくはあえて「フランス→カナダ（モントリオール）→シェルブルック」の長いスパンから書き出した。その理由は、なぜあれだけ素晴らしい偉業を果たしたガストン・ネサーンが、田舎でひっそりと研究しなければならなかったのか、そのわけを理解していただきたいがためである。

ネサーンが何よりも熱く希求したのは「生命の謎」を解くことだった。それはまず独力で独創的なソマトスコープを開発することから始まったが、そのハードルは見事にクリアすることができた。もしもその段階で留まっていたとしても、ネサーンは「20世紀の顕微鏡のガリレオ」、すなわち偉大な発明家として歴史に名を残したことだろう。しかし彼が求めたのは、その顕微鏡を使ってミクロの生命の世界を観察することであり、、まもなくネサーンは「ソマチッド」を発見した。そしてこれは、従来の生物学の定説を根本から覆す驚異的な発見となった。

もしもネサーンがこの地点で留まっていたとしたら、彼の名は「偉大な発明家」に加えて、「生物学の独創的な研究家」として注目されたにちがいない。もちろんそれは従来の定説を覆す驚くべき発見だったから、批判、反発、無視、封殺という悲運は避けられなかっただろう。だが、たとえそうした悲運に見舞われたとしても、ネサーンの開発したソマトスコープは生命の神秘の営みを鮮やかに見せてくれるから、この顕微鏡を覗きさえすれば、誰もがネサーンの驚くべき発見を認めざるをえないのだ。

顕微鏡は生命の営みの真実を客観的に明らかにする。だからいかに権威ある生物学者たちが感情的に非難しようとも、事実が明らかになるのはもはや時間の問題だ。ソマチッドの存在は決して否定することができず、しかもそこから「新生物学」が離陸する。その意味で、もしもネサーンが「ソマチッドの発見」という地点で踏みとどまっていたとしても、彼は「生物学に全く新しい地平を開いた研究家」としてやがて歴史に名を残すことになったにちがいない。

だがガストン・ネサーンは、決してそこに踏み留まることはなかった。踏みとどまるどころかさらに意欲を燃やして研究を続行した。そしてソマチッドの生態を研究していくうちに、やがてガンや難病の効果的な治療法を発見してしまったのだ。

ネサーンが踏み込んだその世界は、従来の医学界にとってタブーの領域だった。ガンがどんどん治るなんてとんでもない。そんなことは現代医学の常識では決してありえない。そう考える現代医学の常識を尻目に、しかしネサーンは独自のソマチッド理論に基づいて、多くのガン患者、難病患者を治癒に導いていったのである。

ソマチッドを発見してその生態を研究したネサーンは、まずガンの特効薬「GN-24」を作り出し、さらにパワフルな効果を持つ血清「アナブラスト」を開発した。そしてついに「714X」を開発したのである。もしこれらが毒にも薬にもならない程度のものだったなら、さほど大きな問題にはならなかったであろう。ところがネサーンの製剤は、ガン患者たちを次々と救っていった。だからこそ医師会から厳しく睨まれもしたのだった。

ネサーンが開発した714Xは、その分子の化学構成がカナダ特許庁に正式に認められていて、「医療機関専用」の輸出用製剤として正式に許可されていた。つまり714Xを使うのは主に医師であり、あるいは患者自身が自らの責任で自己注射するケースもあった。その意味で、ネサーンは決して違法なことをしたわけではない。にもかかわらず、714Xの効果のうわさが広がっていくにつれ、ネサーンが進んでいく足元には、幾度もワナが仕掛けられた。

このように、ガストン・ネサーンの真の悲劇は、彼がガン治療で大きな成果をあげたところから始まった。繰り返すようだが、もし彼が「ソマトスコープの発明」で留まっていたなら、あるいは「ソマチッドの発見」で留まっていたとしたなら、法廷に引き出されて裁判にかけられるようなことはなかったにちがいない。

だが、ネサーンは果敢にも、医学界のタブーの領域に足を踏み入れた。しかも多くのガン患者や難病患者を治癒に導いた。それも現代医学が決して認めない「ソマチッド理論」に基づいた、抗ガン剤とは全く異質の「714X」を用いた結果の成果だった。ガストン・ネサーンは現代医学のステージを大きくはみ出し、それとは異質の新しい医療ステージを拓き出したのである。

ここに至っては、医師会ももはや黙っていられなかったのだろう。モントリオールで研究を再開したネサーンを遠い田舎に追いやりはしたものの、どうもそれだけで安心してはいられなかったらしい。その後ネサーンは田舎にありながらも、医療機関専用の製剤714Xを海外輸出することで、何百人ものガン患者の命を救っていったからである。

もしもこの動きが社会に正当に認知されたなら、ガストン・ネサーンの名は世界中に知れわたり、714Xはさらに大勢のガン患者の命を救っていったことだろう。だがそれは、現代医学界や医師会にとって許し難きことだった。医学界の背後に君臨する製薬業界という巨大産業も、ネサーンは迷惑な存在として映ったにちがいない。

1989年5月、ついに逮捕

そんななか714Xを使っていた末期ガン患者（乳ガン）のラングレ夫人が亡くなった。彼女は病院での治療を頑なに拒み、自らの意志で714Xを選んだものの亡くなってしまったのである。ラングレ夫人のこの死に対して、医師会は彼女の夫を煽動して供述書を書かせ、それに署名させてネサーンを告訴させた。そして1984年12月、ついにネサーンの自宅と研究室に捜査が入る。捜査の狙いは供述書を裏づける資料を見つけ出すことだったが、いくら捜査してもネサーンを有罪にできるものなど何一つ発見できなかった。

にもかかわらず翌85年に、ネサーンはいくつかの訴因で起訴される。もしも裁判で有罪になれば、ネサーンには終身刑の運命が待っていた。『完全なる治癒』でそのくだりを読んだとき、ぼくはそこに、ネサーンを牢獄に追いやろうとする不気味な力の存在を感じざるをえなかった。確かに、ネサーンを死ぬまで牢獄に幽閉してしまえば、安眠できる者たちもいるのだろう。それに、いざ有罪を宣告してしまえば、ネサーンに「ペテン師・インチキ療法」という汚れたレッテルを貼り付けて、社会的信用を失墜させることができるのだ。

こうしてネサーンは、人生最大のピンチに立たされた。ケベック州の法組織全体が、ネサーンを終身刑に追いやろうと強力に機能し始めたからである。

シェルブルックは、ネサーンが静かにひっそり研究したいと願ってやってきた街だった。なのにその街の裁判所で、ネサーンはなんと終身刑に追いやられようとしていた。1985年に起訴されたネサーンは、その4年後の1989年5月、ついに逮捕される。その日ネサーンは外出していたのだったが、帰宅したら庭に大勢の報道陣が詰めかけていて仰天させられた。これは州警察がマスメディアに情報をリークしていたからだった。まもなく警察の車が到着し、ネサーンが逮捕されるその瞬間には、テレビカメラが一斉に回され、カメラのフラッシュが炸裂した。

こうしてネサーンはシェルブルック刑務所に連行され、予審が始まるまで独房に拘留される。そしてその数ヶ月後に、ラングレ夫人の死をめぐる「ネサーン裁判」が開始された。

有罪に追い込む当時の空気

モントリオールからシェルブルックまでのその道程、ぼくは「ガストン・ネサーンがたどった逃避行の悲運」に思いをめぐらした。そしてシェルブルックに着いてからは、この街で開かれた「ネサーンの法廷闘争」に密かに思いを馳せた。そんなわけで本当は、ネサーン裁判の舞台となったシェルブルック裁判所や刑務所に足を伸ばしてみたいとも思ったが、そんな時間的余裕はなかったし、過去に思いを馳せるよりは未来の希望に意識を向けたいと思った。

それはともかく、いまやってきたこの街で、ほぼ20年前のちょうどこの季節に、あの歴史的な裁判があったのだ。そう思うと、どこか武者震いするような感動に襲われ、と同時に、間もなく会えるガストン・ネサーンがぐんと身近に感じられてきた。

そう、ガストン・ネサーンは、いま、ホテルからすぐ近くの自宅にいる。すなわち、あの裁判で見事に勝ったのだ。無実の罪で強引に起訴されたのだから勝って当たり前だが、20年前当時の空気を考えると、ネサーンに有罪が宣告されても不思議ではなかった。検察は裁判の冒頭陳述で「ネサーンの犯罪」を極端に単純化して陪審員の感情に訴え、マスメディアもまた企図されたそのシナリオに忠実に、ネサーンを有罪に追い込む報道を繰り返していたからである。

また「ネサーン逮捕」が一斉に報道された一週間後、カナダ厚生省（HWC）は「ガンの偽

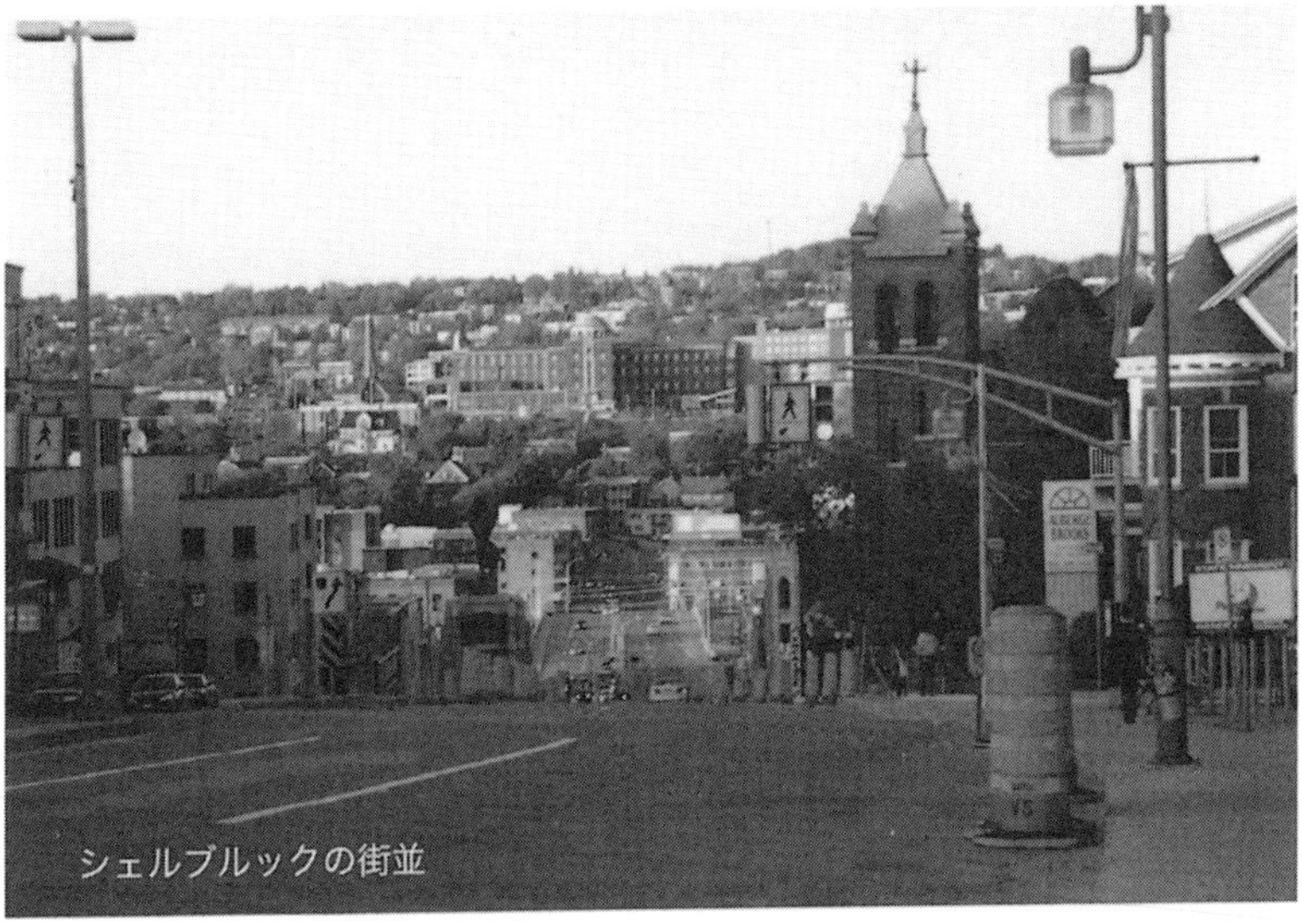
シェルブルックの街並

治療薬７１４Ｘに関する警告」なる広報を発行し、その中で「この製剤を入手した方は使用せず、直ちに処分するように」と市民に警告を発している。さらにその広報は「７１４Ｘにはガンの治療薬としての科学的根拠は全くなく、有効性も認められない。当局はこの製剤の不当な販売と流通に関する調査を実施中。７１４Ｘを使用した方はすぐに適切な治療を受けるべし」と、厚生省が大々的に告知していた。

これは、まもなく裁判が始まろうとしていたときのことだ。ことの真偽は裁判で判断されるべきなのに、カナダ厚生省は早くも一方的に結論（ネサーン有罪）を宣言していたのである。

こうして裁判が始まる前からその筋の情報操作によって、ガストン・ネサーンには「有罪」という網がすっぽりかぶされていた。カナダの厚生省が７１４Ｘを「偽治療薬」と断定し、「治療薬としての科学的根拠が全くなく、有効性も認められない」「使用せずに処分すべし」「714Xを使用した人はすぐに適切な治療（つまりガンの3大療法）を受けるべし」と警告していたのだから、厚生省のこの広報を読んだ多くの市民が、ネサーンを「とんでもないペテン師」と思っても不思議ではなかった。

これに加えて医師会もまた、激しくネサーンを攻撃した。ネサーンが逮捕された後、ケベック医師会が開いた記者会見で、医師会会長のオーギュスタン・ルワは次のように語っている。

彼（ネサーン）の専門知識は全くゼロに等しい。そのうえ彼は、フランスで重大な裁判にかけられ、有罪判決を受けるという重い過去を背負っている。

（ガンが治ったという）証言は、みないかがわしい作り話で、もしそれが本当なら、どうして全世界の病院で使っていないのか。

証言者たちは、騙されやすい愚かな人々にすぎない。彼（ネサーン）の理論も、その治療法も、彼の新生物学もすべてインチキ。714Xもインチキ薬だ。

医師会と厚生省のこの論調を、テレビや新聞などのマスメディアもさらに増幅して報道した。こうした空気が社会を強く支配してしまうと、もはや「ネサーン無罪」の声を挙げることすら難しくなってくる。しかもこの空気は決してカナダ国内だけでなく、広く国外にまで広がった。ちなみにフランスでは、テレビや新聞がネサーン裁判を特集で組み、そこでは「ネサーンがカナダでまた裁判ざたを起こした」と面白おかしくセンセーショナルに報道した。

しかもその「インチキ治療薬 714X」によってガン患者が亡くなり、その裁判が間もなく開かれる。となれば、一般市民はもとより、男性5名、女性6名からなる11名の陪審員たちもまた、最初からネサーンを色眼鏡で見て当然だった。

なのに、ガストン・ネサーンは見事に「無罪」を勝ち取った。いったい何がネサーンを、無罪という晴れやかな地平に引き出してくれたのか。それを一言で言えば「真実の力」である。

「真実」と一言で言っても、抽象的すぎてイメージしにくいかもしれない。実際、この「ネサーンの真実」を語るために、『完全なる治癒』の著者クリストファー・バードは、400ページにも近い紙幅を費やしてこの裁判のドラマを綴っている。その中では「ソマトスコープの真実」が語られ「ソマチッドの真実」が語られ、そしてネサーンという科学者の誠実な人となり、さらに、彼の714Xによって命を救われた大勢の患者たちの「真実の声」が綴られている。しかもそれらは「裁判の場」で力強く証言されたのだ。

その意味でこの「ネサーン裁判」は「有罪か無罪か」を審判する場であったと同時に、「ガンとは何か」「ソマチッドとは？」「なぜ714Xは有効か？」などといった医学的、生物学的な大問題にまで「真実」を追求した歴史的な裁判でもあった。いかに意図的な情報操作による「空気呪縛」が強かろうと、空気は「事実・真実」の前ではもろくも崩れる。その「真実の力」をはっきりと見せてくれたのが、まさにこの「ネサーン裁判」だったのである。

イメージと実像と…

赤いバラの花束の歓迎

『完全なる治癒』をまだ読んでいない読者のために、ネサーンがどのようにガン患者や理解ある医師たちから強く支持され、いかなる法廷闘争を経て勝訴に至ったのか、そのあらましを伝えたい衝動がいまぼくの心の中に渦巻いている。しかし、ここでそれに触れていたら報告書の本論になかなか入れそうもない。とはいえ「ネサーン裁判」の真実に触れずして、今回のセミナーの「真髄」を語ることも難しい。そこで本書では、『完全なる治癒』（クリストファー・バード著、徳間書店刊）などの資料も参考にさせていただいてセミナーの内容を補足しつつ、可能なかぎり正確に、ガストン・ネサーンからのメッセージを伝えたいと思う。そして、法廷でのガン患者たちの証言については章を改めて紹介することにして、「いよいよ明日ネサーンご夫妻に会える！」と胸をふくらませたシェルブルックのホテルでの夜から、「セミナー報告」

を始めてみることにしたい。

ネサーンご夫妻から紹介していただいたホテルは、シェルブルックの街外れに建つごく平凡なホテルだった。到着したのは5月20日の昼過ぎだったように思う。その日は翌日から始まるセミナーに備え、時差ボケを解消することも含めて比較的のんびりとした時間を過ごした。

みんなで街に繰り出して昼食をとり、ホテルに戻ったら、フロントにはネサーン夫人からのメッセージが届いていた。そして部屋に入ってみてびっくり。なんと、それぞれの部屋に、赤いバラの花束やチョコレート、シェルブルックの観光資料等々が届けられていたからである。

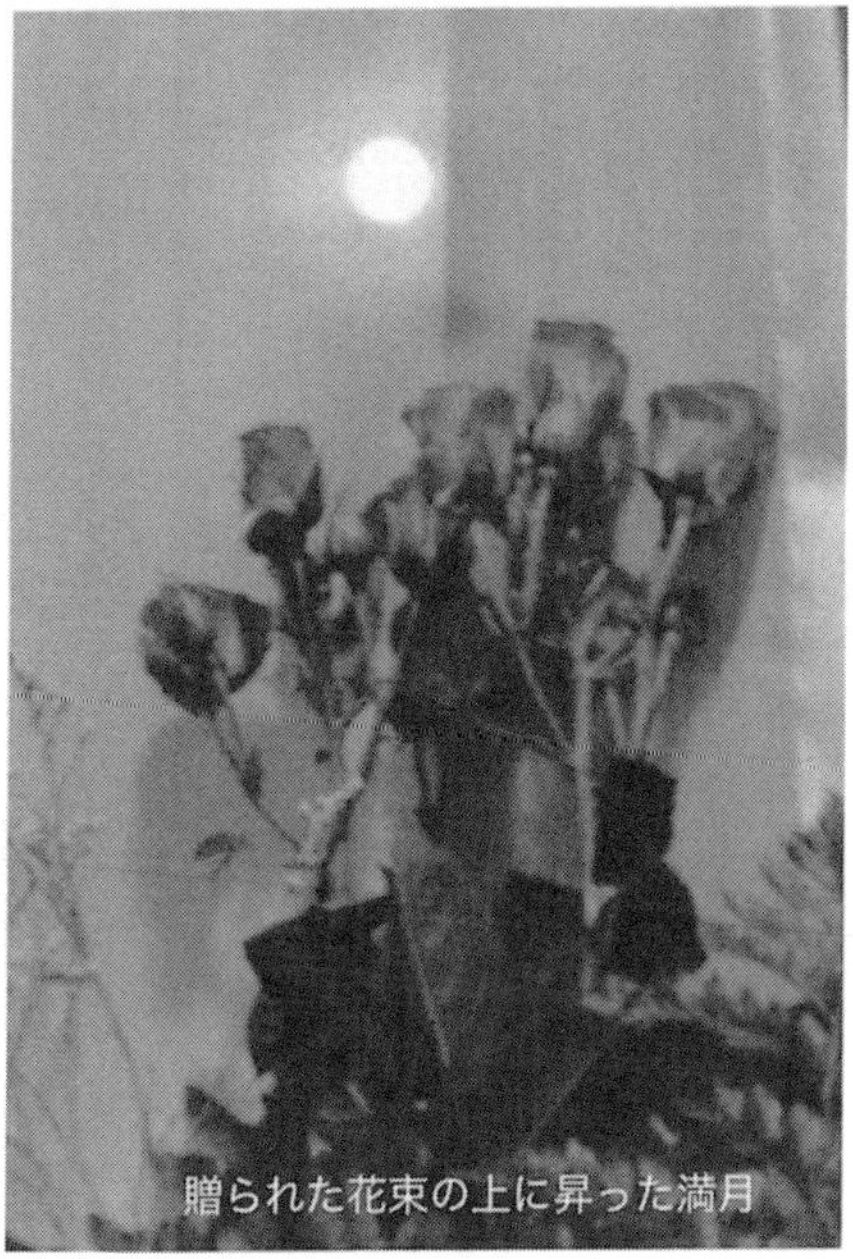
贈られた花束の上に昇った満月

そこにはこころ憎いばかりの優しい気遣いと、熱い歓迎の気持ちが香っていた。その優しさはいったいどこからくるのだろう。84歳を迎えたガストン・ネサーンは、それまでの社会からの迫害や非難、裏切り等々により、人生の多くの日々を苦悩や孤独の中で過ごしてこられたにちがいない。そのような苦難の人生を強いられた者たちは、ともすれば人を疑い、警戒し、心を閉ざすことになりがちなのに、深紅のバラの花束は、そんなぼくの思いを瞬時に溶かし去るものだった。

ある意味で、セミナーは感動のこの瞬間から始まっていた。さり気なくベッドに置かれていた深紅のバラの花束に込められていた気遣いが、翌日から始まった三日間のセミナーにも同じように満ちあふれていたからである。

そして翌21日の朝、ネサーン夫人は自らワゴン車を運転し、ホテルまで出迎えにきてくれた。初めての対面、素晴らしい笑顔、いきなりのハグ…。しかしそれは決して不自然なものではなく、まるで懐かしい友と再会したときのごとく交わされて、私たち一行は談笑しながらネサーンご夫妻が住むロックフォーレストへと車で走った。

うれしい「勘違い」

ネサーン夫人の話を聞きながら走ったからであろうか、ホテルから10分足らずで、あっという間にご自宅と研究室のある敷地の入口に到着した。まず目に止まったのは、鮮明に「ガストン・ネサーン」の名が記された白いメールボックス。その向こうには、広い緑の芝生と、新芽が芽吹いたばか

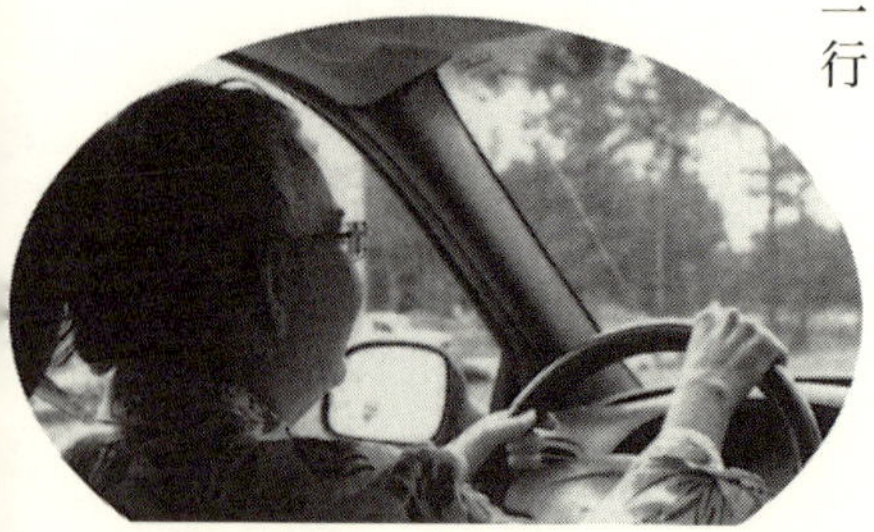

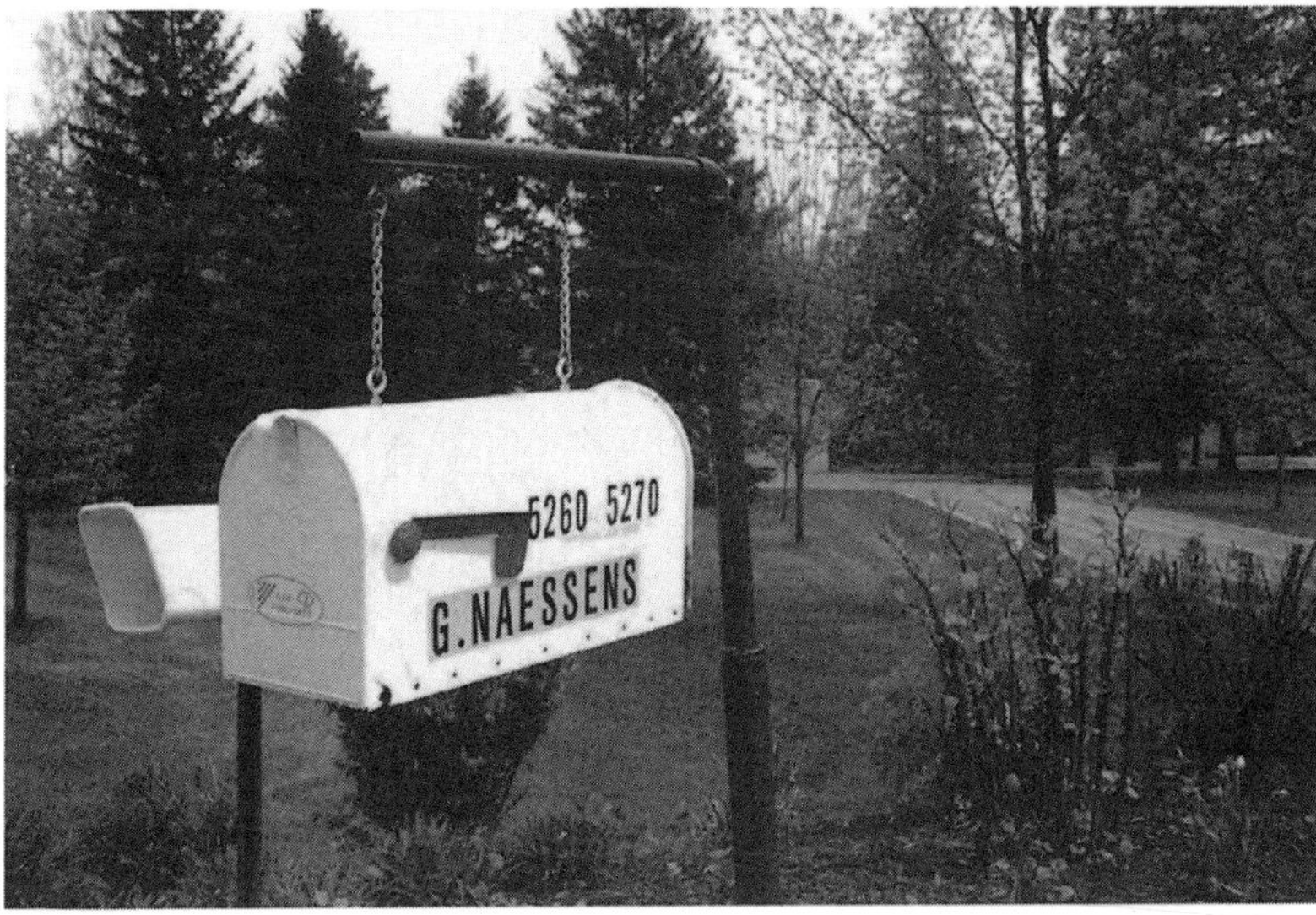

りの並木、そして白い瀟洒な建物が建っていた。
もしぼくが『完全なる治癒』を読んでいなかったとしたら、たぶんその光景に「深い感慨」を覚えることもなかったにちがいない。ただ単に「素晴らしい！」と感嘆しただけだっただろう。だが、その素晴らしい光景を目にしたとき、ぼくはそれまでに描いてきた「ネサーンイメージ」が全く違っていたことに気づかされた。そして自らのとんでもない勘違いに深く恥じ入った。というのも、ネサーンは裁判で無罪を勝ち取ったものの、その後も医師会やマスメディアの攻撃にさらされ続けて、ソマチッドの真実も714Xも社会に浮上することがなかったから、きっとネサーンは傷心のあまり、田舎に身を隠してひっそり「その後」を生きてきたにちがいないと思い込んでいたからである。
それだけに、いきなり目の前に広がっているその素晴らしい光景を目にしたとき、それがぼくの抱いていたイメージとは全く違っていたことに驚かされた。そして心からうれしく思った。

なぜなら、その光景がそのまま正直に「その後のネサーン」を物語ってくれていたからだった。すなわち、714Xはその後も着実に世界各地で使い続けられ、効果を出して評価されているからこそ、目の前のこの素晴らしい光景もありえたのだ。ネサーンは決して孤独でもなければ、貧しくもない。目の前に広がるその光景は、世界中にネサーンを支えてくれている大勢のユーザーたちがいることを物語っていた。そこには豊かさと優雅さがあふれ出ていた。

これは非常にうれしい誤算だった。ということは、714Xに期待してもよいということだろう。それにしても勝訴の後、なおもあれだけひどい中傷に遭いながら、よくぞここまでやってこられたものだ。その思いが深い感慨を呼び、ぼくの心を熱くした。セミナーはまだ始まっていなかったが、敷地の入口のその光景を見ただけで、ぼくにはなんとなくすべてが納得できてしまったような気がした。

「勝訴」の直後反撃に遭う

ぼくがとんでもない勘違いをしていたのには、それなりの理由があった。ネサーンは裁判で無罪を勝ち取りながらも、その後も激しい攻撃にさらされて、決して裁判が「めでたしめでたし」にはなっていなかったからである。

ちなみに「無罪判決」が下されたその翌日、新聞には「ネサーン氏無罪」の大きな見出しと「ネサーンは私の命の恩人」という解説記事が掲載されたものの、それといっしょに医師会長の「裁判は不完全」というネサーン攻撃の言葉も同時に紹介された。それを皮切りに、さらに医師会の攻撃が強められていく。しかも医師会は、無罪判決から半年後の1990年6月に、「違法な医療行為」の罪状で続けて新しく3つ目の訴訟を起こした。

もしも「ネサーン裁判」の真実が社会に伝えられていたとしたら、いかに横暴な医師会でさえ、こんな暴挙には出られなかっただろう。しかしケベックのマスメディアは真実を報道せず、だから「ネサーン無罪」のインパクトは弱かった。体制派のジャーナリズムはどこまでも「ネサーンに冷たい報道」に徹し続け、著明な科学評論家たちもそれに与《くみ》した。だからこそケベック医師会の医師たちも、無罪のネサーンに対して再び猛然と反撃を開始することができたのである。医師会からの反撃は、裁判直後に開かれた記者会見の場から猛然と始まり、その模様はテレビでプライムタイムにケベック全地域に放映された。

その中で3人のガン専門医は、テレビカメラと報道陣に向かって次のように宣言した。

ケベック全地域のガン患者に警告したい。ネサーンの製剤には何の効能もない。それはインチキ薬であるばかりか、危険性もある。
714Xには効能を示す証拠が全くないため、ガン患者には使用するべきではない。
たとえ末期のガン患者でも、いかなる事情があっても使用してはならない。

「ネサーン裁判」で真実はすでにはっきり明らかにされたはずなのに、裁判後の社会で再びこのごとくねじ曲げられてしまった。これでは裁判に勝った意味が全くない。このように、医学界は裁判の判決を完全に無視して、再びネサーン攻撃を強化していったのである。

裁判が始まる前、一方的に「ガンの偽治療薬714Xに関する警告」を広報したカナダ厚生省もまた、裁判でそれが間違いであったことが明らかになったにもかかわらず、全く何の謝罪もせず、責任をとることもなかった。ネサーンに向けられた疑惑のすべてが裁判を通して否定されたのに、社会の空気は何も変わらなかったのだ。その責任はマスメディアに重くあり、体制派のメディアは相変わらず医師会や医療業界の見解を公然と擁護し続けた。そんな空気が支配する社会だっただけに、ネサーンは裁判で見事無罪を勝ち取りはしたものの、晴れやかに社会にデビューすることを許されなかったのである。

『完全なる治癒』を通して裁判後の空気を知ったぼくは、だからこそネサーンは、そんな社会のひどい仕打ちに打ちひしがれて、ひっそりと孤独な気持ちで生きてきたのだろうと思っていた。しかしその勝手な想像は、実際にネサーンの敷地に入って見事に打ち砕かれた。それは実にうれしい思い込み違いだった。目の前に広がっていた素晴らしいその光景が、裁判後の20年の真相をそのまま物語ってくれていたからである。

ついにガストン・ネサーンに会う！

白いメールボックスが置かれた入口から敷地内に入ると、その向こうに白い瀟洒な建物が建っていた。建物の背後には、ゆったりと流れるマゴグ川…。川面のさざ波が陽春の光を浴びて踊っていた。白い建物の中に入ると、そこには明るく清潔な空間が広がり、窓辺には飲み物や果物、デザート等々が贅沢なくらいに並べられていた。そしてこの空間も「大歓迎」のメッセージを発していた。

そしてついにガストン・ネサーンその人に、ここで初めて会うことができた。すらりと背が高く、がっしりとしたその体格からは、どこか孤高な精神が伝わってくる。にもかかわらず、少年のようなピュアな眼差しと身のこなしの優しさに、紳士の気品高い香りが漂っている。

そんな人柄にもし実際に接するならば、医師会やメディアが盛んに書き立ててきた「詐欺師、インチキ野郎、ペテン師」等々のレッテルなど一気に溶解してしまうであろう。本を通して想像はしていたものの、ガストン・ネサーンはまさに慈愛あふれる人だった。

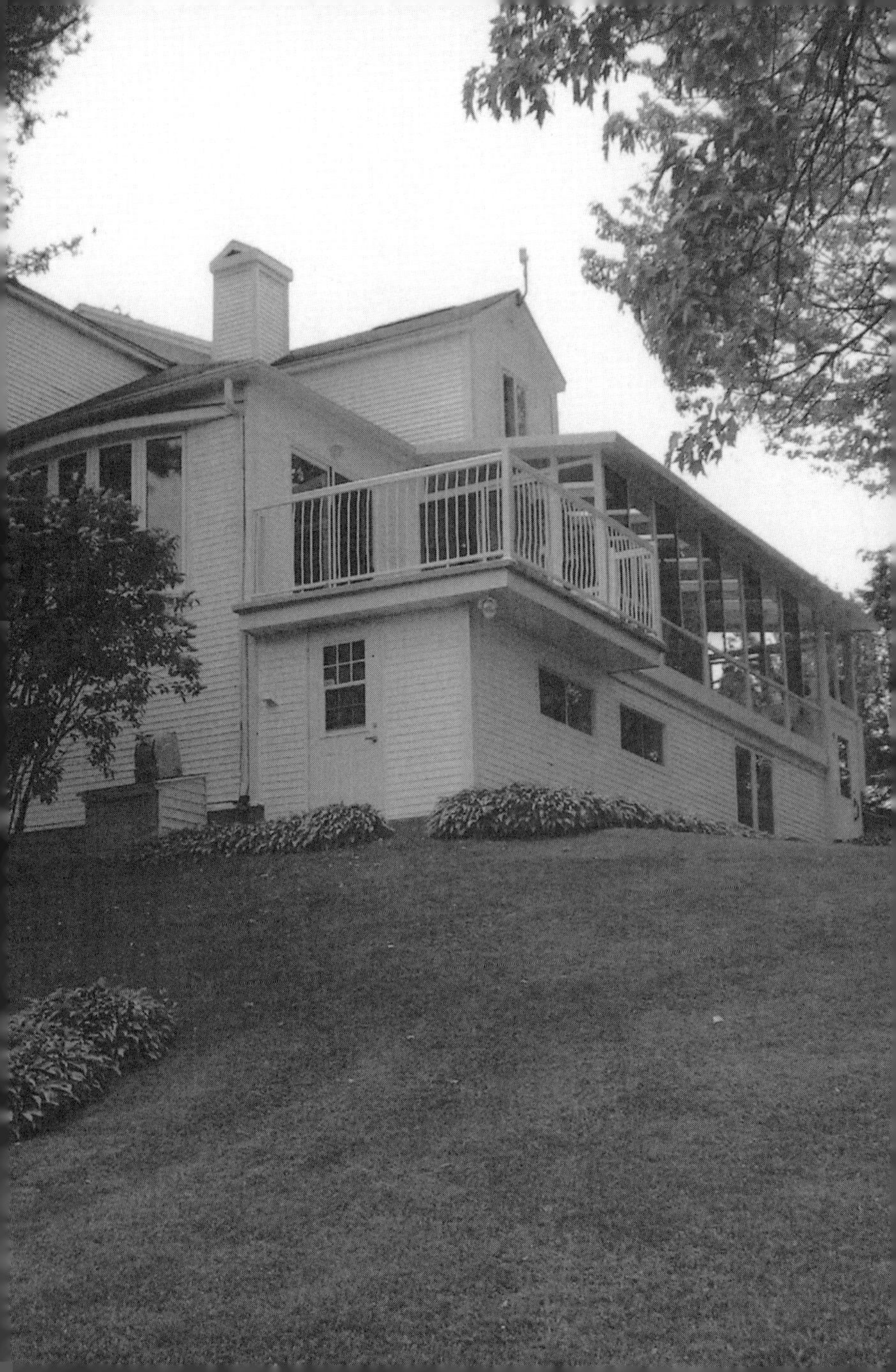

第2章　ガストン・ネサーンの偉業

初めにソマトスコープありき

三日間のセミナー始まる

5月21日午前10時、ネサーンご夫妻によるセミナーが始まった。場所は白い建物の地下一階。地階とはいえ傾斜地に建つ建物のため、セミナー室のテラスの下には緑の庭が川岸まで広がり、その向こうにマゴグ川の波が遊んでいる。川辺に続くプロムナードの一角には、東屋風のしゃれた憩い場。そんなくつろぎ感と陽春の自然の気に包まれて、三日間のセミナーが開始されたのであった。

部屋の中央に据えられた大きなテーブルの上には、セミナー資料がびっしりバインダーに綴

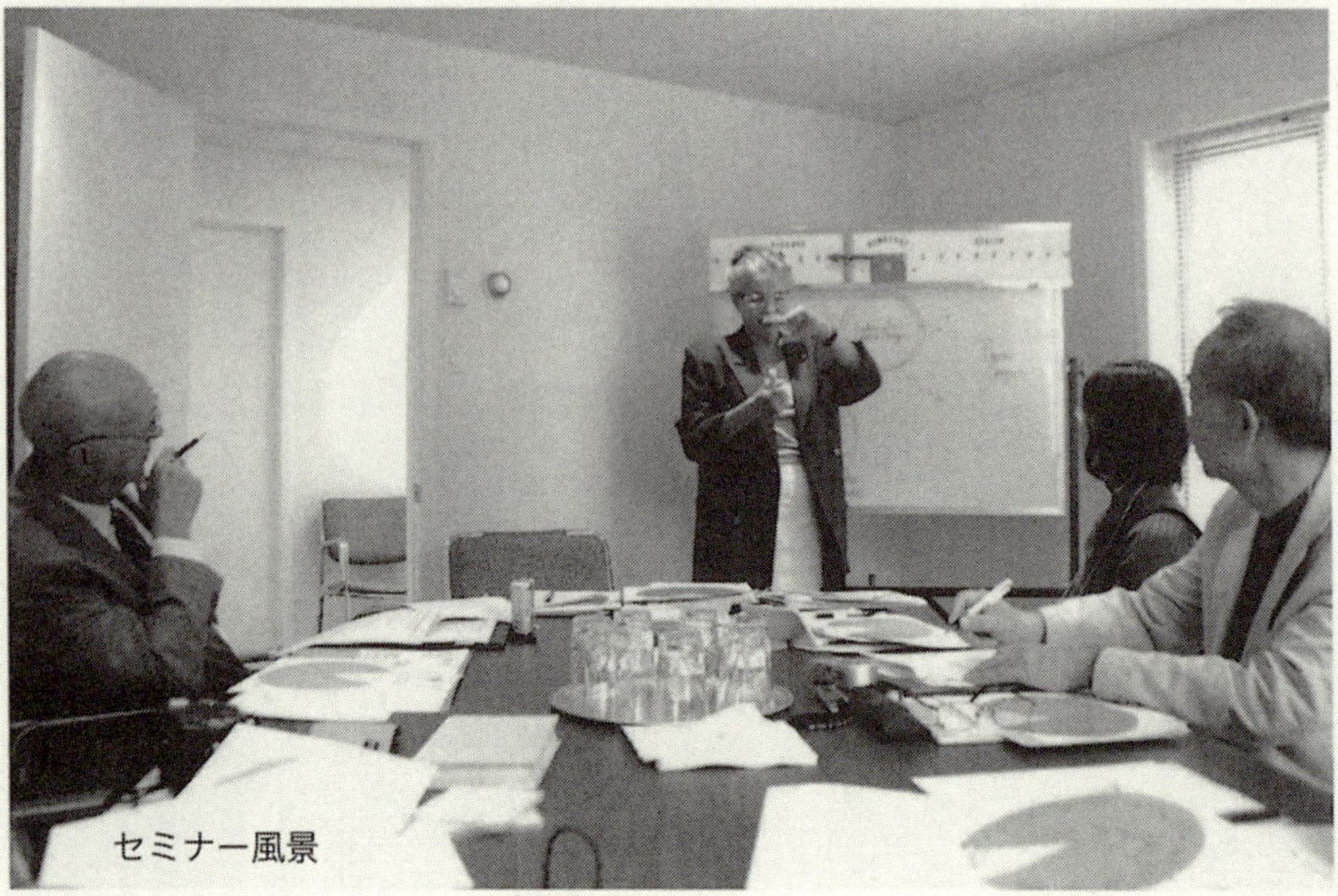
セミナー風景

られ、新しいノート、ペンなども添えられて置かれていた。まさに至れり尽くせりの歓迎モード。その徹底ぶりにはもう「参った！」と思うしかなかった。

私たちが席に着くと、ネサーン夫人がホワイトボードを背に立ち、改めて歓迎の言葉が述べられた。ネサーン氏はと言えば、ホワイトボードの横に座り、黙っていっしょに夫人の話に耳を傾けている。ただ、大切なポイントではもの静かな口調で言葉を添え、私たちの理解に助け舟を出す。それが三日間の基本的なセミナースタイルだった。

さて、いったい、三日間のセミナーで何が語られたのか。その内容に関してはドクター萩原と妻陽子が綴った第7章「セミナーに参加して」にも目を通していただきたい。そこにはセミナーの重要ポイントが要領を得て簡潔にまとめられているからである。

ということで、ぼくとしてはセミナーで語られた話の内容を、諸々の資料を使って裏付けながら補足してみたい。

東洋医学を学んだネサーン夫人

ネサーン夫人がまず最初に語ったことは、「ネサーンはドクターではなく、生物学者」ということだった。あえてこのように念押しをしたのは、たぶんドクターと呼ばれることを苦々しく思っていたからであろう。

ネサーン自身は自らドクターを名乗ったり、ドクターと呼ばせたことは一度もなく、ドクターと呼ばれたときには必ず否定してきたが、裁判では根も葉もないドクター論争（ネサーンは医師ではないのに、患者にドクターと呼ばせたという主張）が仕掛けられた。だからこそセミナーの始まりに、ネサーン夫人はこのことを強調したにちがいない。

たしかにネサーンに正式なドクターの資格はなかったが、フランスのリール大学で物理、化学、生物学を学んだ後、ネサーンはフランス国民科学協会で医学の集中的な教育を受けた。フランスがナチスの占領下に置かれていた時代のことである。そのときに手続きさえすれば卒業証書と医師免許を得ることができたのだったが、ネサーンは戦後の混乱のなかでその手続きを怠ったがゆえ、その後の人生で違法な医療行為の責任を問われることになったのである。

その意味で、ネサーンに医師の資格はなかったものの、医学に関する知識や見識、また医師としての実質的な力は十分にあった。だがネサーンは、医師としてよりも生物学者として生きることに魅力を感じ、ひたすら研究に没頭してきたのである。

ネサーン夫人はセミナーの初めに、「ネサーンはドクターではなく生物学者」ということを強調した上で、「実は私も…」と自らの経歴を語った。なんとネサーン夫人は生物学だけでなく、東洋医学にも関心を抱いてモントリオールで鍼灸の理論と技術も学んでいたのである。それはまさに驚きだった。そして「だからこそ、ソマチッド理論をすんなりと受け容れることができた」と、次のように述懐した。

> ソマチッドを理解するには、東洋医学的な理解が必要です。
> ネサーンのソマチッド理論は精神的なものと身体的なものとの融合ですから、東洋医学を学んだ私は、とても自然にネサーンの理論を受け入れることができました。

ネサーンのソマチッド理論は、精神的なものと身体的なものとの融合である。ここにソマチッド理論の真髄がある。しかし現代医学では、生命や病理に対して肉体的・物質的なアプローチしかしない。つまり両者の間には決定的な壁がある。そしてそのことが、ガストン・ネサーンに悲運を強いることにもなった。

『完全なる治癒』がカナダで出版されたとき、出版を讃えるメッセージが多くの医師や研究者たちから寄せられた。その一人、モントリオールのギレーヌ・ランクロット医学博士は、ソマチッドに関して次のようにメッセージしている。

> ネサーンのソマチッドは、今世紀最大の発見である。
>
> ソマチッドは生命の基盤であり、物質的身体とエネルギー身体、肉体とたましいをつなぐものである。
>
> ソマチッド理論は生物学と医学の未来であり、ただちに子どもたちに教えるべきだ。
>
> ソマチッドによって医学は魅力ある人間的なものとなり、分りやすく、入手しやすい、経済的なものになる。それによって、医師も患者も健康保険も利益を受けることになる。

肉体と魂をつなぐソマチッド

ソマチッドは「肉体とたましいをつなぐもの」とランクロット博士が言うごとく、それは物質でありながらスピリチュアルな領域にも関わっていて、まさにネサーン夫人が言う「精神的なものと身体的なものとの融合」なのである。

いのちの営みの謎に対して物質的なアプローチしかしない現代医学は「精神的なものと身体的なものとの融合」などと言えば一笑に伏してしまうだろうが、しかしネサーンはその事実をソマトスコープでまぎれもなく観察した。ネサーンが発見したソマチッドは、精神的なものや生体環境にデリケートに反応して次々と変化していくのである。

「ネサーンは生物学者。私は生物学と東洋医学を学んだ」というネサーン夫人は、続けて「真実はとてもシンプルなもの」と語った。現代医学は生命の営みを物質的、化学的に分析することによって非常に難しく複雑にしてしまったが、真実は非常にシンプルであり、それはソマチッドでも同じと言う。

この言葉が意味するものは、メンタルなものが身体に影響し、スピリチュアルなものが感情や意識、肉体に影響を与えて健康状態を左右するということだろう。セミナーの冒頭でネサーン夫人がいきなりこう言ったわけではなかったが、三日間のセミナーは、ソマチッドを顕微鏡観察すれば、その「シンプルな事実」が明快に理解できるということで一貫されていた。


ソマチッド理論を説明するに当たり、精神的なことを常に頭においてお話ししていきたいと思います。ソマチッドはスピリチュアルなもの、精神的なものによって大きく影響されており、それが私たちの健康と深い関わりをもっているからです。千島学説もまた、精神的なセオリーを内包しているのではないでしょうか。

21世紀最初のセミナーに参加

ネサーン夫人はいきなり「千島学説」という言葉を口にした。それまでのメールのやりとりでぼくが千島学説のことを簡単に紹介し、また『千島生命医学全集』の『英文論文集』を贈呈したことがネサーン夫人の頭にあったからかもしれなかった。

「真実はシンプルなもの。だからこそ、生命の営みを真摯に観察した千島博士であるならば、きっとそのシンプルな事実が明らかにされているはず」…。ネサーン夫人の言葉からは、そんなニュアンスが伝わってきた。

ネサーン夫人は満面にたえず笑みをたたえ、フランクに、情熱的に話し続けた。ネサーンご夫妻が私たちを心から歓迎してくれているのは「赤いバラの花束」ひとつをみても明らかだった。セミナーが始まったとき、私たちは写真の撮影とビデオ収録をしても差し支えないかと打診したのだったが、そのときも「記念にそれをこちらにも送ってくださいね」という条件の元に最終的に快諾してくれた。そして言った。「私たちが隠すことは何もありません。みなさんといっしょにソマチッドの真実を分ち合いたいと思います」と。

ガストン・ネサーンは基本的に、どんな来訪者に対しても常にオープンだったことが『完全なる治癒』をみてもうかがい知れる。そこにはまるで人を疑うことを知らない純真さ、善良さ、誠実さがあった。だからこそさまざまなワナにはまり、ひどい仕打ちに遭遇せざるをえなかったのかもしれない。ネサーンは来訪者があったときには必ず紳士的に歓待して、丁寧にソマチッドのことを語り、かつ希望する者に対してはソマトスコープを覗かせてくれた。そこには「来る者は拒まず」の基本姿勢が貫かれていた。

しかし仕掛けられた裁判で見事「無罪」を勝ち取り、翌1990年には大勢の訪問者を迎え入れたネサーンも、その後徐々に「人断ち」をして新たな研究に没頭していくようになったらしい。そこには、新たな研究成果と新しいステージ基盤を整え、その上で21世紀に飛躍しようとする意欲が現れているようでもあった。

ネサーン夫人は私たちとの初対面の場で、次のように語った。

みなさんは21世紀初めてのセミナー参加者なんですよ。ようやくセミナーが開催できる状況になりましたので、まずあなた方に来ていただきました。

21世紀最初のセミナーに日本からみなさんをお呼びできたことは、決して偶然ではありません。しばらく途絶えていたセミナーに、このようにはるばる日本からご参加いただいたこと、とても嬉しく思っています。

21世紀に初めて開催されたセミナーに、私たちが第一号として参加できたことを心から嬉しく思った。と同時に、裁判後二十年近くも沈黙を保ってきたことを知り、「なぜ？」と思った。

この疑問に関しては後で改めて書くとして、ネサーン夫人は21世紀初めてのこのセミナーで、まずソマトスコープの説明と、それによって発見されたソマチッドのことについて語り始めた。

画期的顕微鏡「ソマトスコープ」

ソマトスコープを、午後からぜひみなさんにも見ていただきたいと思います。

ソマトスコープは、電子顕微鏡とは全く違うものです。

電子顕微鏡は拡大率や分解能において確かに素晴らしいものですが、しかしそれは死んだ血液や細胞しか観ることができません。

これに対してソマトスコープの優れた点は、生きた新鮮な血液や細胞などのディテールが、とてもリアルに観察できることです。また分解能でも従来の光学顕微鏡に比べ非常に優れていて、その分解能は150オングストロームです。

普通の光学顕微鏡では一般に2000倍くらい、つまりナノ単位までしか観ることができませんが、ソマトスコープの解像度は3万倍で、オングストロームのレベルのものを生きたまま観察することができるのです。

電子顕微鏡の優れた点は、なんといってもその分解能にある。電子顕微鏡では観察したい対象に対して、光ではなく光の代わりに電子（電子線）をあてて拡大するために、透過型電子顕微鏡の場合、理論的には0・3ナノメートル、つまり3オングストロームの微細な対象を観察することが可能なのだ。だがこれはあくまでも理論値で、実際には、電子顕微鏡の分解能は約30〜50オングストローム、倍率は40万倍程度と言われている。これに対して光学顕微鏡では倍率約2000倍、分解能100ナノメートルが理論的な限界値とされている。

顕微鏡観察にとって大事なことは決して倍率ではなく、あくまでも分解能である。分解能とは2つの点が2つの点として分離して観察される最短の距離のことで、分解能が低ければ対象物を細部まで観察することができない。その点分解能に優れた電子顕微鏡は、非常に微細なものが観察でき、光学顕微鏡ではぼやけてよく見えないウイルスや、さらに原子レベルのものまでリアルに観ることができるのだ。

しかし電子顕微鏡で観察できるのは、あくまでも死んだウイルスや細胞であり、要するに、小さなものの「かたちや構造」は観察できても、「いのちの営み」は観察できない。これが電子顕微鏡の決定的な問題点、致命的な欠陥とされている。

ちなみに電子顕微鏡には透過電顕と走査電顕の2種類とがあり、透過電顕の場合は薄い標本（70nm：ナノメートル）に電子線を照射して切り出した材料を、防腐処理（薬品処理）し固定して観察する。また走査電顕では、薄い標本（70nm）に電子線を照射して固定した後で、さらに十分に乾燥させ、蒸着機という装置に入れて試料表面に金の薄い皮膜を被せた上で観察する。しかも安定した電子線を保つために、いずれも顕微鏡内は真空に保たれていなければならない。このような人工的処理や観察環境が不可欠な電子顕微鏡では、当然なことながら「生きた対象物を生きたまま観察」することなどできないのだ。

ガストン・ネサーンが開発したソマトスコープは、3万倍の倍率を誇り、約150オングストロームの分解能を持つ。これは電子顕微鏡の倍率や分解能と比べれば数値は劣るものの、電子顕微鏡では生きたものがそのまま観察できないのに対して、ソマトスコープは微小な生体を生きたままリアルに観察することができるのだ。そしてこれがソマトスコープの、電子顕微鏡にはない決定的な強みとなっている。

ソマトスコープを発明した天才

ネサーンが、画期的なこのソマトスコープの開発に着手したのは若干21歳のときだった。フランスのリール大学で物理と化学と生物学を学び、その後疎開先の南フランスで「フランス国民科学協会」の教授たちから集中的な教育を受けたネサーンは、顕微鏡で観る生命の神秘の宇宙にたちまち引き込まれた。しかしネサーンが不思議なものを見つけて先生に質問しても、「そんなものは何でもない」と実にそっけない。そう突き放されればされるほど、ネサーンは顕微鏡で観たものを知りたくなった。だが質問をすれば先生の気分を害し「変な質問をするな！」と冷たい態度で一蹴されてしまう。そんなことから、「そうだ、独力でもっと良く観える顕微鏡を開発してみよう！」と思い立ったのであった。

幸いなことに、ガストン・ネサーンは銀行家の末っ子だったから、経済的には恵まれていた。銀行家の父はネサーン11歳のときに他界してしまったが、そのぶん母が可愛がってくれたのだろう。幼少時代から発明の才能を発揮し始めたネサーンを母は心から支援した。そんな家庭環境に恵まれたこともあって、ネサーンは5歳で時計のぜんまいを利用した自動車に似た乗り物を作り、その数年後には手作りのオートバイ、さらには小型飛行機まで作ってしまった。ネサーンは自らの頭で考えて新しく何かを作り出す才に、幼少のころからずば抜けていたのである。

そんなネサーンは、大学で正規の教育を受けて研究するよりは、独力で自由に研究活動を続けていきたいと思った。その願いを、経済的に余裕のあった母がサポートしてくれた。こうしてネサーンは自宅の中に、その後の実験研究に必要なすべての設備を整えたのである。

分解能に優れた顕微鏡を開発したいと思ったネサーンが、その開発に本格的に着手したのは21歳のときのことである。そしてその開発に側面から手を貸してくれたのは、ドイツの有名な光学機械メーカー「ライツ社」でかつて腕を鳴らしたことのある熟練工たちだった。その結果、やがて画期的な顕微鏡が開発された。その顕微鏡ではソマチッドがはっきりと見えることから、後に「ソマトスコープ」と命名された。

ソマトスコープを覗いてみると、ソマチッドの動きがはっきりと見えます。赤血球や白血球が動いたりくっついたり、どんなふうに活動しているかもよく分かります。

微小ないのちの世界では、たえず相互作用が行われています。生きた粒子や生体の活動の様子、すなわち「いのちの営み」を非常にリアルに観察することができるのです。

ネサーン夫人はそう語り、午後からは私たちにもそのソマトスコープを見せてくれるという。ぼく自身、２００６年の春に東京の研究所で何度か顕微鏡で自分のソマチッドを観たのだったが、はたしてソマトスコープでは、それがいったいどんなふうに見えるのだろうか。そう思うと、早くも期待感に胸がふくらんだ。

ソマチッドの生命の営み

ソマチッドの発見

ソマトスコープを手にしたネサーンは、この顕微鏡を通して、やがて細胞よりもはるかに小さな有機体を発見した。そしてそれを「ソマチッド」と名付けた。ソマチッドが意味するものは「ソマタイド＝小体」であり、それは文字どおり、小さな小さな生きた有機体だった。

ネサーンはこの生きた有機体をまず植物の樹液の中に発見したのだったが、さらに動物や人間の血液の中にもソマチッドを発見する。顕微鏡下に見える動く小さな物体は、それまではタンパク質（プロテイン）などのブラウン運動として片付けられていた。実際ソマチッドとプロテインを見分けることは非常に難しいという。だがネサーンはさまざまな実験を経ることによって、ソマチッドだけを取り出す方法を見つけ出した。

その方法を簡単に言えば、観察物を高熱にさらすことだった。プロテインは45度程度で固まって死んでしまうが、ソマチッドは２００度以上の高温下でも平気で活動するからだ。その後ネサーンは、人間の血液からソマチッドだけを取り出して培養することにも成功した。それは研究に着手してから五、六年後のこと。天才的なネサーンは若干20歳代にして、ソマトスコープの開発とソマチッドの発見という二つの快挙を成し遂げたのであった。

血液中からソマチッドを抽出して培養することに成功したネサーンは、やがてそのソマチッドが一定のサイクルをもって変化していくことに気づいた。そう、培養基の中でソマチッドは勝手にどんどん変化していくのである。培養基中でのこのサイクルの発見は1949~51年の研究を通してだったから、ネサーンまだ二十歳代半ばの快挙だった。そしてこのソマチッドサイクルの研究論文を、ネサーンは1961年にパリの科学アカデミーに発表した。

ソマチッドサイクル

ネサーン夫人は私たちに一枚の絵（次ページ）を示しながら、説明を始めた。


これがソマチッドサイクルです。最初は小さくうごめいていたソマチッドが、やがて胞子、二重胞子へと変化し、さらにバクテリア形態、二重バクテリア形態、棒状形態へと次々と変化していきます。

その変化のプロセスを順番に言いますと、棒状形態に続いて二重胞子を持つバクテリア形態、粒状の二重胞子を持つバクテリア形態、球状の細菌形態、それが破裂して酵母形態、子嚢《しのう》胞子形態、子嚢形態、菌糸体形態となり、次々と16のかたちに変わっていく

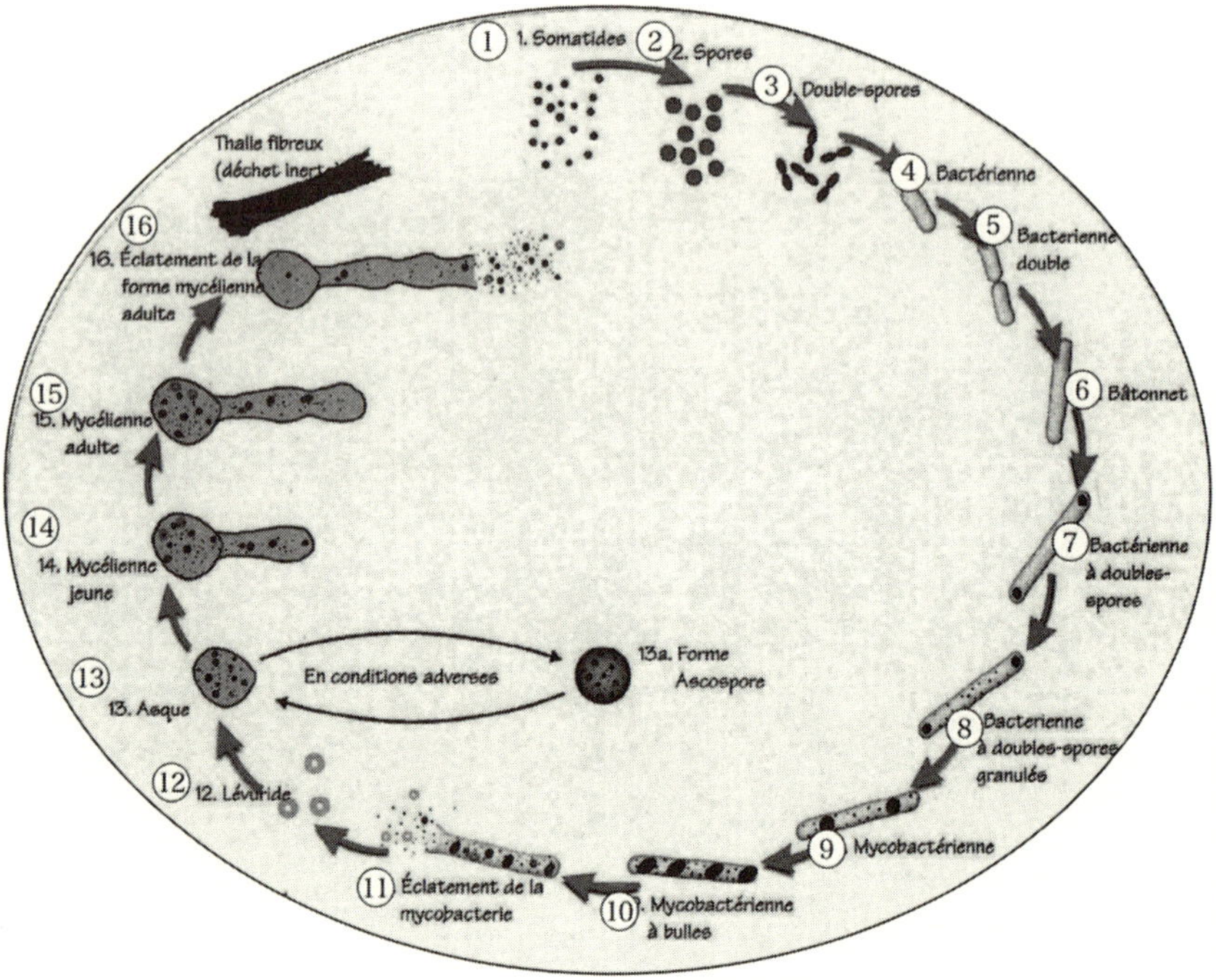

ソマチッドサイクル（変化の16段階）

① ソマチッド

② 胞子

③ 二重胞子

④ バクテリア形態

⑤ 二重バクテリア形態

⑥ 棒状形態

⑦ 二重胞子を持つバクテリア形態

⑧ 粒状の二重胞子を持つバクテリア形態

⑨ 球状の細菌形態A

⑩ 球状の細菌形態B

⑪ 破裂

⑫ 酵母形態

⑬ 子嚢胞子形態

⑭ 子嚢形態

⑮ 菌糸体形態

⑯ 菌糸体形態→ソマチッド放出

のです。そして変化の最後の菌糸体形態が壊れると、そこから再び小さなたくさんのソマチッドが生まれ出て、その後に菌糸状のものが繊維状の葉状体に変化して残されます。

以上が16段階のプロセスからなるソマチッドサイクルだが、面白いことに、このサイクルの途上で培養基に変化を加えると「レジスタンス」が起きる。培養基に変化を加えるという意味は、例えば培養基の栄養素をなくしてしまうとか、酸のようなものを注入したり水分を蒸発させてしまうなど、人為的に環境条件を悪化させることである。

すると、ソマチッドは本来の変化のサイクルを中断してレジスタンスを起こす。レジスタンスとはソマチッドが動かずにクリスタルのように変化して固く固まってしまった状態で、それは赤っぽいオレンジ色をした耐性菌糸体形態を示す。この状態をネサーン夫人は「石の中に閉じこもったナノバクテリアのようなもの」と説明する。

ここで大切なことは、ソマチッドは変化の途上でバクテリアのような形態を示すものの、それは決してバクテリアになるということではなく、カタチがバクテリアに似たものに変化するということだ。要するにソマチッドは、バクテリアや棒状、細菌、酵母、子嚢胞子、子嚢、菌糸体等々、次々とさまざまなカタチに変化成長していくが、それはあくまでも同じソマチッドから派生して変形したものにすぎないのだ。

しかも、培養基の環境条件を悪化させると、ソマチッドはレジスタンスを起こして石のように固いものの中に閉じこもってしまう。だが決して死んだわけではなく、培養基の環境条件が悪化し始めると、ソマチッドはその変化をたちまちキャッチして延命策を講じるのだ。そして培養基の環境が再び良くなると、ソマチッドもまた元に戻って変化を続けていく。こうして変化し続けて最後の16段階目（菌糸体形態）に至るや、そこからたくさんのソマチッドを生み出して最初のサイクルに戻っていくのである。

不思議な不死身の生命体

ネサーンはこのソマチッドを見つけたとき、「殺してみよう！」と放射線を当ててみた。するとソマチッドは死ぬどころか、かえって活性化してしまった。環境が悪化するとレジスタンスを起こして生き延び、放射線を当てて殺そうとしてもソマチッドは死なない。ソマチッドはまさに「不死身」の不思議な小さな生命体であった。

ネサーンがソマチッドを殺そうと実験したところによれば、ソマチッドは摂氏200度以上の高熱の中でも決して死なず、普通なら間違いなくどんな生物も殺してしまう5万レムの放射線にも耐えて生き延びる。また、強烈な酸の影響も全く受けず、強力な遠心分離機にかけても無事であり、通常「殺菌」に利用している紫外線を放射してもびくともしない。さらに、ソマチッドサイクル中の菌糸体形態はカタチも性質も菌類に似ているため、ひょっとしたら抗生物質で殺せるかもしれないと考え、大量の抗生物質を投与してみたが全く何の影響も受けずに変化成長し続けた。とにかくどんな方法で殺そうと試みてもソマチッドは平気なのだ。

ソマチッドがいのちを持たない単なる物質なら、それも十分にありえよう。しかしソマチッドは培養基の中にあって次々と変化する。あるときはバクテリア状のものに、あるときは細菌のようなものに、そしてあるときはウイルス状、菌糸体状のものにと…。しかも環境が悪化するとレジスタンスを起こして延命策を講じ、環境が改善されると再び変化のサイクルに戻っていくのだ。

この事実は、ソマチッドが環境の状態を自らキャッチする能力を持っていることを示すものであり、そして環境変化に対する柔軟な適応こそ生命体ならではの営みだ。ということから、ソマチッドが生命体であることに間違いはない。なのに、ソマチッドは不死身にして不滅性を有する不思議な生命体なのである。

ネサーンはソマチッドサイクルを発見したとき、学生時代に顕微鏡で観たものとどこか似ているな!と直感したそうです。そこで知り合いの医師から血液のサンプルを送ってもらって、そのサンプルを観察してみたんですね。

その後ネサーンは問い合わせました。「この血液は健康な人のものか、病気の人のものか」と。そしてこのことから、人体内でのソマチッドの不思議な変化を発見したのです。

人体内の血液中のソマチッド

ソマチッドサイクルについて説明してきたネサーン夫人は、ここから人体内の血液中のソマチッドに関して語り始めた。

誤解がないように言っておきますが、これまでお話ししてきたソマチッドサイクルは、あくまでも培養基の中での変化のサイクルであって、決して人体内でのソマチッドのことではありません。

培養基中のソマチッドサイクルの中で、ソマチッドは次々と16のカタチに変化していきます。ただしこのサイクルが一巡りするのに約90時間の時間を要します。ネサーンは一回の観察に三日以上もの時間をかけ、根気よく何度も何度もソマチッドサイクルを確かめたのです。

培養基中でのソマチッドの変化が、そのまま人体内で起こるわけではない。培養基中でのソマチッドは約90時間の時間をかけ、ほとんど「自動的」に変化してサイクルをたどっていくが、人体内ではそんな変化は起こらない。

医師から血液サンプルを送ってもらったネサーンは、それらをソマトスコープで丹念に観察し、その結果、健康な人と病気の人のソマチッドには大きな違いがあることを発見した。もちろん培養基中で観られたソマチッドのレジスタンスも、人体内では起こらない。ソマチッドは培養基内と人体内とでは全く違った行動をとっていたのである。

健康な人と病気の人のソマチッドの違いに関して、『完全なる治癒』の中で著者のクリストファー・バードは、次のように簡潔に綴っている。

病的状態では全く違った様相が…

何年もの間、顕微鏡観察と実験を入念に続けた結果、ネサーンは次の事実を突き止めた。動物や人間の免疫機構が弱まる、または不安定になると、ソマチッドサイクルの最初の正常な三段階は、さらに十三の段階を経て成長していく。つまりソマチッドサイクルは、全部で十六の異なる形態を持つのである。

ネサーンの顕微鏡で見えたこの十六の形態は、動画と静止画ではっきりと詳細に示されている。ネサーンもベシャン（265ページ参照）と同様に、免疫機構の弱体化はトラウマ（衝撃的体験）が原因であると考えている。トラウマは、いろいろな形態の放射線や化学汚染、事故、ショック、憂鬱など多くのさまざまな原因で起こる。

ネサーンは慢性関節リウマチや多発性硬化症、狼瘡、ガン、そして最新のものではエイズなど、さまざまな変性疾患に苦しむ患者の血液中に見られるソマチッドのサイクルを観察した結果、これらの疾患と十六段階のソマチッドの形態変化には関連があることを突き止めた。この新しい微生物学的現象を説明するビデオカセットが用意されている。

培養基の中でのソマチッドはほぼ自動的に次々とカタチを変えながら変化成長していくが、人体内でのソマチッドは、健康状態と病的状態とで全く違った様相を呈するようになる。ちなみに健康な人の場合、ソマチッドサイクルの最初の3段階までの姿、すなわちソマチッド、胞子、二重胞子しか見ることができず、これ以外のカタチを確認することはできない。ところが病気をもった患者の血液中には、さまざまなカタチに変形・成長したソマチッドを見ることができる。ソマチッドは病的な環境を得て、突如バクテリア形態に変化し始め、その後も次々とソマチッドサイクルをたどっていくのである。

ところでソマチッドは、なぜ突然バクテリア形態に変化するのだろうか。

このことに関してネサーンは、「免疫機構が弱まる、または不安定になったときに…」と説明している。つまりソマチッドは「免疫機構が弱体化した結果」新たなサイクルに進んでいく。ソマチッドを変化・成長させていく原因は「免疫力の低下」にあるのだ。

異常化ソマチッドは病気の証人

このことは、実は非常に重要な問題である。というのも、ネサーンと同じように顕微鏡で「ソマチッドとその成長形態」を観察していながら、ネサーンとは全く違った結論を下している医師や研究者が多々いるからだ。

ちなみにカリフォルニアのサンディエゴでクリニックを開業していたウィーラー医師は、ソマチッドが変形したもの（微生物？）がガンを引き起こす原因だと考えた。またフロリダの病理学者マコンベ博士も、血液中の異常な微生物がガンなどの変性疾患の原因であるとして、イギリスの一流医学雑誌『メディカル・ハイポセシス』の１９９０年1月号に論文を発表した。

ガン患者の血液の中に、例外なく異常な微生物様のものが見えたとしたら、それがガンの原因に違いないと考えてもおかしくはない。しかしネサーンは、それは決してガンなどの病気の原因ではなく、免疫機構が弱体化した結果だとする。

ネサーンはなぜ、このようにはっきりと言い切ることができるのだろうか。

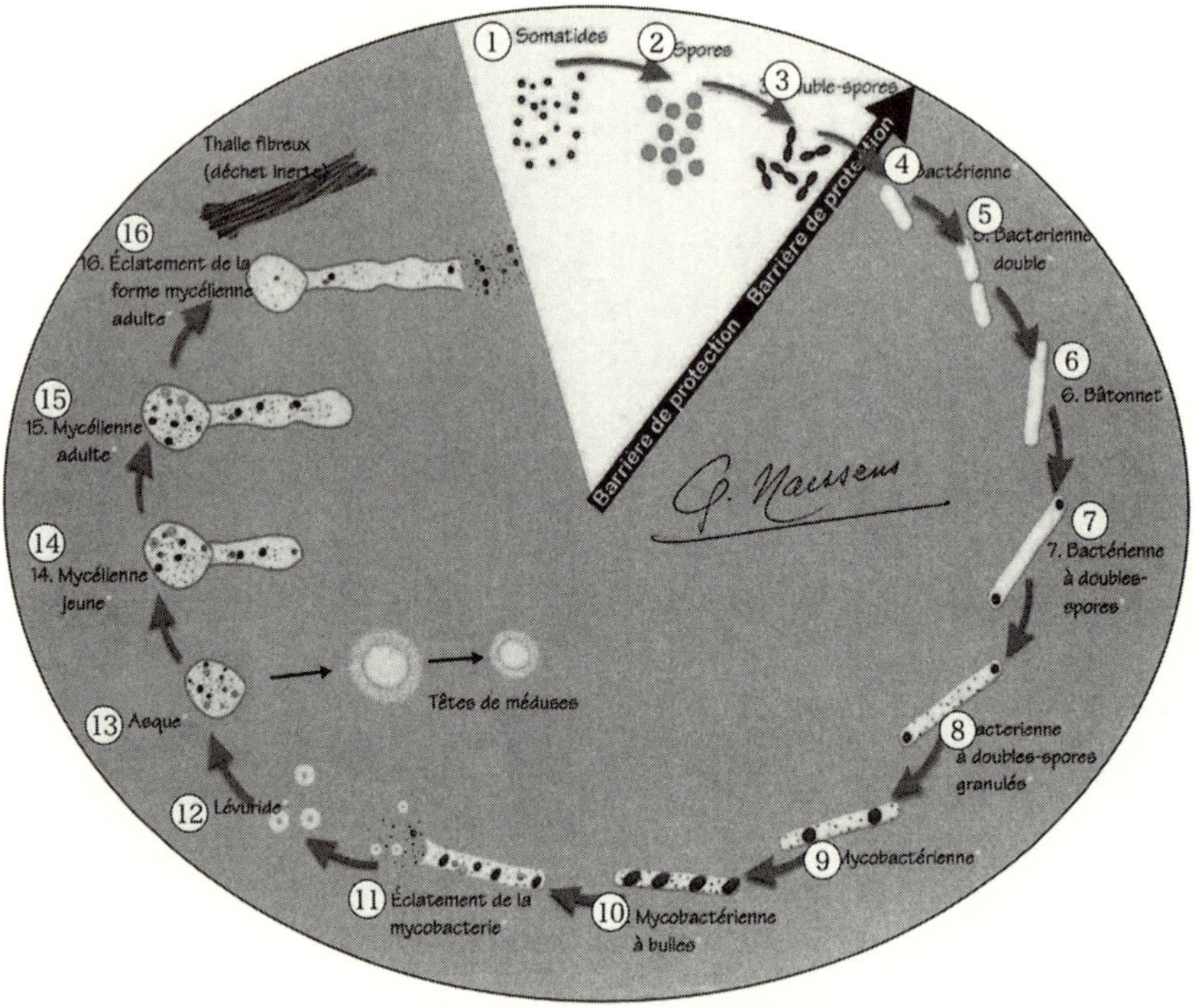

健康状態でのソマチッド

① ソマチッド

② 胞子

③ 二重胞子

病的状態でのソマチッド
プロテクションバリア崩壊

④ バクテリア形態

⑤ 二重バクテリア形態

⑥ 棒状形態

⑦ 二重胞子を持つバクテリア形態

⑧ 粒状の二重胞子を持つバクテリア形態

⑨ 球状の細菌形態A

⑩ 球状の細菌形態B

⑪ 破裂

⑫ 酵母形態

⑬ 子嚢胞子形態

⑭ 子嚢形態

⑮ 菌糸体形態

⑯ 葉状体（繊維状）

それはネサーンが、生体をそのまま観察できるソマトスコープを持っているからであり、かつソマチッドサイクルを発見し、人体内でのソマチッドの生態を丹念に実験観察してきたからだ。健康体である限りソマチッドはサイクルの最初の3段階までしか姿を見せず、免疫機構が壊れ出したときにソマチッドがバクテリア形態に変化する。因果律を調べれば両者の関係は明らかであり、免疫機構の状態がおかしくなったときにのみ、突如ソマチッドがバクテリア様のものに変化していくのだ。

ネサーン夫人は言う。

> ガンなどの病気の患者さんには異常なカタチに変形したソマチッドが必ずみられますが、それが病気の原因なのではなく、それは「病気の証人」です。つまり、免疫機構が弱体化した結果として、ソマチッドが異常に変化・成長していくのです。
>
> 分かりやすく言うならば、例えば赤信号のときに歩道を渡って事故に遭ったとしますね。このときの赤信号は「危険だから渡らないで！」というサインであるわけですが、それを無視して渡ったとしたら事故に遭う確率が高くなります。だからといって「赤信号が事故の原因」とすることはできません。事故が起きるのは、危険だよと赤信号が教えてくれているにもかかわらず、それを無視して渡ることにあるのです。

ネサーン夫人が言いたかったことは、事故や病気の原因は自分の内側にあるということだろう。交通事故の場合は、赤信号が危険を知らせているにもかかわらず「大丈夫だろう」と判断して渡った結果、事故に遭ってしまう。この場合の「判断」は自分自身が下したものであり、とかく判断力が鈍っているときに事故に遭いやすくなる。これと同じように、免疫力が鈍った（弱った）ときにソマチッドが異常なカタチに変形し始め（赤信号の点滅）、それを無視して進んでいくときに病気やガンなどが発症する。その意味でソマチッドが変形していくのは「免疫力の低下」（判断力の鈍化）の結果であり、大事なことは自らの免疫力がそういった状態にあることに気づくこと。このことをネサーン夫人は「赤信号」を例にあげて語ったのであった。

ソマチッドの異常変形が免疫力の低下を教えてくれているとしたら、血液を観察してソマチッドの状態をチェックすることが病気予防や病状判断に役立つことになる。ソマチッドに異変が見られなければ免疫力は正常であり、異変が観察されたならば「要注意！」と判断できるからだ。

ソマチッドは免疫力のバロメーター

ネサーン夫人は言う。

血液を観察して、ソマチッドサイクルの4段階以降のカタチが見えたとしたら、それは免疫機構が弱っていることを物語ってくれています。健康な状態にあるならば、ソマチッドは最初の3形態の姿しか見せないからです。

その意味で、ソマチッドは病気を知る指針のようなものであり、ソマチッドの状態を知ることは「病気を予防的に発見する検診」に役立ちます。ただし、ソマチッドが異常化しているからといって「即、ガン」ということではありません。それは免疫力が下がってきたことを示しているサインにすぎないのです。

ソマチッドは、免疫力の状態を知ることができる大切なバロメーター。というのも、それは免疫機構の状態をそのまま正直に映し出してくれる鏡のようなものだからだ。この事実を因果律で言えば、「因」は免疫力であり、そして「果」がソマチッド。だから、異常化したソマチッド（微生物？）がガンの原因なのではなく、それは免疫機構の状態を示しているにすぎない。しかも免疫機構は身体を健康に保つため、たえず絶妙に働いている。

そして、そのことを明快に示しているのが、先に紹介した図（118ページ）である。

この図で右斜め上に伸びた黒くて太い矢印は、ソマチッドがそこ以上に変化・成長していかないようしっかりとガードしている免疫機構であり、この矢印をガストン・ネサーンは「プロテクション・バリア」と名付けた。それは文字通り「人体の健康を保護・防衛するためのバリア」であり、ガンなどの病気になるのはこのバリアが壊れたり弱まったりするからと言う。それゆえ病気の治癒を図ろうとするならば、再びこのバリアを強化すればよいことになる。

ネサーン夫人は、続いてもう一枚の絵を示して説明を始めた。それは「ガンとは何か?」を、実に分かりやすく説明してくれるものだった。

> 図の上の段は、いまの医学がガンについて説明するものです。ガンはまず身体の一点の局所から始まり（左端）、それが細胞分裂を繰り返すことによってどんどん大きくなっていく。いまの医学ではそのように考えていますから、ガンの治療法としては少しでも早くガンを見つけ出して、切り取ったり殺してしまうことが必要になってくるわけです。
>
> これに対して下の図は、ネサーンのソマチッド理論によるガンの説明です。
>
> ガンは細胞分裂を繰り返して局所からどんどん大きくなっていくのではありません。図のブルーの色の濃さは身体全体の免疫力の状態を表していて、ブルーが濃くなる、つまり免疫機構の損傷が大きくなった結果として、ガンが発生するのだということです。
>
> ですから、ガン細胞を切り取ったり、抗ガン剤で殺したとしても、ガンが治ったとは

ACADÉMIE INTERNATIONALE D'ORTHOBIOLOGIE SOMATIDIENNE
5270, rue Mills, Rock Forest (Québec) J1N 3B6 CANADA
Tél. : (819) 564-7883 Téléc. : (819) 564-4668

LE PROCESSUS DE CANCÉRISATION

A) TEL QUE VU PAR LA SCIENCE CONVENTIONNELLE (le paradigme de la maladie)

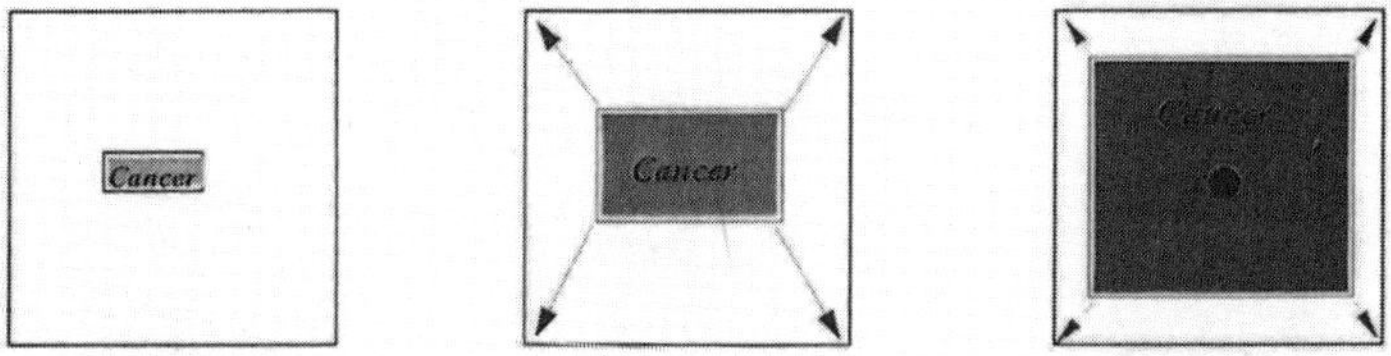

1er épisode 2e épisode 3e épisode

⇒ Ici, le cancer est perçu comme étant une maladie locale qui tend à se répandre dans différents organes.
⇒ Le traitement du cancer est une bataille entre le cancer et les autres organes du corps.

- Un cancer n'est diagnostiqué qu'une fois que les changements cellulaires (et les dommages qui s'ensuivent) sont observables et mesurables par les examens diagnostiques réguliers.

B) TEL QUE VU PAR LES ADHÉRANTS AU PARADIGME DE LA SANTÉ

⇒ Ici, le cancer est défini comme étant une condition générale du corps (affaiblissement du terrain, du milieu) qui tend à se localiser dans des tissus spécifiques.
⇒ Le dépistage de ce processus permet d'intervenir avant que la localisation n'ait lieu.
⇒ La localisation prend place dans les tissus les plus vulnérables (ceci pourrait être matière à de longues discussions).
⇒ Si, pour quelque raison que ce soit, ce processus de localisation est dérangé (par des procédés mécaniques, chimiques ou autres), l'intelligence du corps déclenchera, pour s'adapter, un processus de *localisation plus profonde,* c'est-à-dire des métastases (dans des parties du corps où il est plus difficile d'accéder *ex. : cerveau, os*).
⇒ La métastase est donc la réponse du corps lorsqu'on le dérange dans son effort de localisation d'un cancer. ; la métastase n'est donc pas un fait isolé et indépendant du cancer original.

CONCLUSION

On peut dire qu'il y a victoire du processus de guérison quand les cellules saines ont le contrôle des cellules anarchiques.

AIOS/Orthosom/Cancerprocesf

言えません。身体の免疫力は全く何も改善されていないからです。それどころか、ガン治療でさらに免疫力が低下します。免疫力が低いままなら再びガンが発症してきますし、他のところに現れ出る（転移する）かもしれません。ですから免疫力が低下した結果として現れ出たガンを殺すのではなく、その原因になっている免疫機構を回復させることこそが、ガン治癒の決め手になってくるわけです。

ガンは免疫機構が弱体化した結果

「ガンとは何か？」に対する現代医学とネサーンの見方は決定的に違っている。

現代医学は、「局所にできたガン細胞が原因となって（異常増殖して）死がもたらされる」と考え、一方ネサーンは、「ガンは免疫機構が弱体化した結果」だとする。

実際ネサーンは、ある雑誌記者の質問に対して次のように答えている。

私の理論は、通常療法の理論とは全く違うのです。

通常療法では「ガンとは局所的な疾患が全身化するもの」だと考えていますが、私は「全身的な病気が局所化するもの」だと考えています。

またネサーンは、ネサーンの理論と治療をインチキと決めつける医師会長の痛烈な批判に対し、ラジオのインタビューで次のように話している。

この問題（ガン）の核心は、医学界と私の見解が全く正反対で、互いに意思の疎通ができないことにあるのです。これは次のような重要な事実が原因なのです。

ガンの通常療法はどれも、ガンの腫瘍とガン化した細胞にのみ焦点を当てている。つまり主流派の見解は、医学的に言えば、ガンに侵された体のガン細胞を全部殺すために、細胞を破壊する方法を採らなければならないと考えています。

それに対し私の治療法は、身体の全環境の観察に基づいています。私たちの体は毎日ある量のガン細胞を産出していますが、免疫機構がそれを排除しています。私の714Xは、機能が低下したり自由な活動を阻まれた免疫機構に十分な力を取り戻させ、本来の機能を果たせることができるのです。

もし医学の専門家が私の製剤を無価値だと言うとすれば、彼ら自身の見解からすると、ある程度は道理にかなっているかもしれない。なぜかというと、私の製剤に細胞を破壊する効き目があるかどうかを検査しても、何も見つからないからです。

私の研究は生物学の全く新しい見解だと言いましたが、それを自慢だと受け取らないでいただきたい。私はデリケートな生物のメカニズムを調整する効果的な方法を見つけただけなのです。それ以上の自負は持っていません。

私の研究室は、人々の役に立つようにいつも開放されています。

このように両者はガンに対する考え方において正反対だ。だからこそその治療法もまた違ってくる。通常のガン治療は「腫瘍（ガン細胞）の痕跡が身体からすべて消えて初めてガンが治った」と考えるが、ネサーンは「身体の免疫力を強めて回復させ、腫瘍を無害なものにさえすれば大丈夫」とするのである。

ファーブル博士の証言

１９８９年の「ネサーン裁判」でも、この「考え方の違い」が一つの争点となった。検事側が「ネサーンの７１４Ｘにはガンを殺す効力が全くない、だからそれは明らかにニセ薬だ！」と主張したのに対し、ネサーン側の証人として法廷に立ったフランスの医学博士ミシェル・ファーブルは、ネサーンの考え方と治療法を非常に分かりやすい比喩をもって説明した。そしてそれが問題の核心にメスを入れた。（以下の引用は『完全なる治癒』徳間書店刊より）

体内のガン細胞の発生は、戸外の蚊の大群の発生にたとえられます。通常療法では、手術や放射線、化学療法によって悪性の細胞を破壊しようとしますが、それは殺虫剤を撒いて蚊の大群を追い払おうとするようなもので、あまり効果は期待できません。なぜなら、蚊が繁殖に適した湿地に発生するように、ガン細胞も発育に適した体内環境で発生するからです。

これに対し、ネサーンの治療法は、蚊（ガン細胞）を一つ一つ殺すのではなく、そもそも蚊を発生させる湿地環境そのものを撲滅しようとするものです。慢性疾患は体内の湿地と密接に結びついているからです。

ネサーンは特殊な顕微鏡を発明し、それを用いてソマチッドとその成長する諸形態を発見しました。それは十九世紀のパスツールの数多くの発見よりもはるかに重要だと言えます。ネサーンが発見したものは、まさに生命の物質的・肉体的な基礎となるものにほかならないのです。秘教的または形而上学的な言い方をすれば、それはエーテル体として知られているものであり、肉体の中に完全に浸透しているエーテル体がなければ、肉体は単に不活発な物質にすぎません。つまり魂が離れれば死に至ると同じなのです。

このように証言したファーブル博士は、この裁判でのネサーンの危機に際して、フランスからはるばる大西洋を渡って法廷に駆けつけたのだった。というのもファーブル博士は、絶望的な状態にあった黒色腫の患者がネサーンの714Xによって一年足らずで完治したことを知り、それ以来ソマチッド理論を熱心に学び、ネサーンの偉業を高く評価していたからである。

ファーブル博士はこの証言の他にも、自らが行った714Xによるガン完治の症例を法廷でいくつか証言した。それにしても「蚊の大群の発生と湿地」の比喩によって「ガンと体内環境(免疫機構)」の関係を分かりやすく説明したのは見事だった。

しかもファーブル博士は「パスツール」のことに触れ、さらに「エーテル体」にまで触れた。これらは現代医学におけるタブーであるにもかかわらず、ネサーンのソマチッド理論と治療法を正しく理解するためには、そこまで踏み込んで考えなければならないと示唆するものだった。

プロテクション・バリア

パスツールとエーテル体のことに関しては機会を改めて触れるとして、セミナーの話しに戻ろう。とにかくここでしっかり頭に入れておいていただきたいのは、「培養基中でのソマチッドサイクル」と、「人体内でのソマチッドの生態」のことである。

この2つの絵を比べてみてぼくが興味を抱いたのは、人体内には「プロテクション・バリア」が厳然とあり、これが健全である限りソマチッドはおとなしくサイクルの最初の3つの姿しか表さないが、このバリアが弱体化したり損傷したりしたときに、突如として暴走的に変形・成長していくということだった。

しかもその変化のプロセスは、培養基で見たサイクルどおりに進んでいく。そこには厳然と不可避の秩序（変形の順番）がある。そうした暴走的（自動的）な変形・成長を防止するために、プロテクション・バリアが大きな役割を果たしているのである。

ネサーンは人体内で健康を保とうとして働いているこの絶妙な生命の機能を「プロテクション・バリア」と名付けたが、それこそがずばり「免疫機構」の働きだ。つまり、人体内の免疫機構が弱体化したときにプロテクション・バリアが弱くなり、いざそれが崩れるやソマチッドがどんどん異常なものに変形していくのである。

もっとも人体内でのソマチッドサイクル（変化・成長のステップ）は、年単位という非常に長い時間をかけて進むという。それだけにもしもネサーンが培養基での観察をせず、ただ単に人体内の血液だけを観ていたとしたら、バクテリア形態や細菌形態等々の観察物がソマチッドの変形体であることに気づかなかったかもしれない。目の前で突然二重胞子状（3段階）のソマチッドがバクテリア形態（4段階）に変形する場面になどなかなか出くわせないからである。

だが幸いなことに、ネサーンはまず人体内の血液からソマチッドだけを抽出することに六年をかけて成功し、それを培養基で培養して観察した。すると小さな粒状のソマチッドがやがてバクテリア形態に変化して、さらに違った姿に変形していった。そのステップは全部で16段階。それが約90時間という比較的短い時間内で観察できたのだ。

赤血球を介しソマチッドが誕生

このサイクルがいつも同じ順序で同じように繰り返されることを、ネサーンは丹念に何度も何度も実験をして観察し、そして確認したのです。培養基中の観察では、サイクルの最後の16段階目を迎えると、やがてその菌糸体が壊れて再びそこからソマチッドが生み出されます。そしてまた同じサイクルをたどって変形していくのです。

しかしこれは培養基中でのことであって、人体内ではそうではありません。人体内のソマチッドは、赤血球を介しどんどん生まれてくるのです。つまり、赤血球からゼラチン状の物質が飛び出し、固まって、ソマチッドに変わってゆくわけです。ソマチッドは生命体そのものが自ら生み出しているのです。

ネサーン夫人が語るこの言葉は非常に重要だ。培養基中ではソマチッドサイクルの最終段階で、菌糸体がたくさんのソマチッドを放出するが、人体内では赤血球を介してソマチッドが次々と出現してくるという事実である。

このことを証明する映像をネサーンはビデオに収めている。そのビデオには、血液を洗浄して赤血球の外にあるソマチッドをすべて取り除いた上で血液を熱すると、赤血球の中に液体の状態で潜んでいたソマチッドが具体的なカタチを帯びて姿を現し、そこから次々と16のサイクルをたどっていく様子が記録されているのである。

これはもちろん人体内での現象ではない。そこには人工的な処置が施されている。そもそも血液を熱するということ自体が「生体内の自然な状態」とは異なっている。だからこそソマチッドは次々と姿を変え、短い時間の中で16段階のサイクルをたどっていくのだ。

それにしても驚くべきことは、赤血球を熱するまでは全く姿が見えなかったのに、熱を加えるや、液状に溶けていたソマチッドが具体的なカタチをもって現れ出るということだ。これは決して単なる物質の変化現象ではない。それはまぎれもなく命をもった生体の営みであり、だからこそその後も16段階の姿に次々と変化していく。

もしもこれが単なる論文での発表だったら、「そんなバカな！　そんなことありえない」と笑われ一蹴されて終わりだろうが、ネサーンはその映像をビデオに収録した。赤血球の中からソマチッドが現れ出て、それが胞子状、バクテリア状、棒状、細菌状、酵母状、子嚢胞子状、子嚢状、菌糸体状へとどんどん変化していくさまを記録したのである。

これはまさに驚くべきことだ。こうした現象はいまの生物学や現代医学ではとうてい説明することができない。従来の医学・生物学では信じがたいことに違いないが、これはまぎれもない観察事実なのである（2回目の訪問では、ソマチッドの誕生瞬間映像を見せていただいた）。

精子と卵子とソマチッド

培養基を使っての人工的な環境の中で、ソマチッドは自動的にソマチッドサイクルをたどって次々と変化していく。

このことは、そこに人体のようなプロテクション・バリアがないことを物語っている。人体内ではプロテクション・バリアがしっかりと働き、よほどのことがない限りソマチッドの異常な変化が起こらないように機能しているが、人工的な培養基中ではその機能が働かない。だからソマチッドは自動的にサイクルをたどって変化し続けていくのである。

ただ、人為的に培養基を「ソマチッドにとって異常な危機状態」にしたときにはレジスタンスが起きる。すなわち水分を蒸発させてしまったり、栄養素をなくしたり、強い酸を注いだりすると、ソマチッドは固い殻に閉じこもって緊急避難して生き延びようとする。しかし人体内においてはソマチッドのレジスタンスは全く見られない。というより、生きている人体内ではソマチッドにとっての危機的な環境などありえないのである。

このことに関して、ネサーン夫人は次のように言う。

精子と卵子がくっついて新しい生命が生まれます。動物を使ってこのときの状態をソマトスコープで観察しますと、精子にも卵子にも非常にたくさんのソマチッドがあって、それがくっつくということは、そこにもっともっとたくさんのソマチッドがあふれているということです。すなわち、卵子に生命が宿るその瞬間はソマチッドがいっぱい！。ソマチッドが生命の誕生に大きな役割を果たしてくれているのです。

こうして生まれた生命体は、その後もソマチッドに支えられて成長していきます。

しかしどんな生命体にもやがて死が訪れます。生命体の一生をソマチッドの視点から見たとき、生命体はソマチッドの力によって誕生して成長し、そしてソマチッドを生み出す力が衰えたときに死が訪れると言えるのかもしれませんね。

ということは、赤血球を介してソマチッドが出現しにくくなり、体内のソマチッドが減少したときに死が訪れ、生命が消えた肉体では当然のことながらプロテクション・バリアも免疫機構もその機能を失う。そしてそのときソマチッドは初めて危機を覚えるのであろう。

危機状況に直面したソマチッドはレジスタンスを起こし、石のように固い殻に閉じこもって生き延びようとする。こうすれば高熱で焼かれても全く平気で、再び生存環境を得たときに目覚めて動き出すことができるからだ。

生命誕生の鍵を握るソマチッド

『完全なる治癒』の著者クリストファー・バードも、次のように書いている。

「ネサーンの発見になるその新しい有機体（ソマチッド）は不滅であり、我々人間のような宿主が死んだ後、それは土に戻り、土の中で何千年、何万年と、もしかしたら何十億年も生きるのかもしれない」と…。

またフランスの古生物学者ブロー教授は、「サハラ砂漠の真ん中から採取した30億年以上も前の岩石の薄片の中に含まれていた小さな球状を、進化の鎖の一番最初のものと考えた」（『土・生命の母』）が、その本をクリストファー・バードがネサーンに見せたところ、ネサーンは「ぜひ月の岩石のサンプルを手に入れて私の顕微鏡で調べたいものだ。その中にソマチッドが見つかるかもしれない。地球上に存在するのと同じ原始的な生命の痕跡が…」と言って目を輝かせたという。

その言葉には、「ソマチッドが生命誕生のカギを握っているに違いない」というネサーンの考えが如実に現れ出ている。それもネサーンが、さまざまな実験や観察研究を通してソマチッドの不思議な働きを多々目にしてきたからであろう。

さて、「卵子が精子とくっついて受精する瞬間、そこはソマチッドの海と化す」と語ったネサーン夫人は、続いて受精卵がどのようにして一個の生命体をかたち作っていくかということについても説明してくれた。

いまの生物学では、細胞の中には核があり、核の中の染色体が2つに分かれ、細胞分裂を次々と繰り返すことによって生命体が形成されていくと考えられています。つまり母細胞が娘細胞をどんどん生み出して（分裂）いくという解釈です。

しかし実際は、核分裂や細胞分裂が繰り返されて大きくなっていくのではなく、ただ単に形態がどんどん変わっていくのです。これは非常に重要なことであって、なぜそのようなことが起こるかというとソマチッドが作用するからで、ソマチッドはＤＮＡよりももっと重要なものであり、ソマチッドは遺伝情報を有しているのです。

生物学や医学はいまや「ＤＮＡ絶対主義」「ＤＮＡ還元主義」に陥ってしまっている感があるが、「ソマチッドは、ＤＮＡよりももっと重要なもの」とネサーン夫人は言う。

実際、遺伝子の配列を明らかにしたゲノム研究だけでは生命活動の神秘がほとんど解明できず、ヒトゲノム解析が終わったあとには「ポストゲノム」として、糖鎖研究、脂質研究、細胞工学、再生医学工学などが次なる課題として浮上してきた。生命活動の謎を解くにはDNAの情報を元にして生成されるタンパク質やタンパク質間の相互作用に加え、糖鎖や脂質、あるいはそれらで構成されている生体膜などが重要と分かってきたからだ。

しかしそれでも出口が見えず、さらに「次世代ポストゲノム」としてバイオインフォマティクスなどの高速分析手法や、ナノバイオサイエンスの研究が進められている。要するに、DNAだけでは生命の営みの謎がほとんど解明できないということだ。

もっとも「ナノバイオサイエンス」の研究が進んだ結果、ソマチッドが発見されるということがありうるかもしれないが、電子顕微鏡を使っての研究ならその可能性はほとんどありえまい。電子顕微鏡ではナノバイオ（極微生命体）を生きたまま観察することができず、それゆえソマチッドが変化するサイクルの観察などとうてい不可能だからである。

ソマチッドは遺伝情報を持っている

ところで、「ソマチッドはDNAよりももっと重要なもの」というのは、いったい何を意味しているのか。それは、つまり「ソマチッド自体が遺伝情報を持っている」ということだ。ガストン・ネサーンがその事実を発見したのは1969年、いまから40年も前のことだった。

まず白い毛のウサギの血液からソマチッドを採取して、そのソマチッドを含む溶液を黒いウサギの大動脈に注射します。一日に一ccずつ、二週間くらい毎日投与し続けるのです。すると、一ヶ月足らずで黒いウサギの毛の半分が白い毛に変わり始め、黒かったウサギが灰色に変化し出します。それとは逆に、黒いウサギのソマチッドを白いウサギに注射し続けると、同じように白いウサギの毛が、45日くらいですっかり灰色に変わってしまうのです。

ネサーン夫人が語るこの実験は、何度やっても同じ結果を得たという。つまりは、白いウサギのソマチッドが、黒いウサギに遺伝情報を与えて毛の色を変化させてしまうのだ。この事実は「ソマチッドが遺伝子的なものを運んでいく」ことを物語っている。ソマチッドにDNAはないものの、ソマチッドの交換だけで変化が起こってしまうのだ。

さらに実験を続けた結果、「白いウサギの皮膚の断片を切り取り、黒いウサギからも同じサイズの断片を切り取って、白いウサギの皮膚の断片をその場所に移植すると、その移植組織は、ソマチッドの移動がないときに通常起こる拒絶反応の兆候をいっさい示さない」ということが分かった。移植手術では一般に「拒絶反応症候群」に悩まされるものだが、そこにソマチッド移動を含めると、拒絶反応が全くなくなってしまう。これは遺伝子工学分野での、まさに革新的な発見である。

ソマチッドの承認は時間の問題

「ソマチッドはＤＮＡの前駆的なものであり、ソマチッドは遺伝情報を持っている」というネサーンのこの発見は、いまからほぼ40年前の数々の実験を通して得られたものだった。ネサーンがこの驚くべき発見をした１９６９年といえば、フリードリッヒ・ミーシェルが細胞核の中にＤＮＡを発見し、このＤＮＡが遺伝で何らかの働きをしているはずと考えた１８６９年から、まさにちょうど１００年後のことだった。その記念すべき年に、ネサーンはウサギを使った実験で「ソマチッドが遺伝情報を有している」であることを発見したのである。

余談になるが、ミーシェルのこの「ＤＮＡの発見」は１９５２年まで医学界で認められなかった。１９４４年にエイヴァリがＤＮＡと遺伝の関係を実証したにもかかわらず、ミーシェルの画期的な見解は83年間にもわたって異端視され続けてきたのである。このように、とかく天才科学者は不遇な運命をたどらざるをえないようだ。

『完全なる治癒』の刊行に寄せて、ローエン医博は「ガストン・ネサーンの研究に基づいて、医学書は書き換えられなければならない」とし、ギャノング医師は「ソマチッドが生命の起源と謎を解明する鍵の一つであることは間違いない」と述べ、またシルドゥエヒター医博は「ガストン・ネサーンの発見は医学における全く新しい次元を提示した。生命の基本単位であるソマチッドの発見や、そのサイクルが観察できる顕微鏡の発明は、革命以外のなにものでもない。人体の健康状態や治療に対する人体の反応を即座に正確に検知する彼の治療法は、これまでにない最高のものである」と絶賛した。さらにランクロット医博は「ネサーンのソマチッドは今世紀最大の発見である」と評価し、シャルタン医師（ホメオパシー医）も「ネサーンは、ワトソンとクリックが発見した二重らせんよりも重要な基礎的事実を明らかにし、ホメオパシーを科学的に説明した」等々、ネサーンの快挙に対して多くの医師や医学者が最大級の賛辞を贈っている。

その意味で、ガストン・ネサーンの研究は、どれ一つをとってもノーベル賞級の快挙である。ミーシェルの「ＤＮＡの発見」が認められるまでには83年間もの時間がかかってしまったが、ネサーンの快挙もまだ認められていないとはいえ、それはもはや時間の問題であろう。

成長し続ける肉の切片

「もうひとつ、とても興味深い実験をご紹介しましょう」

ネサーン夫人はそう語り、笑みを浮かべながらある驚異的な実験について語り始めた。

新鮮なラットの肉を、シシカバブ用の肉と同じように一センチ立方の大きさに切り取って、その肉に、試験管内で培養したソマチッドを注入しました。そしてそれを密封した真空状態の容器に入れ、肉を腐敗させる可能性のある空気中の物質や微生物からしっかり守りながら、その容器を日の当たる窓辺に置いてみたのです。

その結果、いったい何が起こったでしょうか。それについてもあとで研究室で実際に見ていただくことにしますね。

一センチ立方に切り取った小さな肉片に、ソマチッドを注入したらどうなるのか。このことは、実は『完全なる治癒』でも紹介されている。ネサーン夫人は「午後お見せします」とややもったいぶりながらも、その肉が「どんどん大きく成長した」ことを話してくれた。

肉を長時間放置しておいたなら、腐ってしまうか乾燥して粉々になってしまうのが普通です。ところがソマチッドを注入したその肉は、いつまで経っても腐ることはありませんでした。腐るどころか肉片はいつまでも健康色を保ち、最初の新鮮さをその後もずっと保ち続けたばかりでなく、不思議なことにしだいに大きくなっていきました。それはまるで生きた生き物のようにどんどん成長し続けたのです。

このことをハンバーガーのマクドナルドに教えてあげたら、きっと大喜びするでしょうね（笑）。この実験から分かることは、ソマチッドには外部からエネルギーを取り入れる働きがあるということです。

ソマチッドを注入された肉片が成長し続ける。本当にそんなことがありうるのだろうか。『完全なる治癒』にも書かれていたそのことに対し、ぼくは正直、「本当かなぁ？」と半信半疑の気持ちを抱いていた。しかしネサーン夫人は、セミナーでもその事実を強調した。そして午後からその実験結果を見せてくれるという。

わずか一センチ立方の肉片に、ただソマチッドを注入しただけで窓辺に置く。その容器は真空状態に密閉されているのだから、新しく酸素が入ることはない。生命体の成長には栄養物も不可欠だが、それも容器の中には全くない。生命に必要な酸素も栄養素もなしで、なぜ小さな肉片が成長できるのだろうか。

容器に密閉されて窓辺に置かれたその肉片には、しかし太陽光が注がれていた。窓辺に置いただけだから、太陽光が当たるのは日中に限ってである。ということは、ソマチッドは太陽光

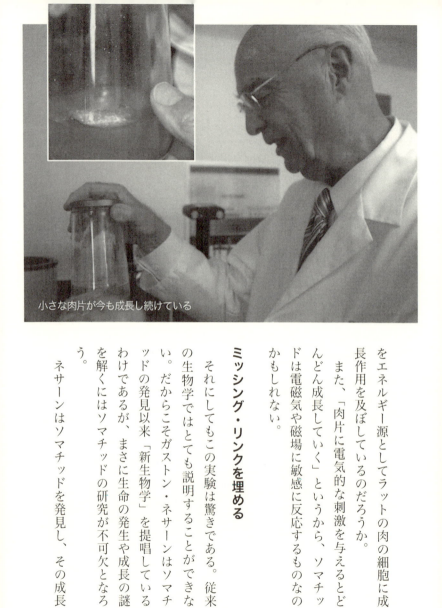

をエネルギー源としてラットの肉の細胞に成長作用を及ぼしているのだろうか。

また、「肉片に電気的な刺激を与えるとどんどん成長していく」というから、ソマチッドは電磁気や磁場に敏感に反応するものなのかもしれない。

ミッシング・リンクを埋める

それにしてもこの実験は驚きである。従来の生物学ではとても説明することができない。だからこそガストン・ネサーンはソマチッドの発見以来「新生物学」を提唱しているわけであるが、まさに生命の発生や成長の謎を解くにはソマチッドの研究が不可欠となろう。

ネサーンはソマチッドを発見し、その成長

サイクルなどの生態を丹念に研究し尽くしながらも、まだ決してすべてを解明し尽くしたわけではない。ネサーン自身もあるジャーナリストの質問に対して、次のように答えている。

私は血液中の小体のライフ・サイクルを立証しました。そのことは「生命の基礎についての全く新しい見解」を打ち出したことを意味します。

この「新しい生物学」はまだ理論的に完全ではありませんが、この見解に基づいて、病気で苦しむ人々に恩恵をもたらす方法が発見できたのです。

ソマチッドはDNAの前駆的なものだと言えます。つまり、これまで生命活動の基本単位と考えられてきたDNAを理解する上で欠落していた「ミッシング・リンク」(失われた環=生物の進化において未発見の仮想存在の生物)を、ソマチッドが提供できるということです。

生命はどこから発生してきたのか。生命のいちばん最初のカタチとは何か。現代の分子生物学はDNAをその出発点に置くが、ではDNAはどのように誕生したのか。生命と物質の間には相変わらずミッシング・リンクがあってつながらない。しかしネサーンは、ソマチッドこそがそのミッシング・リンクを埋めるものだという。

ソマチッドはエネルギーの具現

クリストファー・バードは『完全なる治癒』の中で、ネサーンの前妻フランソワーズの言葉を、次のように紹介している。

> 私たちは、ソマチッドは「エネルギーの具現」であるという結論に達しました。ソマチッドは生命が最初に分化した具体的な形態であり、動植物の生きた生体に伝達できる遺伝的特質を持っています。この結論に達したのは、ソマチッドの最初の正常な三段階がないと、細胞分裂が起きないということを発見したからです。

ソマチッドは「エネルギーの具現」にして「生命が最初に分化した具体的な形態」、さらに「史上最小の生きたエネルギーのコンデンサー」なのだと言う。これらはネサーンが数々の実験から導き出したソマチッドの定義の一例であるが、ソマチッドはこの他にもさまざまな実に奇妙なパワーを持っている。

例えばネサーンが１９６５年に開発したケレクトミンは、外科手術をせずに手足が簡単に切断できる製剤だった。すなわち、ネズミなど哺乳動物の四肢のある部位にケレクトミンを注射すると、その部位から先の部分が痛みもなく腐りもせず、三日以内でポロリと簡単に切断できてしまうのだ。

メスを使わず、痛みもなく、四肢が簡単に切断できるとしたなら、これは19世紀に開発された麻酔にも匹敵するものといえるだろう。まさに信じがたい話だが、1970年代の後半に、クリストファー・バード自身がネズミの実験でその事実を確かめた。またバードは友人の生化学者、リビンスキ博士にそのことを伝え、リビンスキが実際にボストンの病院の研究室でやってみたところ、2匹のネズミの後脚が三日以内に体からポロリと分離した。しかも痛みは全くなかったらしく、ネズミは自分の脚が切断されていくというのに、いつものように食べたり飲んだり動き回ったり、さらに平気で交尾までしていたという。

ネサーンが発見したソマチッドを研究し実験していくと、とにかく従来の医学、生物学ではとても信じられないようなことがいろいろ起こる。ソマチッドにはそれくらい不思議なパワーが宿っている。それだけに、もしも医学がソマチッドを認めてそのパワーを医療に活用したとしたら、医学や医療に目覚ましい進歩が起こりうることは疑いえない。ただ、やみくもにソマチッドを利用することには危険性もあり、だからこそまだまだソマチッド研究が必要なのだ。

ネサーン夫人は、その危険性を示す実験の一例を話してくれた。

ウサギからソマチッドを採取してそれをネズミに入れたら、そのネズミからモンスターのような子供が生まれてきたんです。逆のケースでもそれは同じで、ネズミのソマチッドをウサギに入れたら大変です。なぜなら、そのウサギから生まれた子供にネズミの足がついていたりなど、とにかく奇怪で異常な子供が次々と生まれてくるからです。それもたぶん、ソマチッドが遺伝情報を運び込んでいるからだろうと思います。

このことから言えることは、動物などからとったソマチッドを人間の体内に直接入れるのは、非常に危険であるということです。

「私が、なぜこんなことをお話をしたかと言いますと…」と、ネサーン夫人はさらに続けた。

それは、ソマチッドをよく理解しないまま、いい加減に使うと危険性があるからです。ソマチッドには遺伝子的なものを運ぶ力があることが分かっています。だからこそ、慎重に慎重に扱っていかなければならないのです。

ネサーン夫人からそんな話を聞き、狂牛病の原因の一つと言われる「肉骨粉」や「とも食い」

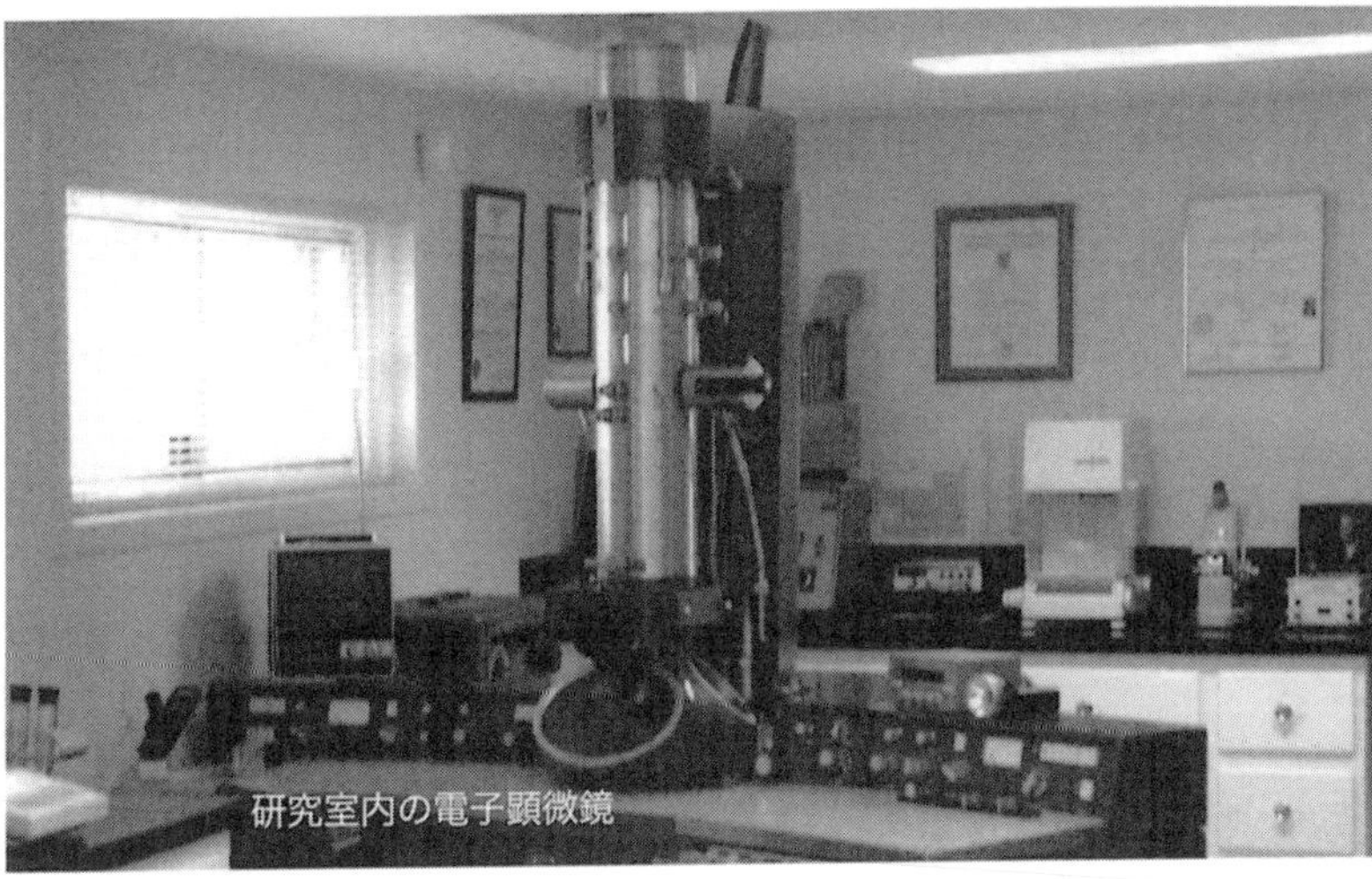

研究室内の電子顕微鏡

でも、そこに他の動物のソマチッドが作用しているのかもしれないと思った。また千島学説やホメオパシー医学では、輸血や血液製剤やワクチンの危険性を強調しているが、その場合も他の生体のソマチッドが悪い影響を与えるのかもしれない。とにかくソマチッドにはさまざまな働きがある。ソマチッドは素晴らしいパワーも秘めていれば、他方、扱い方を間違うと危険性もあるのである。

そんなソマチッド研究に基づいて、ガストン・ネサーンは714Xを開発した。これはガン細胞をやっつけたり殺したりするものではなく、あくまでも人体の免疫機構を強化するものだ。その場合、はたして714Xを注射しさえすれば免疫力が高まり、ガンや病気の治癒が起こるのか。セミナーでは、ソマチッド理論に続いて、二日目にはこの問題にも触れられることになった（第4章にて詳述）。

神秘的なソマチッドの宇宙

世界で一台しかないソマトスコープ

午前のセミナーが終わったあと、広い芝生と木立のある庭をそぞろ歩いて、みんなで研究室のある建物へと向かう。玄関を入ると窓の外にはマゴグ河が迫って見え、陽春の光が静かなさざ波を描き出していた。そして光あふれるすてきなテラス風の空間でランチを楽しんだあと、午後からはいよいよソマチッドを観察させてもらうことになった。ガストン・ネサーンの研究室は、そこから階段を下りた地階部分にあった。地階とはいえ傾斜地であるため、窓の外にはやはり陽春の光が緑の芝生をまぶしく映し出していた。

研究室の突き当たりの壁に、荘厳とも思える照明を背にして、気品あふれるソマトスコープのシルエットが見えた。思っていたよりもかなり大きい。これが世界でたった一台の、ここにしかないネサーンが開発したあの画期的な顕微鏡なのだ。

これまでに大勢の医師や研究者たちがこのソマトスコープを覗いて、ソマチッドが繰り広げる世界に驚き、あるいは動揺したという。そこでは従来の生物学や医学ではとても信じられない、神秘的な「ソマチッドの宇宙」が観察できたからである。

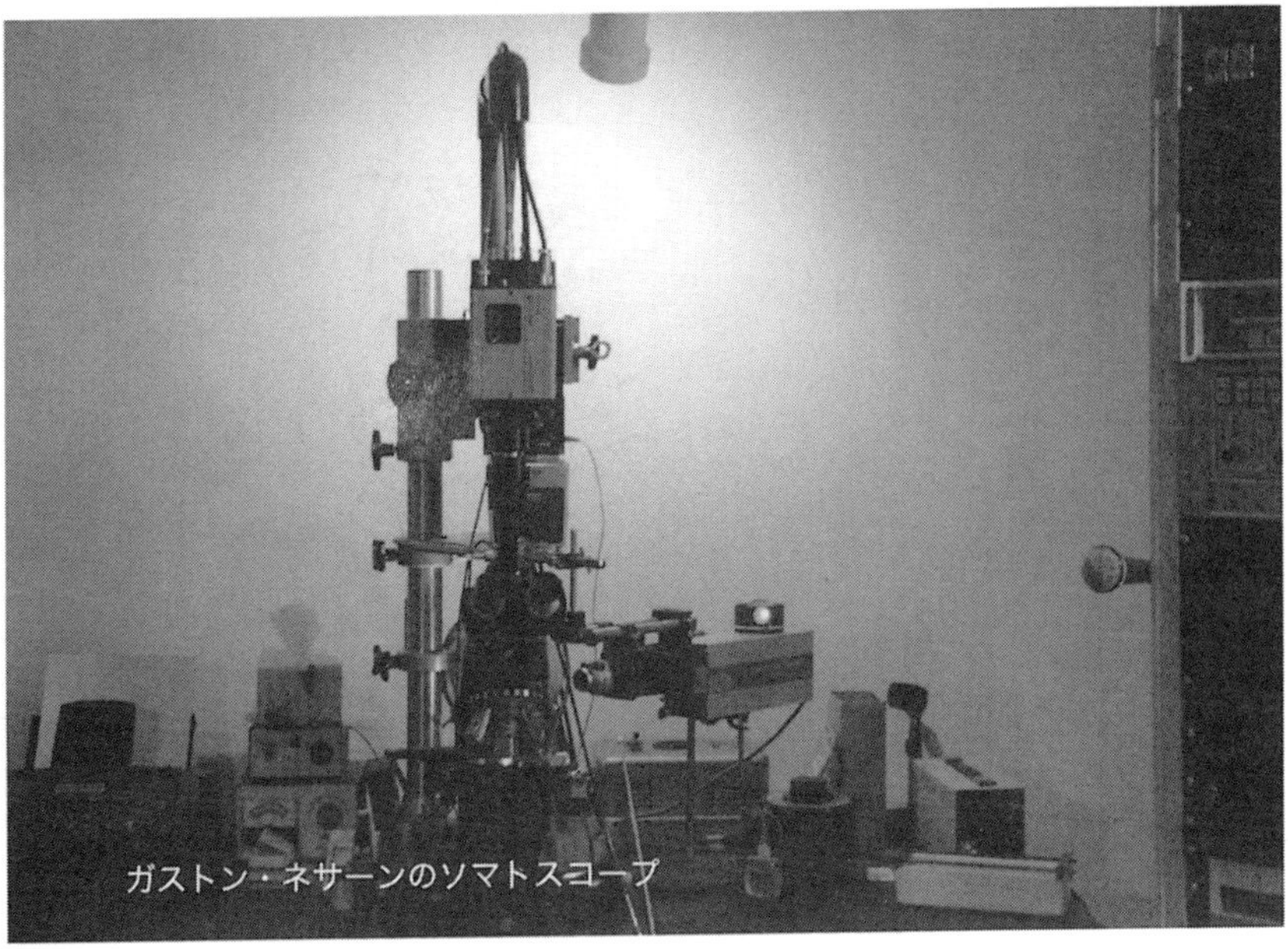

ガストン・ネサーンのソマトスコープ

ネサーンのモントリオールの苦難時代のこと、ふとしたことからネサーンに出会い、それ以来ネサーンを援助をしてくれていたスチュアート財団からの命を受け、１９７２年の春初めてこの研究室を訪れたダニエル・ペレー助教授も、そのときの驚きと感動を後に書き記している。

その記録には「私は新しい研究の大海原に乗り出した」とあり、また顕微鏡を覗いて血液中にちらちら光る驚くべきソマチッドの大群を見たペレーは、その様を「雪」や「砂塵あらし」にたとえた。こうしてすっかりソマチッドに魅了されたペレーは、そのときなんと11日間もネサーン宅にはりついて、ソマチッドの宇宙に酔いしれたのであった。

ペレーはそのとき、ソマチッドが見せてくれる驚異的な現象を、すべて映像に記録しておくべきだと考え、それをスチュアート会長に提案した。ソマチッドが織りなす営みを映像で残すにはそのための装置が必要となるが、要するに、その装置を購入する資金をネサーンに与えてほしいと懇願したのである。

こうしてドイツの有名な光学機械メーカー・ヴィルト・ライツ社の装置がまもなく整った。以来、ソマトスコープから見えるソマチッドの宇宙が記録できるようになった。

「全人類の幸福のためにも…」

ガストン・ネサーンはさっそく私たちのソマチッドをソマトスコープで見せてくれるという。そこで場所を移動した別室で、指先からそれぞれの血液をほんの少しだけ採取して、ネサーンはそれを顕微鏡で覗き込んだ。

このとき、四人それぞれの血液を見ることができた。その様をすべて綴るにはかなりのページ数が必要となる。そこで、ソマトスコープから見えた印象的なシーンの一部だけに絞って、以下簡単にレポートしてみたい。

初めて東京の研究室で自分のソマチッドを見たときもそうだったが、指先からほんのちょっと採取した血液の世界は、まさに宇宙さながらである。そこにはたくさんの赤血球、白血球などさまざまなものが見え、そしてちらちらと光りうごめく小さなものがたくさん見える。まさにペレーがいう「雪」「砂塵あらし」のようである。その一部はタンパク質のブラウン運動だそうだが、しかし高い分解能を誇るネサーンのソマトスコープでは、まぎれもなくソマチッドがリアルに観察できるのだ。そして実際自分のソマチッドをソマトスコープで観察したとき、それが東京で見たものとはまるでレベルの違うものであることがはっきりとした。

血液を観察をしてもらった四人のうち、妻以外の三人はすでに日本で何度かソマチッドを見ていた。だからこそ従来の光学顕微鏡とソマトスコープの歴然とした違いがはっきり分かったのであるが、ソマトスコープはだんぜん分解能に優れている。とにかくすべてが非常にリアルに、クリアに観察できるのだ。

光学機械メーカー・ライツ社のモントリオール支店長、すなわちペレーの提案でソマチッドの生態を記録する装置を提供したレオナルド・ルベルも、ソマトスコープの素晴らしさに感銘を受け、ネサーン宛の手紙の中に次のように綴っている。

これは私の個人的な意見ですが、あなたの研究が科学界にもっと知られ、全人類の幸福のためにも、できるだけ早く推進されるべきだと思います。

これは、世界一流の光学機械メーカー「ヴィルト・ライツ社」の専門家が言う言葉なのだ。そこには「全人類の幸福のためにも」という言葉が綴られている。しかり、ネサーンのソマトスコープは人体の生命や血液などの神秘的な営みを非常にリアルに見せてくれるものであり、これをフルに使って研究すれば、ガンや難病を完治する道も開ける。だからこそライツ社の支店長は、あえて「全人類の幸福のために」という言葉を書き記したのであろう。

特殊な方法で光を操作する顕微鏡

いざ覗いてみれば、誰の目にも血液中のソマチッドの宇宙が観察できるのに、しかしこのソマトスコープが社会的に評価されることは全くなかった。その理由は、ソマトスコープが「現在の物理学と光学では完全に説明できない方法を使って光を操作する顕微鏡」だったからである。つまり、ソマトスコープがどのように作用するのか、その「数学的定数」が現在の数学では理解できず、だから「それが光学的法則に従っているかどうかが判明しない」。ということは、まだ21歳の青年だったガストン・ネサーンは、すでに分かっている科学や数学をはるかに超えたレベルでソマトスコープを開発してしまったのである。

もしこれがペンと紙による新しい学説や論文であるならば、「定説や常識に合わない」ということで拒絶されてしまっても仕方ないかもしれない。だがネサーンは、決して紙と鉛筆で

「新顕微鏡論」を書いたのではなく、独自の数学と光学を駆使して実際に画期的なソマトスコープを開発（発明）してしまったのだ。それを覗きさえすれば、誰の目にもミクロの宇宙がリアルに見える。にもかかわらず、それは「現在の物理学と光学では完全に説明できない方法」で作ったものであるから認めることができないとして切り捨てられてしまうのだ。

しかし世界一流の光学機械メーカーの専門家が、「あなたの研究が科学界にもっと知られ、全人類の幸福のためにもできるだけ早く推進されるべき」とネサーンにエールの手紙を直接書き送っているのだ。ということは、ソマトスコープから見える世界は決して幻影でも幻覚でも幻想でもなく、そこにミクロの宇宙の真実が見えたからこそ感激したのであろう。これまでに大勢の研究者や医師たちがソマトスコープを覗き、それぞれに感嘆の声を上げているにもかかわらず、ソマトスコープはいまなお社会的に認知されていない。

専門家ではない素人のぼくの目にも、ソマトスコープの素晴らしさがはっきりと分かる。これだけ事実が客観的に判然としていながら、いまなお認められていないその背景には、あるいはもっと別の理由があるのかもしれない。ちなみに、いまの生物学や医学、遺伝学等々を根底から覆してしまうソマチッド理論の登場を恐れている一群がいるのかもしれないし、その結果、ガンや難病が簡単に治癒してしまっては、迷惑を受ける人々や産業もあるのだろう。しかし光学機械メーカーの専門家が「あなたの研究が科学界にもっと知られ、全人類の幸福のためにもできるだけ早く推進されるべき」と手紙に書いている事実は非常に重要だ。

ぼく自身、初めてソマトスコープでリアルなミクロの宇宙を観察し、その威力に感嘆した。そして同じように「全人類の幸福のために、ソマトスコープの真実を伝えたい」と切望した。なぜならネサーンが言うように、ソマチッドにこそ生命の謎を解き明かし、病気を治癒する重要なヒントが秘められているからである。

ソマトスコープで改めて「ガン患者」を確認

ソマトスコープを通して見た四人の血液は、それぞれに全く違ってそれぞれに個性的だった。同じ人間の血液でも、こんなにはっきりと違うものなのか。顕微鏡で見る血液の状態は、そのまま正直にその人の健康状態を映し出す。赤血球のかたちがそれぞれに違うし、その状態もまた違う。人によって丸いもの、レモンのように細長く尖ったもの、膜に妙なギザギザがあるもの、膜が傷んでいたり破れているもの等々、とにかくいろんな状態の赤血球があってその違いが観てとれる。それぞれの血液は個性的であり、それぞれにかなり大きく違っていた。

もちろんソマチッドの状態も、人それぞれである。元気よく動くたくさんのソマチッドが見えるケースもあれば、ややくたびれた感じの動きもある。そしてそれがその人の健康状態を表すひとつのバロメーターになっているようだ。

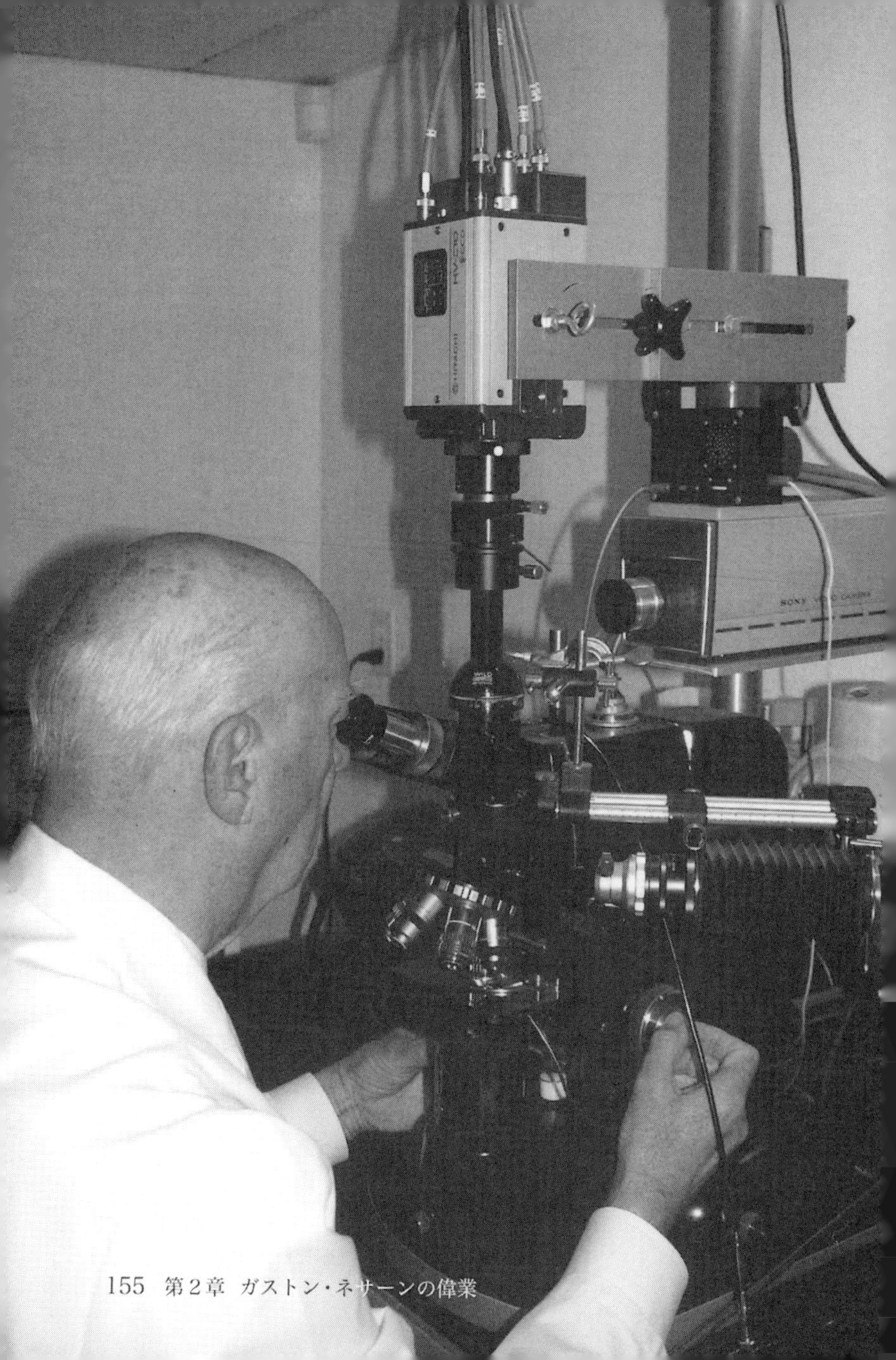

ちなみに妻の場合は、赤血球がいくつもびっしりと団子状につながっていた。いわゆる「どろどろ血液状態」である。それを見て「さもあらん」と思った。というのも妻は17時間の飛行機の長旅で、エコノミー症候群を病んでしまったからである。狭い機内で足を動かすことができず、足が腫れて歩くのも大変なほどだった。それがそのままソマトスコープで観察できた。血液は正直に、まさにそれぞれの健康状態を映し出してくれていたのである。

さて、血液を見た四人の中で、ガン患者はぼく一人だけ。そんなこともあってかネサーンご夫妻は、ぼくの血液を通常の二倍近くもの時間をかけて観察してくれた。

ぼくの赤血球は真ん丸いものが多かった。しかし膜がギザギザ状になっているものも多々見られ、異物が大きな袋に閉じ込められたようなものもあちこちにあった。そんな映像が映し出されるたびにいろいろ説明してもらったのであるが、要するにはっきりと分かったことは、「正常な状態の血液ではない」ということだった。ぼくはソマトスコープで血液を見ることにより、改めて「ガン患者」であることを確認することができたのである。

ぼくの体内でソマチッドが異常に変化成長していたことを物語るものとして、ソマチッドの最終段階で作り出される「葉状体」が見られた。これがはっきりと確認できる限り、ぼくのプロテクションバリアは壊れていたことになる。4つのファクターのいくつかがおかしくなり、その結果免疫機構が弱体化して、いつからかは分からないものの、やがてソマチッドが異常な

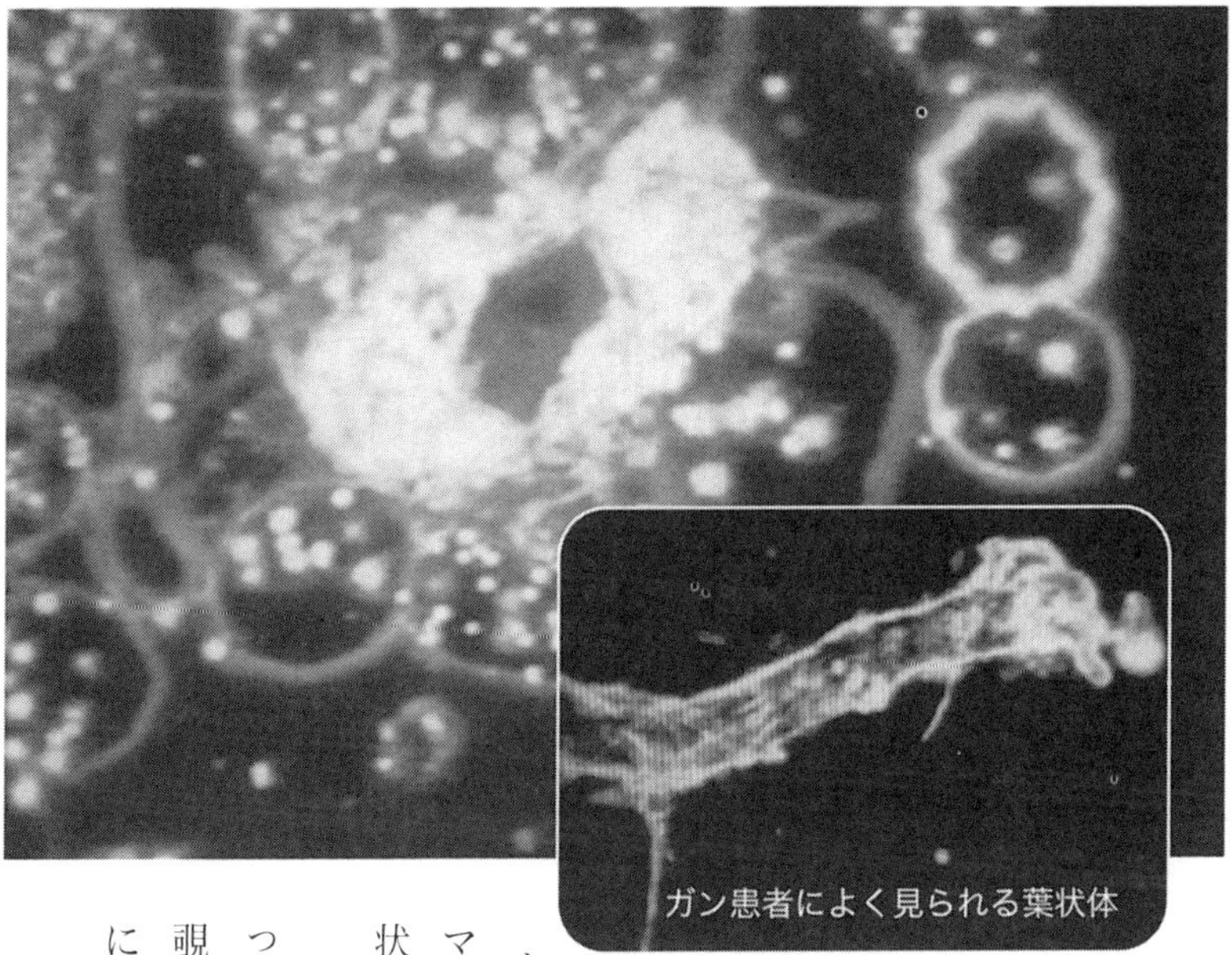

ガン患者によく見られる葉状体

変化を遂げ始めたのだ。「葉状体」はその最終的なかたちである。それが血液中に発見できたということが、ぼくがガン患者であることを証明してくれていた。（注／2回目の訪問時には、葉状体は全く発見できなかった）

最終的なソマチッドのかたちは見えたが…

他の三人には見られない葉状体に出くわすと、「やっぱりそうか…」と妙に合点してしまう。ガストン・ネサーンが言うように、ソマチッドは非常に正直で、それがそのまま健康状態や病状を反映してくれているからである。

面白い画像が現れてくるたびに解説してもらったのだったが、長い時間をかけてあちこちを覗いてきた果てに、次のような言葉がぼくの耳に届いた。

異常変形したソマチッドの最終的なかたちは見えるけれども、その途上のものがこの血液の中にはほとんど見当たりません。ということは、もうかなり前からプロテクションバリアが正常化したのかもしれませんね。

免疫機構に異常があるままなら、16段階に変形していく途上のかたちのものが見つかって当然なのに、いま見たところではそれが全く見つからないからです。

指先からほんのちょっとの血液を採り、その一部を高々20分程度の時間で見ただけなのだから、変化途上の異常なソマチッドが見つからなかったとしても不思議ではない。それにソマチッドを観察して健康状態を判断するためには、長い時間をかけて何度も慎重に観察しなければならないのだという。その意味で、変形途上の異常ソマチッドが見つからなかったといって、プロテクションバリアが正常化したなどとは断定できないが、「ネサーンは長い間ソマチッドを観察し続けてきましたから、そうした経験の蓄積により、ちょっと見ただけでもほぼ正しく判断することができるのです」とネサーン夫人は言う。

そんなネサーンご夫妻から、「血液がきれいになってきているのではないか」「いい方向に向かっているのだと思う」と言われたぼくは、正直、やはりうれしかった。人体内のソマチッドは、ゆっくりと一年以上もの時間をかけて徐々に変化していくというから、もし本当に体中から異常変形したソマチッドが見つからなかったとしたら、ぼくのプロテクションバリアは一年以上前から正常化しているのだろう。このように、ソマトスコープでソマチッドを観察することにより、とにかくいろんなことが分かってくるのである。

いろんな意味でストレィンジ

ネサーンご夫妻はこんなふうにも言った。

稲田さんの血液は、いろんな意味でストレィンジです。普通の人とは違ったものをいろいろ見ることができ、とても面白く、興味深く思いました。マクロビオティックか何かやっているのですか?

「ストレィンジ」という言葉には、「奇妙な、変わった、不思議な、驚くべき」等々、要するに普通とは違ったものという意味がある。確かにぼくの血液のあちこちに、ハート型などの奇妙なかたちをした大きな袋状のものが見え、その中にはソマチッドらしきものや異物がびっしりと凝集していた。他の三人の血液中にも同じようなものが見られたが、ぼくの場合はかなりそれが多い。またダビデの星のようなかたちをしたものが見えたとき、ネサーン夫人は次の

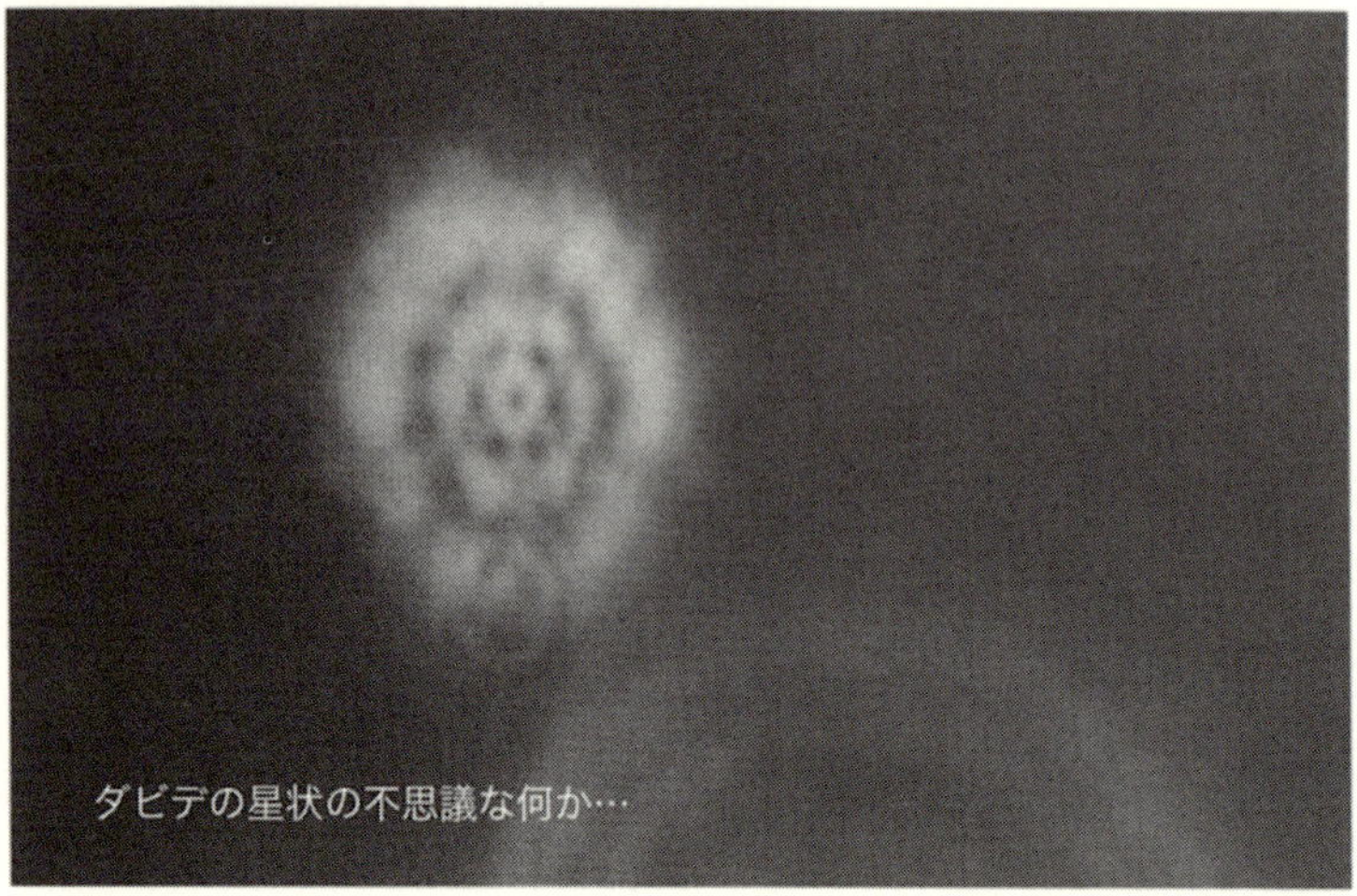

ように言った。

ここ四、五年前からのことですが、このような星状のものが見られる人が時々登場してきているんです。これはいったい何なのか、まだよくは分かっていません。ひょっとしたら、どこか遠い星からやってきて紛れ込んだのかもしれませんね（笑）。

ダビデの星状をしたものは妻の血液の中にもはっきりと見えた。それがいったい何であるかはまだよく分からないものの、「四、五年前から時々発見できるようになった」という。ということは、それまでには観察できなかった新しいものを、赤血球が生み出しているということか。あるいは外から侵入してきたものなのか。いずれにしても「血液の宇宙」は神秘的である。ほんのわずかな血液の中にも、まるで宇宙のような数々のエキサイティングな物語がある。その意味で、ぼくの血液が「ストレィンジ」であったことは、ネサーンご夫妻に新たな興味と刺激を提供したのかもしれなかった。

それにしても実際にソマトスコープで自分の血液を見ることができ、嬉しく、ありがたく思った。ソマチッド自体は二年あまり前に東京で何度か観察していたのだったが、ソマトスコープの威力はとにかくすごい。かつて見たソマチッドは宇宙の星々のようにただ点滅しながらうごめいて見えるだけだったが、ソマトスコープでは細かい部分までもがはっきりとリアルに見える。だからこそネサーンは明快なソマチッド理論を発表することができたのである。

『完全なる治癒』が日本で翻訳出版されたことが契機となり、日本でも、ソマチッドを研究する者がどんどん登場してきている。だが、残念ながら顕微鏡の分解能に限界があり、また観察者が抱く先入観なども手伝ってか、「日本でのソマチッド論」はともすれば「ネサーンのソマチッド理論」とは大きくかけ離れていると言わざるをえない。ぼく自身そのことに疑問を感じ、今回のセミナーではぜひこの点も明らかにしたいと思っていたのだったが、実際にソマトスコープを見せていただき、かつネサーンご夫妻の説明を聞くことによって、そうした疑問もかなり解決することができた。ということで、第6章では「日本に渦巻いているソマチッド情報」についても触れてみたいと思う。

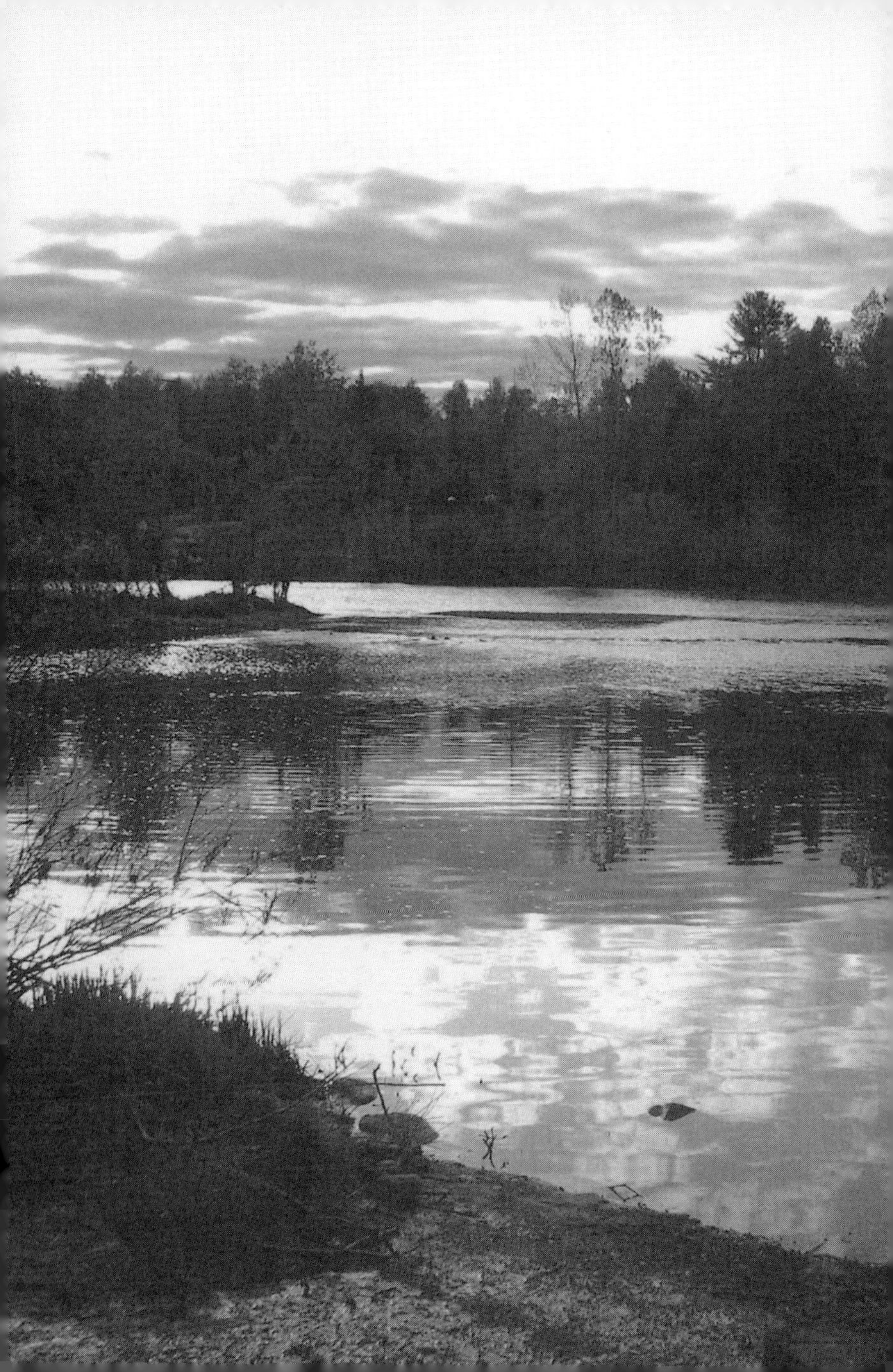

第3章 「完全なる治癒」の証言

ネサーン支援の熱い証言

　ガストン・ネサーンは、若くしてソマトスコープを発明し、それを通してソマチッドを発見、さらには難病に画期的な治癒効果を発揮する数々の製剤を開発してきた。だからこそ社会から注目もされ、また多くの患者たちから感謝されながらも医師会からはひどく疎まれ、邪魔者扱いされてきたのだった。そしてこの宿命的な対立がピーク点に達したのが、１９８９年のあの「ネサーン裁判」だった。

　この裁判はすでに述べたように、ネサーンを終身刑に追いやろうとする医師会側の企図が露骨であり、それを行政（カナダ厚生省）やマスメディアが強力にバックアップした。それだけに、それまでも何度かワナに嵌《は》まりながらも何とか乗り越えてきたネサーンであったが、このときばかりは「これでついにネサーンも終しまいか」といった絶体絶命的な苦境に立たされていた。もしもこのときネサーンが有罪になっていたとしたら、ソマトスコープも、ソマチッドも、714Xの真実も歴史の闇に葬られてしまったことだろう。だとしたら、クリストファー・バードによる『完全なる治癒』の出版はなかっただろうし、ぼくもネサーンのことを知るべくもなかった。

しかし幸いなことに、絶体絶命の大ピンチに追い込まれたガストン・ネサーンは、裁判で見事に勝利した。そしてこの大逆転的な勝利をもたらしてくれたものこそ、ネサーンによって命を救われた大勢の元患者たちによる「熱い証言」であった。

『完全なる治癒』を読むと、ネサーンが開発した714Xの驚くべき成果が伝わってくる。なんと「ガン完治率が75％」というのだ。とても信じられない。本当だろうか。もしそれが真実なら、なぜその事実が世界に伝わっていないのか。これはぼくにとっての大きな疑問だった。バウさんもまたこの点に大いに興味と疑問を抱き、実際にそれを確認するために今回の「ネサーンを訪ねる旅」が実行されたのである。

「ガストン・ネサーンを守る会」

714Xによるガン完治率の数字はともかくとして、ネサーンが大勢のガン患者やエイズ患

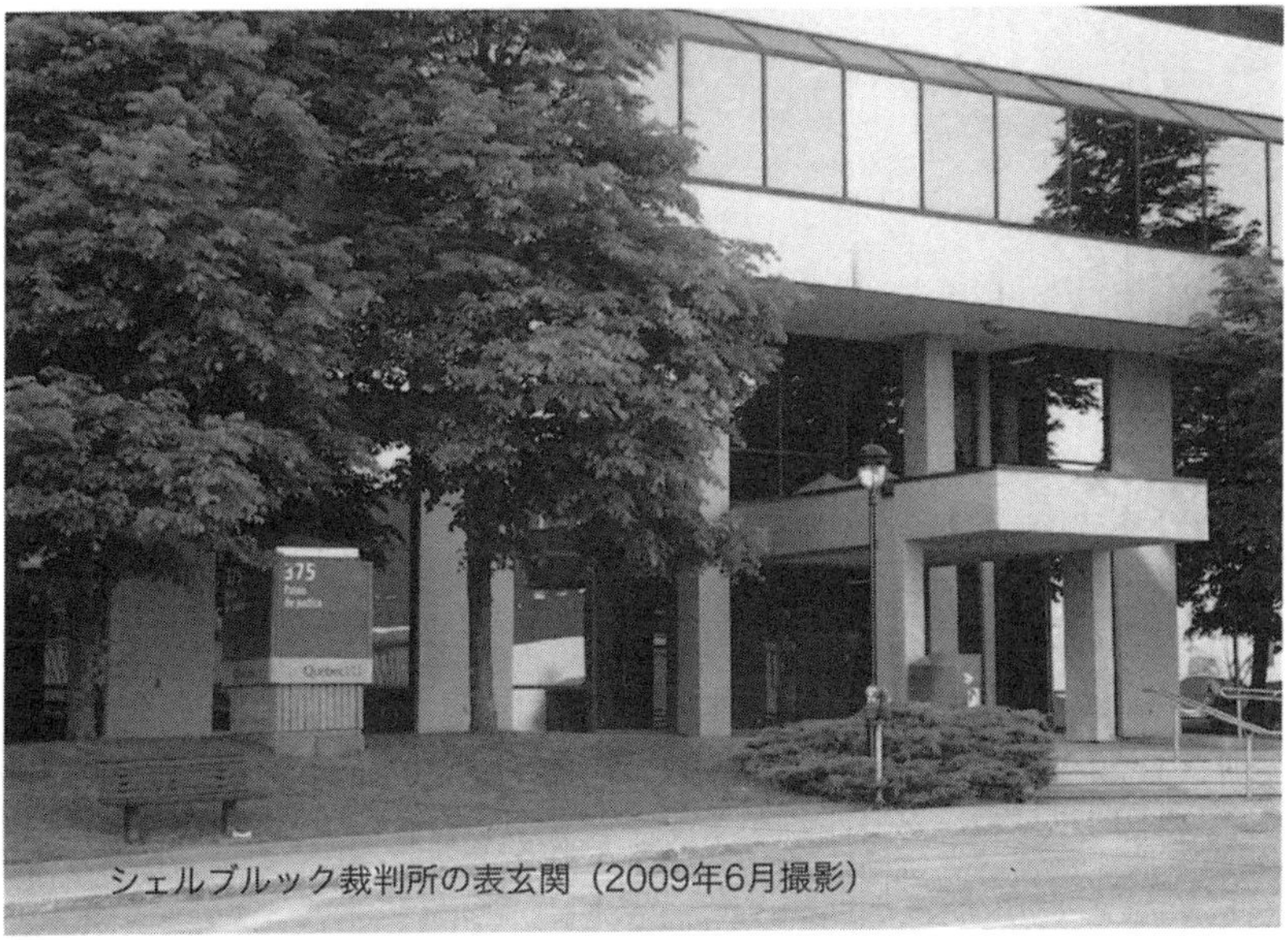

シェルブルック裁判所の表玄関（2009年6月撮影）

者たちの命を救ったのはどうやら真実のようだ。というのも、「ネサーン裁判」の日程を決める審問が開かれたその日（1989年6月27日）の朝、シェルブルックの裁判所の表玄関には各地から駆けつけた人々が百名以上も集まり、目の前を通りすぎるネサーンに大喝采を送って激励したからである。彼らは手に手にプラカードを持ち、そこには「命を救ってくれてありがとう！」「ネサーンに正義を！」等々と書かれていた。この事実は、そのまま多くの患者たちを救った714Xの効果を物語っている。

そしてネサーンが裁判所の中に消えたあと、彼らは裁判所からウエリントンホテルまでデモ行進し、ホテルに着くや即座に「ガストン・ネサーンを守る会」を結成した。

彼らが自然発生的に「守る会」を立ち上げた

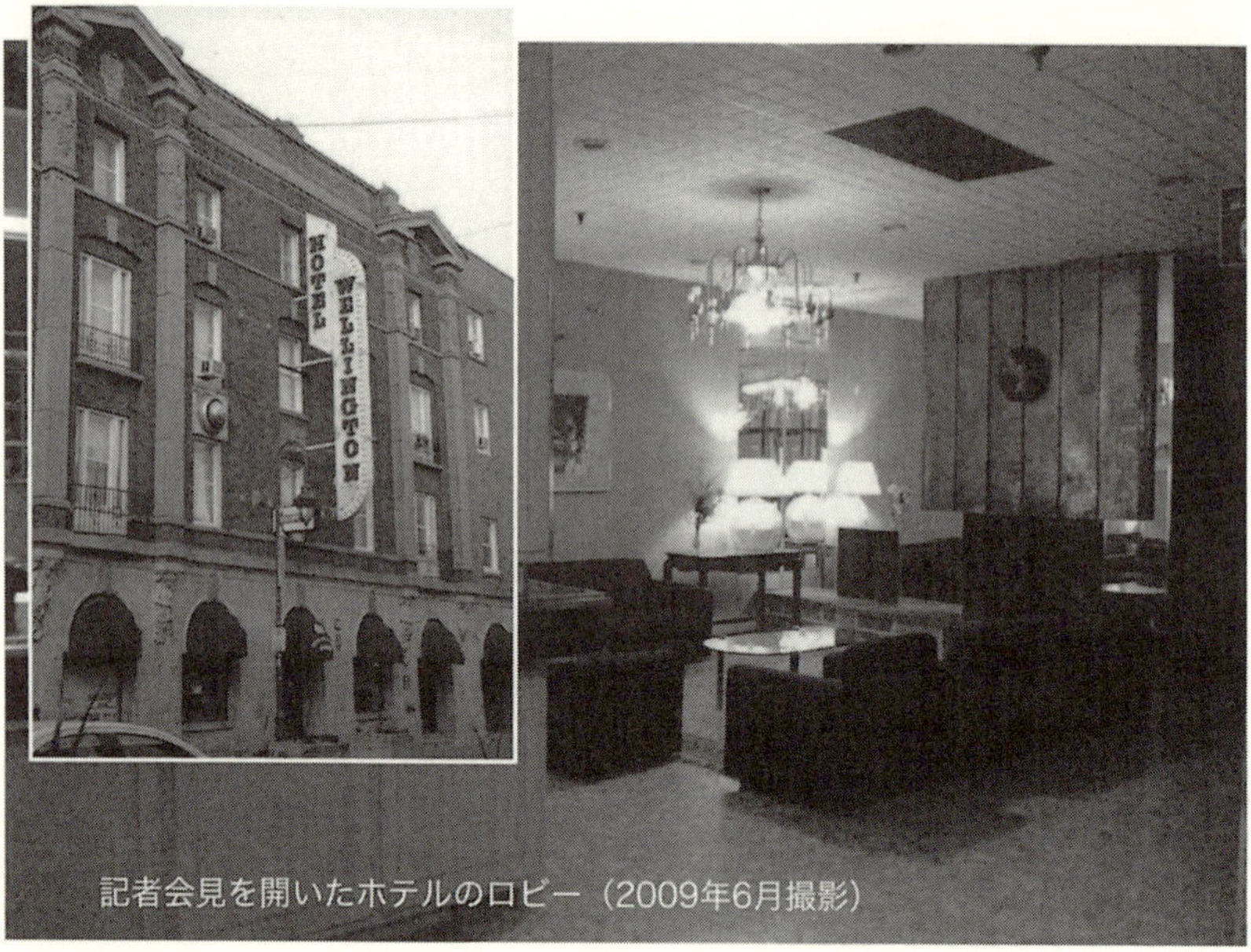

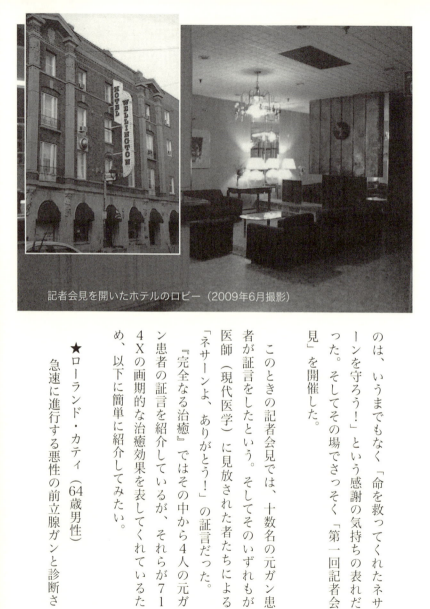

記者会見を開いたホテルのロビー（2009年6月撮影）

のは、いうまでもなく「命を救ってくれたネサーンを守ろう！」という感謝の気持ちの表れだった。そしてその場でさっそく「第一回記者会見」を開催した。

このときの記者会見では、十数名の元ガン患者が証言をしたという。そしてそのいずれもが医師（現代医学）に見放された者たちによる「ネサーンよ、ありがとう！」の証言だった。

『完全なる治癒』ではその中から4人の元ガン患者の証言を紹介しているが、それらが714Xの画期的な治癒効果を表してくれているため、以下に簡単に紹介してみたい。

★ローランド・カティ（64歳男性）

急速に進行する悪性の前立腺ガンと診断さ

れ、医師からは生殖器を全部切除するよう勧められたが、はっきりと拒否して714X治療を受ける。その結果「余命3ヶ月以内」だったカティは、見事に健康を回復（完治）して、すでに11年が経過している。

★ジーン・ヒューバート・エガーマン（ベルギー生まれ）

腸ガンの手術を受けたとき、ガンが肝臓にまで転移していたことが判明。それを知ったエガーマンは病院治療を拒絶して、89年2月に714X治療を受けた。その結果、わずか4ヶ月間ですっかり元気を回復し、この日、ネサーンの支援に駆けつけた。

★ラウル・ポワッサン

もう手の施しようがないと医師に見放されたポワッサンは、手術で舌と喉頭を摘出されて話すことができないため、714X治療で健康を取り戻したその経緯を、その場で次々と紙に書いて別のガン患者に読み上げてもらい、会場の感動を誘った。

●バーナード・バリル（33歳男性）

エイズで口蓋にカポジ肉腫が発症し、リンパ系にも進行して手の施しようがない状態だったバリルは、食べることもできず、ただベッドに横たわっているだけだった。だが、714X治療を受けたところ、6ヶ月以内にカポジ肉腫が奇跡的に完全消失した。

ネサーンの裁判日程が決定される日に、「ネサーンを守る会」の面々は大勢の記者たちを前にして、こうした証言を次々と繰り広げた。ネサーンに命を助けられた患者たちは、ネサーンが直面した苦境に対して「ネサーンを救おう！」と果敢に立ち上がったのである。しかし裁判所は、ネサーンの裁判期日の決定を7月14日まで延期した。そこで「ネサーンを守る会」は、その日に再びシェルブルックに集まってデモと記者会見を展開することにした。

714Xの効果を証言

7月14日のシェルブルックには、前回の倍以上の二百人余りの群衆が世界各地から駆けつけてきた。それくらい「ネサーン裁判」は大きな関心事として注目されていたのである。「ネサーンを守る会」は英語とフランス語が話せるラルフ・アイアランドが一身に背負い、彼は「医学界の独占」に異議を唱えつつ、「ネサーンを葬ることで医療の自由が閉ざされてはならない」と訴えた。その意味で「ネサーン裁判」は今後の医療のあり方を問う重要な試金石ともなっていた。

このような「ネサーン支持」の動きが裁判所にも影響を与えたためか、その日ようやくネサーンは拘束から解放された。拘留される前の自由が許されたのである。しかし、裁判がその年の秋には待っており、その裁判でネサーンが有罪とされれば、ネサーンには刑務所行きの運命が強いられる。下手をすれば、終身刑ともなりかねないネサーン裁判…。そのため、この日シェルブルックに集まった人々は、一段と「ネサーン支援」の熱い意欲に燃えた。

このときの記者会見でまずマイクを持ったのは、ベルギーからはるばるこの集会に駆けつけたフローリアンヌ・ピアズ医師だった。彼があえてここまでやって来た理由は、714Xの治療が多くのガン患者を救っていたからである。そのピアズ博士は次のように語った。

「4ヶ月間に7名のガン患者を治療したところ、2人の末期ガン患者に延命効果と鎮痛効果をもたらし、さらに5人の深刻なガン患者の症状をすっかり消失させ、何事もなかったかのように人生を再開させた」と。

続いてニューヨークからやってきたレイモンド・キース・ブラウン医師は、「ネサーンは天才である」と賞賛したあとで、自らの患者の治癒事例を証言した。それによれば、もはや打つ手のない末期の膵臓ガン患者が714X治療によって完治したという。
ブラウン博士は世界的に有名なスローン・ケタリング研究所でガン研究をしていた経歴があり、その著書『エイズとガンと医学界の権威』の中でネサーンのソマチッド顕微鏡写真を初めて紹介した人物だった。彼は、研究者と医師という二つの立場から、ネサーンの偉業を高く評価して「ネサーンは天才」と証言したのだった。

支援の投書も殺到

ネサーンの714Xの画期的な効果を証言するメッセージが続いていくその一方、医学界や製薬業界を真っ正面から批判する証言も飛び出した。ちなみにコロラド州のコロラド・スプリングズに研究所を持っている細菌学の研究者ウォルター・クリフォードは、次のように語った。

どんなに優れた発見がなされても、医学界のドンたちは、それが統制に従っていなければ見向きもしません。私たち科学者は、それをいやというほど思い知らされました。

これが医学と医療の舞台裏で起きている「事の真相」である。ネサーンのソマチッドは現代医学の定説を根底から覆し、714X治療は巨大な医療産業の存続を脅かすものであるだけに、それがいかにガン患者を救うことになったとはしても、医学界のドンたちは決して認めることがないと言う。実際、まもなく開かれる「ネサーン裁判」こそ、まさにその厳然たる事実を証明するものであった。

7月14日の第2回記者会見では、こうして世界各地から駆けつけてくれた多くの人々によって「ネサーン支持」の声が高まっていった。その一方、遠くシェルブルックまで支援の足を運ぶことができなかった人々は、ネサーン擁護の投書をケベック州の司法大臣事務所に郵送した。

世界各地から殺到したその投書の中には、二年前にフランス大使に任命されたルノー・ヴィニャル（セーシェル共和国）からの手紙も含まれていた。ヴィニャル大使は「深く尊敬するガストン・ネサーン」が逮捕拘留され、取り調べを受けていることを知ったショックから、司法大臣宛に手紙を書き送ったのであった。

「ネサーンは正直な人間です」

なぜヴィニャル大使がネサーンを深く尊敬していたかといえば、白血病で余命2、3年と診断された妻アンナが、ネサーンの714X治療によって完治したからだった。その事実を彼は司法大臣宛の手紙で、次のように書いていた。

妻が初めて白血病と診断されてから五年も経っています。長期間にわたる化学療法のせいで、もう子供は産めないと大勢の医師に言われましたが、健康な息子を授かりました。医学では説明できないこの奇跡は、わが親愛なる友人ガストン・ネサーンの優しい治療のおかげだと感謝しています。

長年にわたる化学療法で、もはや子供は望むべくもないとされていた妻アンナに、なんと可愛い息子が産まれたのだ。そこで夫妻は心から感謝して、ガストンの名前にあやかって息子に「ガスパー」の名をつけた。というのも、もしもネサーンとの出会いがなかったなら、息子は生まれようもなかったからである。だからこそヴィニャル大使夫妻は、「深く尊敬するネサーン」を擁護する手紙を、司法大臣宛に郵送したのである。

このような「ネサーン支援の投書」が、世界各地からケベック州の司法大臣事務所に殺到したのだったが、もう一つ紹介したいのが、ガストン・ミアラレからの手紙である。ミアラレはフランス・ノルマンディーにあるカーン大学の教授であり、かつてはケベック大学で教鞭をとったり、ユネスコ国際教育部門（スイス）で理事をしていたこともあった。また、シュエルブルック大学やベルギー、ポルトガル等々の大学から名誉博士の学位を与えられた著名な人物でもあった。そんなミアラレ博士が、次のような手紙を書いて司法大臣に送っていたのである。

ガストン・ネサーンと知り合って二十年以上になりますが、彼の名誉にかかわる事態が起きたいまこそ、その友情を公に示すときだと思いました。

彼の発見が、医学界や科学界の定説を覆すものだということは知っています。ネサーン氏の考えが正しいのかどうかは私には分かりませんが、少なくても彼が正直な人間であることは間違いありません。彼はただ、人々の病気を治す手助けをしたいだけなのです。

彼が詐欺師とか偽医師呼ばわりされているのを聞くと、嫌悪感がこみあげてきます。そのような発言をして憎悪と客観性の欠如をあらわにする人々は、自分の名誉を汚すだけです。私は貴国の正義を信じています。したがって、貴国の法律が字義上も精神に照らしても、ネサーン氏の研究の多くの優れた面を考慮することを確信しています。

困難な道を再び歩む覚悟も

ガストン・ネサーンを擁護した者は、決して命を救われたガン患者やエイズ患者だけではなかった。ネサーンの人間性を知り、ネサーンの生き方をよく知っていた人たちは、すべて「彼は正直な人間」と証言した。ネサーンは詐欺師や偽医者になれる人ではない。それなのに、ネサーンを詐欺師呼ばわりして犯罪者と決めつけるのは、自らの名誉とカナダの正義を汚すことになると忠告したのである。

このような水面下での圧倒的な支援をも受けながら、記者会見の場では最後にガストン・ネサーンがマイクを持った。この日ようやく拘束が解かれ、そのまま支援の集会に足を運んだのだった。そしてネサーンは静かに語った。それはいつものように謙虚ではありながら、しかし自信に満ち満ちた口調だった。

過去40年間の出来事を思い返してみると、私は使命を果たしたと言えると思います。これは決して自慢ではなく、みなさんの目を真っすぐに見てそう言えます。私の治療によって生存期間を一年でも、あるいは二年、五年、十年と延ばせる患者がどこかに一人でもいるとしたならば、私はこれまでの長い困難な道を、もう一度歩む覚悟ができています。

もしも714Xが、苦しむガン患者に役立てるとしたなら、私はもう一度困難な道を歩む覚悟がある…。こう語ったネサーンの言葉は支援者たちに感動を与えた。彼らの多くはネサーンによって命が救われながらも、そのネサーン自身が裁判の試練に立たされていたからである。

ネサーンを支援しようとする渦は、こうして「ネサーンを守る会」の集会や記者会見で大きな高まりを見せたものの、しかし圧倒的多くの一般市民たちは、医師会が開く記者会見やマスメディア報道の影響を強く受けていた。ちなみにケベック医師会長のオーギュスタン・ルワは、ラジオ局のインタビューで次のように語っている。


彼（ネサーン）の専門知識は全くゼロに等しい。そのうえ彼はフランスで重大な裁判にかけられ、有罪判決を受けるという注目すべき重い過去を背負っています。

彼がフランス司法当局と深刻なトラブルを起こした事実に間違いはない。彼は、聴衆の心を動かす術《すべ》を心得た、話術にたけた人物であるとだけ言っておきましょう。

714Xによって治ったという証言は、みないかがわしい作り話にすぎないでしょう。少し常識を働かせれば分かることですが、もしガンのような疾患の特効薬を発見したのなら、どうしてそれを全世界が使用できるようにしなかったのでしょう。

私には彼が何をたくらんでいるのか理解できないし、全くのインチキ治療でしかない彼の治療とやらを宣伝している人々はもっと理解できません。

社会的に信用のある医師会長が「ネサーンは重い過去を背負っている人物で、彼の専門知識は全くゼロに等しい」と断言し、さらに「話術にたけた人物」「714Xで治ったという証言はみないかがわしい作り話」「全くのインチキ治療」と断定的に切り捨てて、そのうえで「もし714Xの効果が本当だったら、どうして全世界が使用してないのか」と逆に問いつめられるとき、多くの場合「なるほど」と合点してしまいがちだ。そしてこの思いは、安易にも誰もが陥りやすいものではなかろうか。

とりわけ、もし714Xの効果が本当だったとしたら、どうして全世界でそれが使用されていないのか。これは非常に重要な問題である。しかし「世界的普及うんぬん」を論ずる前に、まず「714Xの効果」そのものを確かめてみる必要があるだろう。そのことに関しては「ネサーンを守る会」の記者会見で数多くの証言があったが、さらにその年の秋に開かれた「裁判の法廷」でも「714Xの治療効果」を裏付ける証言が相次いだ。

そこで以下、法廷での十人の証言について簡潔に紹介してみたい。

ガン治療に対するネサーンの考え方

ガストン・ネサーンを擁護する弁護側の陳述は、数日間に及ぶ検察側の退屈な証言が終わったあと、ようやく開始された。ネサーンの弁護士シャプドレーヌは、この法廷に十人の証人を用意していたが、その人選には彼の緻密で大胆な戦略が秘められていた。そして証人たちの証言が次々と展開されるたび、陪審員たちは目を輝かせ、胸をときめかせた。

まずトップバッターとして証言席に立ったのは、フランスからはるばる大西洋を越えて駆けつけてくれた医学博士ミシェル・ファーブルだった。ファーブル博士の証言はすでに紹介したところだが、彼がまず法廷でずばり指摘したのは、従来の現代医学とネサーンの医学との、決定的な考え方の違いについてであった。

その違いを一言で言えば、現代医学では「ガン細胞がどんどん分裂増殖して転移もするから、ガン細胞を摘出したり殺したりすることがガン治療の基本」と考えているのに対し、ネサーンは「ガンの発症は免疫機構が破壊された結果であるから、治癒するには免疫力を元の健康状態に戻すことこそが基本」とする。つまり、現代医学が「ガン細胞原因説」に立っているのに対して、ネサーンは「ガンは免疫機構損傷の結果」であると考えているわけである。

そしてその違いが陪審員たちにもよく分かるようにと、ファーブル博士はガンを「蚊の発生」にたとえて説明した。

蚊に襲われてたまらない。そんなとき多くの人々は殺虫剤を手にし、襲い来る蚊に向かってシュッシュッと噴射する。そうすれば確かに蚊は死んで落下する。

しかし蚊は大群で襲ってくるのだ。その大群に対して毒性の高い殺虫剤（抗ガン剤など）を噴射し続けていくならば、やがては自分まで毒にやられて参ってしまうだろう。蚊の大群をやっつける武器は殺虫剤。だからこの戦いでは、蚊がまだ大群にならないうちにやっつけてしまうことが重要とされている（早期発見・早期治療）。

これに対するネサーンのガン治療法は、まず「なぜ蚊が発生するのか」と考える。よくよく考えてみたら、すぐ近くに汚いドブがあった。そこでは蚊が卵を産みつけ、それが次々と孵化し羽化して蚊の成虫になり続けている。要するにネサーンは「蚊の発生源」に目を向けたのだ。

そこで、そのドブにきれいな水を流して、流れを作りだす。すると汚なかったドブがどんどん浄化され、やがて蚊は卵を産みつけなくなる。そこまでには多少の時間がかかるが、これでもう蚊の大群に襲われる心配はない。蚊が消えていくのは時間の問題である。

ネサーンを弁護する証人として、トップバッターのファーブル博士がまず指摘したのが、ガン治療に対するこうしたネサーンの考え方だった。このたとえは、陪審員たちの目を輝かせ、心を開かせ、裁判のテーマを一気に高いレベルに引き上げた。そしてそれこそが、シャプドレーヌ弁護士の意図した戦略だった。

ファーブル博士のこの証言がなされたのは金曜日の夕方のこと。博士は週が明けた月曜日にも続けて証言席に立ち、今度は「ネサーンと出会った経緯」について語り始めた。そしてそのきっかけを作ってくれたものこそ、714Xの奇跡的な効果だったと証言した。

すなわちネサーンとの出会いのきっかけを作ってくれたのは、深刻な黒色腫に冒されていた40歳代の実業家夫人だった。黒色腫は脳や他の器官に急速に広がる致命的なガンであることから、どの医師も眼球の摘出を勧めたが、彼女はそれを嫌って714X治療を選択した。その結果、一年足らずでガンが消えてしまったという。

その話を聞いたファーブルは、自分の目で確かめてみようと考え、実際に夫人に会ってその事実を確認した。それ以来、自ら714Xを使ってガン治療を開始したのである。

その結果は…、男性の肺ガン患者が714Xの投与で完治し、進行した多発性硬化症の30歳女性も、十年来苦しみ続けてきたこの難病から解放された。この症例は、714Xがガン以外の重篤な変性疾患にも効果があることを物語っている。

このような数々の治癒例を、ファーブルは医師として体験してきたことから、彼はその決意を、何のためらいもなく次のように述べた。

たとえ法律で認められていなくても、患者を助けることができると思えば、医師はどんな治療でも倫理的に行うことができます。魂と良心に導かれて…。

法曹界の人には気に入らないでしょうが、それは当然の成り行きなのです。

ケベックの名士ゴダンの登場

ファーブル博士の証言が終わったあとやや経って、法廷が突如として騒然となった。次の証人として登場してきたのは、誰もがみんな良く知っている人物だったからである。

それは、ケベック州の閣僚と議会議員を務めていた、ジェラルド・ゴダン。

ゴダンは著名な政治家としてだけでなく、優れた詩人、雄弁家、そしてジャーナリスト、さらにはケベックの独立を目指す熱心な闘士にして独立運動の旗手でもあり、ずばり「ケベックの名士」だったからである。

しかもゴダンは１９８４年に脳腫瘍の手術を受けたあと、左半身が麻痺して癲癇性の発作でも苦しんでおり、ついには話すことすらできなくなっていた。その「ガン闘病記」が、発売されたばかりの週刊グラフ雑誌に掲載されてみんなの関心事になっていただけに、その当のゴダン本人がいきなり法廷に現れ出たことに、みんながびっくりしてしまったのであった。

いったいどうして「ガンで苦しんでいたはずのゴダン」が、この法廷に登場してきたのか。

みんなが熱い視線を向ける中で、ゴダンはそのわけを静かに話し始めた。

このときの法廷でのゴダンの証言によれば、かつて手術を受けて切除した脳腫瘍が再発したため、つい4ヶ月ほど前の7月17日に二度目の手術を受けたという。手術に続いて放射線と抗ガン剤の集中治療も1ヶ月半ほど受けたものの、全く何の効果もなかった。実際、ゴダンの頭頂部には脳腫瘍の手術の傷痕が生々しく残っており、頭髪はすべて抜け落ちていた。

そんななか、ゴダンは友人の勧めでガストン・ネサーンに会い、714Xの治療を受けた。それはゴダンにとっての「最後の賭け」だったという。その賭けにゴダンの主治医も、「714Xは副作用が全くないと言われているから、ぜひ試してください」と同意してくれた。そこでゴダンは9月末から10月20日まで、毎日鼠蹊リンパに714Xを注射し続けたのだった。

ゴダンは言う。「痛みは全くありませんでした。そのうちにだんだん力が出てきて、すっかり元気を取り戻しました」と…。実際、ゴダンはそのあと厳しい選挙戦を勝ち抜くことができたのだったが、その事実が714Xの効果を証明してくれていた。

一クール（21日間）の714X治療を受けたその三日後、ネサーンにソマトスコープで血液を見てもらったところ、ゴダンの血液は正常に戻っていた。その後のノートルダム病院（モントリオール）でのCT検査では、手術で取り除くことができなかった脳腫瘍の塊の60パーセントが縮小していたという。

そこまで回復したゴダンに対してガン専門医が、「これならもう一度化学療法が可能」と抗ガン剤治療を勧めたためゴダンはそれを受けたが、吐き気がひどくて食欲も生きる気力もなくなったために中断し、ゴダンは再びネサーンの714X治療を受けることにした。その結果、再びすっかり元気を取り戻して、法廷に臨むことができるまでに回復したのであった。

ゴダンが再発した脳腫瘍の手術を受けたのは7月17日だったから、それは「ネサーンを守る会」が二度目の記者会見を開催し、ネサーンが拘束から解放された三日後のことだった。このあとゴダンは放射線治療や抗ガン剤治療で苦しむことになるが、それでもネサーンの714X治療にはなんとか間に合った。もしもネサーンに出会えなかったり、ネサーンに有罪が下されたとしたなら、ゴダンのガンは治癒に向かうこともなかっただろうし、ネサーンを弁護することもなかったにちがいない。その意味で、ゴダンは絶妙なタイミングで714Xによって命を救われ、ネサーンもまたゴダンの劇的な証言によって「無罪」に大きく近づくことができた。ゴダンが法廷に証人として登場したことが、判決に大きなインパクトを与えたと考えることができるだろう。

医師による最初の公式文書

三人目の証人は、重症のホジキン病で「余命二年」と宣告されたアメリカの実業家ゲーリー・ダイヤモンドだった。なぜシャプドレーヌ弁護士が、このダイヤモンドを3番目に登場させたかと言えば、「余命二年」の重症患者が７１４Ｘ治療で見事に完治し、しかもそこには医師による正式な「患者病状報告」があったからである。

これはガン治療に７１４Ｘが使われたことを報告した、アメリカ人医師による最初の公式文書であり、それだけに、そこに記された以下の報告は歴史的なものとも言えた。

１９８３年8月、患者は治療（化学療法）を終えた。それはカナダの代替療法の医師（ガストン・ネサーン）を訪問した直後のことだった。

その医師の治療法はソマチッド理論と、免疫機構を刺激することでガンの進行を阻止あるいは治療できるという理論に基づいている。

それに従って、患者は７１４Ｘと呼ばれる窒素化合物を鼠蹊リンパ節に直接21回注射され、投与量は21日間で少しずつ増量された。九日間の休止の後、21日間の投与をさらに二クール受けた。患者は現在もこの治療を継続している。

そのカナダの医師の勧めに従って、患者は化学療法を１９８３年8月に終えた。

この公式文書には「その結果、ガンが完治」とは書かれていない。ただ「化学療法を終えた」

と記されているだけである。しかし医師は医療保険会社宛ての手紙の中で、「患者の病状は1983年からずっと鎮静化しており、再発の可能性は非常に低い」と報告し、「多くの医師や腫瘍学者がこの患者のホジキン病は治ったと認めるでしょう」「患者が病気を克服し、きわめて健康な状態にあることを考慮して、彼を保険の対象として見直すべきだと思います」とも書いている。ということから、これはそのまま医療保険会社への「完治報告」でもあった。

シャプドレーヌ弁護士は、アメリカ医師によるこの公式文書を法廷で示すために、あえてアメリカからダイヤモンドを呼んで証言席に立ってもらったのであろう。

というのも、いくらガンが治ったとは言っても、そこに医師による公式文書が添えられていない限り信憑性に欠けるからだ。特に近年は「エビデンス（証拠）」が重視されていて、確かな証拠がない限り、なかなかその事実を認めようとはしない。

それだけに「ネサーン信奉者」とも思えるファーブル博士がいかに「ガン完治例」を出しても、それは信憑性に乏しいものに見え、またあれだけ末期的状態だったゴダンが法廷に元気な姿を見せたとしても、ゴダンはその他にもガン治療を併用していたのだから、治癒が714Xのお陰とは言い切れない。医師たちは「抗ガン剤が効いた」と開き直ることもできるのだ。

まさに詭弁的なそんな「開き直り」を突破するために、シャプドレーヌ弁護士は四人目の証人としてヘルムート・ヴァラチェクを起用した。ヴァラチェクはオーストリアの繊維技師で腎臓に悪性の腫瘍があり、大量の放射線を照射したものの、その直後に肝臓転移が見つかって、何人もの医師たちから「最悪の状態」と宣告されていた。そこでヴァラチェクは、その後通常療法と完全に縁を切り、714Xの治療だけを受けたのだった。

これなら通常療法との併用ではないから、その後にもし完治に至れば成果は714Xのものとなる。シャプドレーヌ弁護士は714Xの治癒効果を強調するために、はるかオーストリアからバラチェクを呼んだのであろう。

腎臓と肝臓の悪性腫瘍が714X治療によって消えたバラチェクは、喜んでネサーン弁護のためにシェルブルックまで駆けつけてくれた。そして法廷で次のように証言した。

「私は通常療法に見捨てられ、ネサーンの治療だけが救済の望みを与えてくれた」と…。

その手には、オーストリアのガン専門医が、あらゆる検査を何度も繰り返した果てに「完治」を認めた分厚い報告書があった。彼はそれを証言席に積まれた報告書の上に積み加えた。

身近な地元機械工の証言

五番目の証人として証言席に立ったのは、地元シェルブルックの近くに住む機械工ジャック・ヴィアンだった。それまでの証人といえば、フランスから来た医学博士（ファーブル医師）、ケベックの著名な詩人にして政治家（ゴダン）、アメリカの実業家（ダイヤモンド）、オーストリアの技師（ヴァラチェク）等々、いずれも一般市民とはちょっと違ったいわばエリートたちだった。しかしこのようなそうそうたる証人だけを並べては、714X治療が普通の市民から遠いものとして映りがちだ。そんなバランス感覚も働いたのであろう、シャプドレーヌ弁護士は五番目の証人として、ごく普通の市民、地元の機械工を人選したのである。

ジャック・ヴィアンは胃ガンで、一年前に胃の8分の7を切除。しかしそれがリンパ節にも転移したため医師から見放され、自宅で死にたいと思って退院した。死を覚悟して帰宅はしたものの、わずか39歳で死にたくはない。そこでネサーンを紹介され714Xを受けたのだった。

714X治療は6月20日から始まったのだったが、その晩秋には鹿狩りやムース狩りに出かけられるまでにヴィアンは回復した。そして5週間前には、機械工の仕事に復帰していたのである。こうして半年前に死を宣告されていたヴィアンが、いまこの法廷で元気な姿を見せている。彼の登場は陪審員たちにとってごく身近な存在だっただけに、これまた裁判の判断に大きな影響を与えたことだろう。

治療法を選ぶ権利が患者にあるはず

シャプドレーヌ弁護士が六人目の証人として用意していたのは、同じくケベック人のマルセル・キャロンだった。キャロンは腸にポリープが見つかって切除手術を受けたが、それがガンと診断され、医師からは腸の一部を摘出すべく強く勧められた。だがキャロンは、きっぱりと断った。１９７０年に弟が同じ病気にかかり、手術を受けたにもかかわらずその半年後には苦しみながら亡くなったからだった。手術を断ったキャロンは妻に案内され、ネサーンを訪ねた。かつて乳ガンだった妻は７１４Ｘ治療を受け、土壇場で一命をとりとめていたからだった。

そしてキャロンは７１４Ｘ注射を３クール受けた後、念のために検査を受けてみることにした。だが手術を断った病院にはさすがに行きたくなかったので、モントリオールのヴィクトリア病院にカルテを送ってもらって検査した。その病院でありとあらゆる検査を受けた結果、ガンは完全に消失していた。なんと７１４Ｘ治療の約２ヶ月後に「完治」が証明されたのである。

証言を終えたキャロンは、最後にこう述べた。

私がここに来たのは、代替療法が通常療法よりもよいと言うためではありません。私たちは、自分がよいと思う治療法を選ぶ権利を認められるべきだと言いたいのです。

キャロンがこのように述べたのは、医師に７１４Ｘ治療のことを話したときに、「君は頭がおかしいのではないか」と、ひどく侮辱されたからだった。医師たちの多くは、通常療法以外のものを絶対に認めようとはしない。しかし患者には、自ら治療法を選ぶ権利があるはずだ。

実際、医師からひどく侮辱されながらもキャロンは714X治療を選び、その結果、検査によって見事に「完治」が証明された。しかし多くのガン患者は医師の言葉に大きく左右されてしまう。そこで患者の権利を強調し、さらに陪審員に向かって、最後にこう付け加えた。

私の回復と、弟の死を比べていただければ、分かることです。

40人のガン専門医が完治を確認

次に登場した七番目の証人は、ベルギー人のアルノー・ド・ケルコヴ・ヴァランだった。ヴァランはモントリオールで通訳と翻訳業を営んでいたが、あるときメラノーマ（目の黒色腫）と診断され、余命が9ヶ月から一年くらいと宣告された。そのときヴァランは医師が強く勧める手術をきっぱりと断って、メキシコのクリニックで714Xの治療を受けたのであった。

その成果は21回の注射が終わった1クールで早くも現れ、真っ黒だった細胞が薄く琥珀色に変わった。第2クールを始めるとその色はさらにどんどん薄くなり、やがて黒色腫の細胞は消失してしまった。これに歓喜したヴァランは、モントリオールに戻って仕事に復帰した。

ところがある日、重い箱を持ち上げたときにドアの取っ手に頭を強くぶっつけて気絶してしまった。すると、すっかり消えていた目の痛みが再び突然戻ってきた。再発を恐れたヴァランは持ち帰っていた714Xを自分で注射して、その後医師との間でさまざまな紆余曲折はあったものの、見事「完治」することができたという。

ヴァランの法廷証言では、実に興味深いことが多々語られた。というのもヴァランはそう簡単に完治できたわけではなく、714Xで大きく好転したあと病院に行って診てもらったとき、思いがけない方向に誘導されてしまったからである。すなわち、黒色腫の細胞が消失したことを確認した医師が、「信じられない。そんなことはありえない。いまごろは体中に、足の親指にまでガンが転移しているはずだ！」と疑い、その結果、ヴァランはわざわざ眼科医の学会に呼ばれて40人もの専門医たちに厳密に診断してもらうはめになったのであった。しかし専門医の全員が、ヴァランの完治を認めざるをえなかった。

ここで終わればハッピーな話だが、実はここから再び一つの悲劇的な物語が始まっていく。それについては改めて次章で触れてみたいが、その後紆余曲折はあったものの、とにかくヴァランは悲劇を乗り越えて証人として法廷に出席した。そして言った。「医師の恐ろしい予言を告発したい」と…。七人目にヴァランを起用したシャプドレーヌ弁護士は、どうやら714Xの効果に加え、現代医療の恐ろしい一面を陪審員たちに知ってほしかったようである。

乳ガンの女性証言者も登場

ここまでの証言者はすべて男性だったが、シャプドレーヌ弁護士は八番目の証人としてカナダ政府の職員、スザンヌ・ベルティオームを喚問に呼んだ。

彼女は1988年12月に乳ガンを宣告され、すぐに切除手術をするため入院するようにと医師に勧められたが、ガン告知のショックもあってその場でサインすることはせず、「一晩ゆっくり考えたい」と言って家に帰った。

ベルティオームはショックを抱えたまま一晩考えてはみたものの、どうしていいものやらまだ迷っていた。そこで再び病院に出向いて、手術の後のガン治療について医師に尋ねてみた。すると、手術の後には放射線治療と抗ガン剤治療が待っていることを知らされ、そのとき彼女は肺ガンで亡くなった父のことを思い出した。

ベルティオームの父は肺ガンを告知されたあと「効果が立証済み」という化学療法を受けたのだったが、結局はひどく苦しみながら亡くなった。そのことを思い出し、彼女は通常療法をきっぱりと断った。それに対して医師たちは、乳ガンというのにガン治療を拒む患者には一度もお目にかかったことがなかったからであろうか、彼女の固い決意を聞かされてびっくりし、ほとんどパニック状態に陥ったという。

病院でのガン治療を断ったベルティオームは、その後知人を通してネサーンの714X治療を開始した。それは1988年12月12日からのこと。ガン告知から一週間後のことだった。そして3クールの714X治療を終えたあとで病院検査を受けたところ、完治が医師によって認められたのであった。そのベルティオームは、次のように証言した。

注射を始めてから、とても気分が良くなり、新たな生きる意欲さえ湧いてきました。それで、自分の意志で最初に診断を受けた病院に行って検査してもらったのですが、体内にはガンの形跡は全くないと言われました。

このときの証言で、ベルティオームは話さなかったものの、彼女が抗ガン剤治療をきっぱりと断ったときに「信じられない」としてパニック状態に陥った医師たちは、わずかその４ヶ月後の検査でガンが消えていた事実を知り、再びパニックに陥ったにちがいない。

フランス駐在大使も証言

九番目に証人喚問された人物は、ケベック州の司法大臣に宛てて手紙を書いたあのフランス大使、ルノー・ヴィニャルだった。ヴィニャル大使はその手紙の中で（171ページ参照）、ネサーンのことを「深く尊敬する友人」と呼び、ガストン・ネサーンのお陰で恵まれた息子にガスパーという名前をつけたくらいだから、この法廷にも喜んで駆けつけてくれたのであった。

そのヴィニャル大使が証言席に立ったとき、初夏の記者会見での大使の発言が７月の新聞に大きく報じられていたこともあり、法廷内の多くの聴衆は「あの大使が…」と、彼の証言に耳を澄まして聞き入った。

そのヴィニャル大使が、陪審員に向かって力説したものは、以下の通りである。

私が妻アンナと初めてネサーンに会いに行ったとき、正直なところ、714Xの効果については非常に懐疑的だった。しかしネサーン氏の話を聞くに及び、私の考えは180度方向転換することになった。

その理由は、まずネサーン氏が自分の治療法について全く謙虚であったこと。そして714Xが免疫機構を強化できると固く信じていたこと。さらに、妻アンナが背水の陣を敷くことにならないようにと、化学療法との併用をも勧めてくれたこと。そしてもう一つ、ネサーンは謝礼として一ドルも一ペニーすら要求しなかったことだった。

こう話したうえでヴィニャル大使は、「妻のことでそれまでに数えきれないほどの偉い医師に相談してきたが、妻の命を救うことや子供を授かる可能性に関して、何らかの希望を与えてくれたのはガストン・ネサーンだけだった」と証言した。

そして実際、ネサーンの714Xを注射することにより、余命2、3年と宣告されていた妻アンナの白血病は劇的に完治して、さらに可愛い息子まで授かることができたのである。

ガン治療で、何らかの希望を与えてくれたのはガストン・ネサーンだけだった…。ヴィニャル大使のこの言葉は非常に重い。なぜなら多くのガン患者は、医師からガンの完治に関してほとんど希望の言葉が与えられないからである。しかもネサーンは言葉だけではなく、714X治療を通して多くのガン患者たちの命を救ってきた。その事実が証人たちの生の言葉を通して伝わってきただけに、陪審員たちもガン治療に明るい希望を抱いたことだろう。

そして最後に裁判官も…

そして、バニャル大使が証言席から傍聴席に戻るや、シャプドレーヌ弁護士が最後の証人として招いたある人物が証言台に立った。名前は、フランソワ・ヴィレルミー。この最後の証人に対して「職業は？」と書記官が問うと、証人ははっきりと「裁判官です」と答えた。

それを聞き、法廷内にはどよめきが起こった。ケベック州の裁判官、それもこの「ネサーン裁判」の裁判長、ペリカン裁判長と同等地位にある裁判官が、もしも有罪となれば終身刑に処せられるかもしれないガストン・ネサーンのために、自ら証言席に立ったからだった。これは普通では考えられないことである。なのにヴィレルミー裁判官は、毅然とした態度で証言台に立ち、ネサーンの無罪を強く主張した。それは、妻の命が714X治療で救われたからであり、その妻に代わってメッセージしたのである。

ヴィレルミー裁判官の夫人は１９７９年にガンと診断されて通常治療を受けたが、１９８５年に再発。その後も病院で治療し続けたものの１９８９年３月には病状がひどく悪化し、ついには激痛を鎮痛剤で緩和するしか方法がなくなっていた。

そんななか、ネサーンが逮捕されて解放された後の７月に、妻と連れ立ってネサーンを訪ねる。７１４Xを「最後の命綱」と見込んでの訪問だった。

そしてさっそく７１４X治療を受け、それが三クール終わったとき、首にできた転移のガンが後退し始めた。その後もどんどん良くなってすっかり元気になり、夫人はさまざまな活動が再び始められるようになったという。

本当は夫人当人が証言台に立つべきであったが、当人は喉頭部の摘出を受けていたため大きな声を出すことができず、代わってヴィレルミー裁判官が証言台に立ったのであった。

この証言に対して検察官は、「いったい誰が注射したのか」と意地悪な質問をした。これに対してヴィレルミー裁判官は、質問した検察官や陪審員に対してではなく、あえて裁判長に向かって発言した。

「裁判長、その質問には答えたくないのですが、法廷が要求するのであれば公表しないわけにはいきません。今は、それはネサーン氏でも私自身でもないとだけ言っておきます。治療は私の家の近くで内密に行われました」と。
そして結論として、さらに次のように述べた。

ネサーン氏の714Xのような治療を公然と受けられないことは、本当に嘆かわしいことです。なぜ内密に受けなければならないのでしょうか。

結局、私たちの社会では、人が溺れていても、それが女性や子供であっても、誰も助けようとはしない。ましてガン患者など眼中にないのです。

ヴィレルミー裁判官が夫人といっしょにネサーンを訪ねたのは、裁判が始まる4ヶ月前のこと。彼と夫人は「インチキ治療・偽医者」として逮捕されたガストン・ネサーンの714Xに、最後の命綱をかけたのである。それだけでも裁判官としては勇気が要る行為だったにちがいないが、しかしつい4ヶ月前には激痛で苦しんで鎮痛剤に頼っていた夫人が、いまやすっかり元気になってさまざまな活動を再開しているのだ。だからこそネサーンの無罪を主張するため最後の証人として出廷したのである。

こうして、シャプドレーヌ弁護士が招いた十人の弁護側証言は無事に終了した。その翌日は休廷となり、そして11月29日に弁護士と検察官の最終弁論が行われた。

なぜネサーンが法廷にいるのか

シャプドレーヌ弁護士の最終弁論は、まず丁寧な感謝の言葉から始まった。その弁論はきわめて格調の高いものであり、しかもそれは分かりやすかった。その言葉の一つ一つが陪審員たちの心に響く、それは非常に感動的な弁舌と言えた。

その詳細については『完全なる治癒』の著書を読むことで味わっていただきたいが、その中から最後に述べた言葉の一部を、以下に引用させていただくことにする。

ネサーンが開発した治療法のポイントは、通常療法のようにガン細胞を人為的に撲滅することではなく、免疫機構が本来の機能を果たすように補助することなのです。

これまで証明してきたように、彼の治療法は成功しているのに、医師会はそれに対して心を開こうとしません。それはなぜなのでしょう。医師会は心を開かず、関心を示さないばかりか、内密に治療を受けた患者を捜し出して批判すらしています。その恥知らずな行動には呆れ果てるしかありません。

ヴィレルミー裁判官がおっしゃったように、この治療を公然と受けられないのは、このうえなく不幸なことです。法律がどこか歪んでいるとしか言えないでしょう。

私たちがここで取り扱っているのは、今世紀に使われるべき優れた治療法なのです。これが承認されるのを来世紀まで待たなければならないのでしょうか。全く理解しがたい無慈悲なことが行われています。

長年にわたってガン研究に多額のお金がつぎ込まれているというのに、大勢の末期患者が望みがないと言われています。それなのに、ヴィレルミー裁判官が「最後の命綱」と呼んだネサーンの治療法が、人々を救済することは許されていないのです。

ガストン・ネサーンはその命綱を提供できる、いや、すでに提供しました。それなのに、なぜ、彼は今、研究室ではなくて法廷にいるのでしょう。我々の社会はどうしてこのような不合理を許すことができるのか私には理解できません。

シャプドレーヌ弁護士によるこの最終弁論に続いて、検察官の最終弁論が繰り広げられた。その中でメランソン検察官はもっぱらプラシーボ効果と心理的暗示を持ち出し、その証拠として「ネサーンの714Xはただの水同然、ごく微量のカンファーが入った水溶液にすぎない」と強調した。これは波動（情報）水、つまりホメオパシー医学を全く認めないアロパシー（現代西洋医学）の立場から断じたもので、それは生命を唯物的な次元でしか考えない、現代科学を代弁するものでもあった。

ネサーンを有罪に追い込もうとする検察官メランソンは、「絶望した患者は理性を失う」という自説を進め、次のような言葉を繰り返した。

ネサーンは、心の平衡を失った患者につけ込んで、偽りの希望を与えることができたのです。なぜ多くの患者がガンの通常療法を拒むという、とても正気の沙汰とは思えない行動に走るのか。これだけでも十分お分かりいただけるでしょう。

審議をする際に（陪審員のみなさんに）考慮していただきたいのは、ネサーンが人々の信頼をいいことに、インチキ薬を売っていたかどうかです。ラングレ夫人はその薬を信じたために亡くなりました。ですから、ネサーンが無罪か有罪かを判定する際には、そのことをくれぐれも考えていただきたいのです。

ネサーン「無罪」を勝ち取る！

明けて11月30日、この日は裁判長による5時間に及ぶ演説が始まろうとしていた。そしてその裁判長の演説が終わったあと、いよいよ陪審員たちによる審議が開かれて、そしてついにネサーンの「有罪か無罪か」が決定されるのだ。

そんな緊張感が漂うなかで始まったこの日の朝、突然裁判所に一人の人物が現れて、法廷内の人々をあっと驚かせた。なんと、ケベックやカナダばかりかフランスでも名高いシャンソン歌手ジル・ヴィニョーが、ネサーンを支援するためにわざわざ公演先のフランスから駆けつけてきたからであった。

「国民的ヒーロー」あるいは「生きた伝説の人」と崇められているヴィニョーは、昼休みにネサーン夫妻と腕を組んで散歩したあと裁判所の二階に上がって、彼を取り囲む新聞やラジオ、テレビのジャーナリストたちに向かって語った。

「私がフランスから急いでここに駆けつけたのは、ネサーン氏を支持するためであり、ここでいま論じられていることは、人類全体に関わることである」と。つまりヴィニョーは、「この裁判には世界中の人々の幸福がかかっている。医師に見放されても望みを捨てない人々を救う可能性が審理されている」と考えて行動したのだった。

ところで、なぜヴィニョーは、ネサーンを応援したいと考えたのだろうか。その理由は、98歳になる母が骨粗鬆症で苦しんでいたときに、通常医療からは「老齢だから治らない」と言い渡されていたのに、ホメオパシーによって母が元気を取り戻したという事実があったからであった。そんなことがあったためか、ヴィニョーは代替医療やホメオパシー医療の利点を力説し、そしてきっぱりと言い切った。

「人類の利益のために、私たちは製薬会社が阻止している医学の進歩を押し進めなければならない。製薬会社は武器商人とともに、今や世界最大の圧力団体である」と…。ヴィニョーは大胆にもこのように発言し、さらに「ネサーンは魔女狩りの犠牲にされている」と断言した上で、ネサーンへの絶対的な支持を表明したのだった。突然裁判所に姿を見せたジル・ヴィニョーが「ネサーンの支持席」に座ったことにより、法廷内に臨席していた人々に圧倒的な影響を与えたであろうことは想像に難くない。そんななか裁判長の5時間に及ぶ演説が行われ、そのあと午後6時から9時まで、判決のための最終審議に入ったのであった。

そして翌12月2日、ついにネサーンに対して判決が下された。ネサーンはすべての訴因で「無罪」とされ、ついに放免されることになった。医師会や製薬業界は検察やマスメディアを総動員してネサーンを終身刑に追いやろうと企図したものの、ネサーンに命を救われた多くの患者たちの勇気ある証言と行動によって、ついにネサーンは「無罪」を勝ち取ったのである。

以上、『完全なる治癒』の中から714Xの治療効果をピックアップして、ここに簡単に紹介させていただいた。『完全なる治癒』はクリストファー・バードによる「ネサーン裁判の記録」であるが、そこには同時にソマトスコープのこと、ソマチッドのこと、そして714Xの劇的なガン治癒効果が著わされていた。それを読んだとき、ぼくはその効果のすごさに驚かされ、そして、もしも検査の結果が末期と出たならば、取材も兼ねて妻とカナダに飛び、実際に

714X治療を受けてみたいと熱く思った。そう考えた理由は、714Xがガン細胞を殺すための製剤ではなく、それが免疫力を高めて、人間誰もが持つ治癒力・生命力を引き出してくれると知ったからである。

その考え方、ガンに対する治癒方法は、そのまま千島学説的なものであった。しかし千島学説は「気血動の調和」を回復することがガンを完治する基本としていながらも、決して具体的で画期的な治療法を示しているわけではない。それに対してガストン・ネサーンは、ガンや難病治療に絶大な効果を持つ714X製剤を開発した。だからこそ医師会や巨大な医療業界から過酷な運命を強いられたりもしたわけだが、ガン患者にとってこれはやっぱり朗報と言えよう。そう考えてぼくは『ガン呪縛を解く』の中でガストン・ネサーンの快挙を紹介したのだったが、心のどこかで、「本当だろうか」という思いもやがて芽生え始めていった。

というのも、日本でも714Xが使われているのに、なぜか『完全なる治癒』に見るほどの劇的、画期的な治癒例が乏しかったからである。いったい、なぜなのだろうか。なぜ日本で714X治療は劇的な効果を発揮していないのだろうか。その理由を知るためには、直接ガストン・ネサーンを訪ねて聞く以外にない。そう考えて念願のネサーンへの旅に参加させていただき、セミナー二日目に、いよいよその真相を知ることができたのであった。

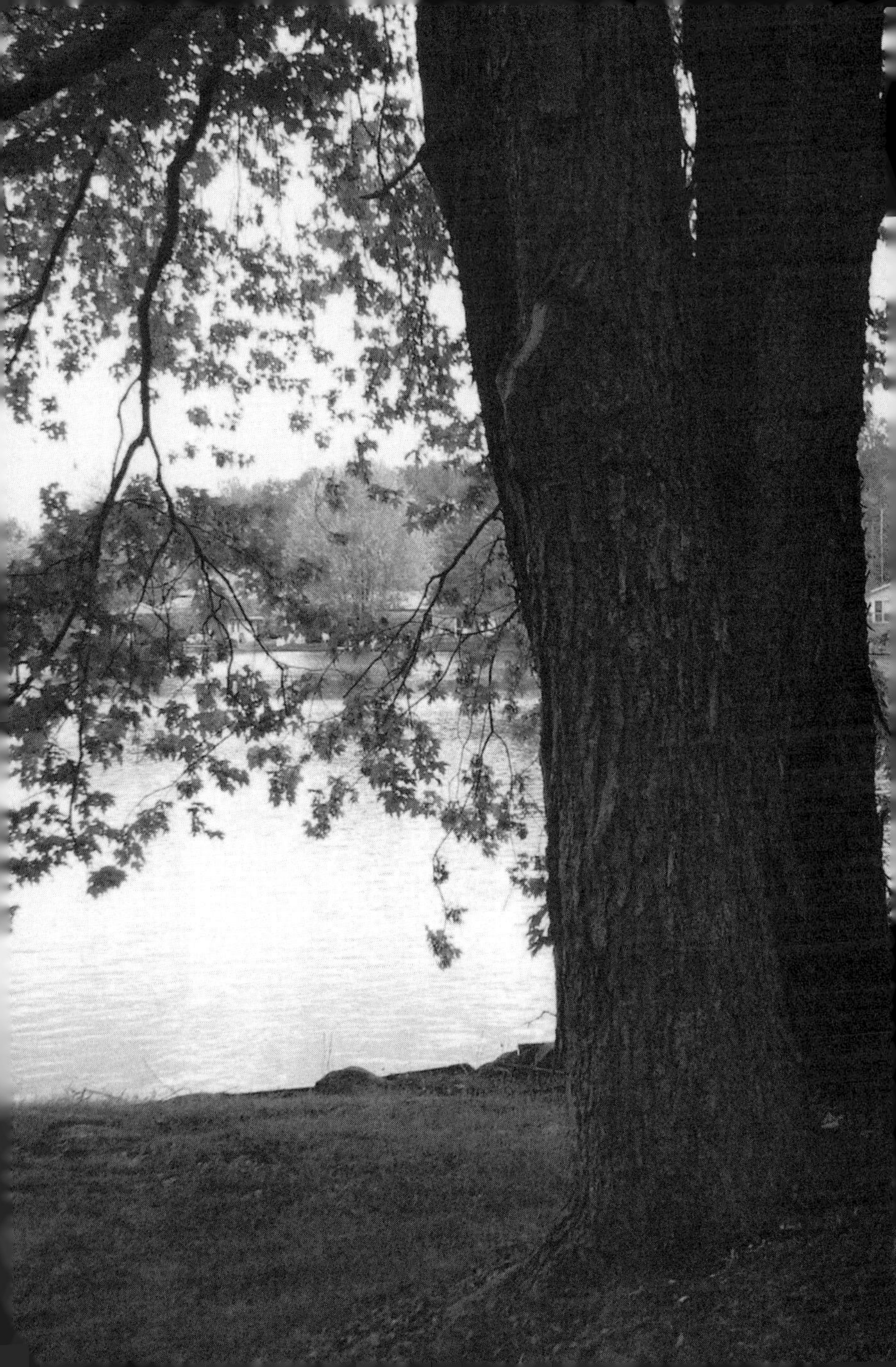

第4章　714Xの真実

ガストン・ネサーンの「ガン観」

ガストン・ネサーンの「ガン観」は、「ガンとは、全身的な病気が局所化したもの」というものである。そしてこのことを123ページの図で分かりやすく示した。現代医学では、ガンはまず身体の一点（局所）から始まり、それが細胞分裂を繰り返して異常にどんどん大きくなり、ついには機能障害や転移を起こして死に至らしめると考えているが、ネサーンのガン観はこれとは決定的に違っている。「ガンは、免疫機構が弱体化した結果生じる」としているのだ。

それだけに、ガンを治癒するには免疫力を高めなければならない。免疫機構が弱体化したままで、いかにガン腫を切り取ったりガン細胞を殺してみても意味がない。免疫機構が壊れたままなら、やがて「再発」、あるいは「転移」という現象が起きてくるからだ。

これと全く同じことを、千島学説やホメオパシー医学も指摘する。シュタイナーやエドガー・ケーシーもまたしかりである。ただ、「ネサーンのガン観」に限っては、あくまでもソマトスコープによるリアルなソマチッド観察に基づいたものであり、それが他とは違った断然の強みとなっている。

ガストン・ネサーンは、画期的なこのソマトスコープの発明から、全く新しい道に踏み込んだ。ソマトスコープによってソマチッドを発見し、ソマチッドの生態とサイクルを観察し、それに基づいてガンや難病の効果的な治療法を開発してしまったからである。

だが、皮肉にもこのことがネサーンに悲運をもたらし、不遇な人生をたどらざるをえなかった。しかしネサーンが人生最大の試練「1989年の裁判」に直面させられたとき、ネサーンによって命を救われた大勢の人々が世界各地からシェルブルックに駆けつけ、「ネサーンの真実・ソマチッドの真実・714Xの真実」を明らかにした。それによってネサーンは劇的に「無罪」を勝ち取ることができたのであった。

クリストファー・バードの『完全なる治癒』によれば、ネサーンが開発した714Xは「75%の完治率」を誇るという。その数値を目にしたとき、ガン宣告を受けた直後のぼくは「カナダに行ってみたい」と思った。ガストン・ネサーンを取材することにより、その驚くべきガンの完治率の真相を実際に確認したいと考えたのに加え、もし可能なら自らその治療を受けてみたいと思ったからである。そう思ったのは決してぼくだけではなかった。前述したように、山田バウさんもまた714Xの完治率に目を見張った。「もしこれが本当だとしたら、なぜみんなは動かないのか。なぜ日本に広まらないのか」。バウさんはそんな素朴な疑問を抱くと同時に、この疑問を解くために「まずネサーンさんに会いに行くことから始めよう！」と「ソマチッド基金」を開設した。それが見事に実って、私たちはネサーンご夫妻によるセミナーを受けることができた。そしていよいよ「714Xの真実」が明らかにされたのであった。

「714X」とは何か？

さて、ネサーンご夫妻がセミナーで明らかにした「ソマチッドの真実」に続いて、「714X」とはいったい何か」ということについて触れてみたい。714Xは3個の数字と1個のアルファベットで綴られていて、どこか記号のような乾いた無機質感がある。だが、これはネサーンが人生を賭して開発した画期的な製剤であり、それはそのままガストン・ネサーンを意味しているのだ。

すなわち、7はアルファベットの7番目の文字「G」を、14は同じく14番目の文字「N」を指していて、ゆえに714は「G（Gaston）N（Naessens）」を意味している。またXはアルファベットの24番目の文字であり、これはネサーンが生まれた1924年を表したものだ。つまり「ガストン・ネサーン（1924年生まれ）」を表現するに際して、アルファベットを数字に、そして数字（誕生年）をアルファベッドに置き換えたものが「714X」というわけである。

714X命名のこの秘密を知ったとき、ぼくはそこに微笑ましいユーモアを感じた。と同時に、自らの名前をそのまま製品名としたことに、ネサーンの真剣さと自信も感じられた。実際ネサーンはこの714Xで多くのガン患者や難病患者たちを救ってきた。『完全なる治癒』の著者クリストファー・バードも、大勢の患者を取材して714Xの効果を非常に高く評価している。ソマトスコープの発明とソマチッドの発見・研究は、まさにこの714Xを開発するためのステップだったと言っても過言ではない。

ネサーン自身もそのことを、裁判の応援に駆けつけてくれた多くの人々を前にして、次のように語った。その言葉にはネサーンの真情と決意がにじみ出ていた。

過去四〇年間の出来事を思い返してみたときに、私は使命を果たしたと言えると思います。これは決して自慢ではなく、みなさんの目を真っすぐに見てそう言えます。

私の治療（714X）によって、生存期間が一年でも、あるいは二年、五年、十年と延ばせる患者が一人でもいるとしたならば、これまでの長かった困難な道を、もう一度歩んでいく覚悟が私にはできています。

免疫機構を蘇生させる「714X」

1989年の裁判は、最悪の場合には終身刑に処せられるかもしれないという裁判だった。その裁判を目前にして、ガストン・ネサーンは「病気で苦しむ人のために少しでも役立てるなら、もう一度これまでのような困難な道をたどってもいい」と自らの決意を語ったのだ。その覚悟の裏側にあったのは患者への慈愛だった。714Xに対する自信だった。

なぜネサーンは、それほどまでもの自信が持てたのだろうか。その理由は、ガンは免疫機構が弱体化した結果生じるものであり、免疫機構さえ修復できるなら完治が可能であることを顕微鏡観察を通してはっきりと知ったからだった。言い換えれば、プロテクションバリアが壊れるとき、ソマチッドが病的な異常変形サイクルに突入し、その結果さまざまな病気が発症する。となれば、いったい何がプロテクションバリアを壊すかを知ればいい。そして免疫機構の修復法・強化法が分かりさえすれば、ガンや難病は完治する。ガンを治癒するものは結局その患者自身の、免疫力・生命力・自然治癒力であることをネサーンは発見したのである。

ガンの原因が分かれば、ガンの治癒法も導き出すことができる。ということからネサーン夫人は、「プロテクションバリアを弱める要因」についてランダムに語り始めた。それによれば、そこには次のような要因があるという。

●身体的な要因：汚染されたものを食べたとか、事故や手術の外傷的なダメージ。大きな事故に遭ったときに、あとで変性疾患を起こしたりする。
●化学的な要因：食べ物によるアレルギー、環境の中の毒物、薬品など。
●突然やってくるメンタルなショック：肉親を亡くすなどの突然のショック
●無力感・抑うつ感。心の中にこもってしまうようなストレス。
●深層心理的な影響。精神的なこだわり、思い込み、植えつけられたイメージなど。

以上から分かることは、身体にストレートにダメージを与える身体的・化学的要因以外に、心理的、深層心理的、精神的な要因もまたプロテクションバリアを弱め、破壊するということだ。しかも、これらのファクターは想像以上に強力なインパクトを持つ。そのことがソマトスコープを使ったソマチッド観察によって分かったというのだ。

セミナーではネサーン夫人からまずランダムに「プロテクションバリアを弱める要因」が語られたが、このことは二日目のセミナーでも「4つのファクター」として整理して語られた。

以下はその内容である。

免疫機構に影響を与える4つのファクター

私たちの人体の免疫機構は、4つのファクターによって大きく影響を受けています。

一つは、フィジカル（身体的・物質的）なファクター、続いて、エモーショナル（情緒的・感情的）なファクター、インテレクチュアル（知性的・理知的）なファクター、そして、スピリチュアル（精神的・霊的）なファクターの4つです。

ネサーン夫人はホワイトボードにこの4つの言葉を大きく書き、そこからレクチャーが始まった。ガストン・ネサーンは「ガンとは、全身的な病気が局所化したもの」としているが、「全身的」という言葉の中にはどうやらこの4つのファクターが含まれているらしい。

ネサーンはいったい、どうして免疫機構が4つのファクターによって左右されると知ったのだろうか。それは言うまでもなく、ソマチッドの観察を通してである。ソマチッドは人間の意識や感情にデリケートに反応し、目に見えない精神状態を正直に映し出す。ソマチッドはメンタルな世界やスピリチュアルな世界をそのままリアルに映し出してくれる鏡でもあるのだ。

フランスから医師がガン患者を連れて、ここにやってきたことがあります。そのときネサーンはまずさっそく患者さんの血液を採取して顕微鏡で観察しました。血液を観察するためには当然ある程度の時間が必要です。ネサーンが研究室で血液検査をしていたその時間、患者は医師とお話ししながら検査結果を待っていました。検査の結果、ガン患者特有の変形したソマチッドがたくさん見られました。

ところが帰り際にもう一度血液検査をしてみたところ、最初の検査とは違って血液がとてもきれいになっていたのです。たぶんフランスからはるばるカナダにまでやってきて、ネサーンからソマチッドや714Xの話を聞いて、治癒への希望が抱けたことも大きく影響したのだと思います。

このように血液は、その人の心の状態までデリケートに映し出します。意識や感情などのメンタルなものが、そのまま正直に血液に反映されているのです。

意識や感情がそのまま血液中のソマチッドに影響を及ぼしている…。これはソマトスコープがあったからこそ確認できたものだった。それくらい血液はデリケートなものであり、特にソマチッドは目に見えない世界を映し出してくれる鏡そのものである。だからこそ、「ソマチッドは生命の基礎にして、肉体とたましいをつなぐもの」（ランクロット医博）といった言葉が生まれてきたりもするのだろう。

ネサーン夫人は、「免疫機構はフィジカル（身体的・物質的）なファクター、エモーショナル（情緒的・感情的）なファクター、インテレクチュアル（知性的・理知的）なファクター、スピリチュアル（精神的・霊的）なファクターの4つのファクターの影響を受ける」と指摘する。「影響を受ける」ということは、免疫力が高まったり、不安定になったり、弱くなったりするということだ。そして免疫機構が弱体化してプロテクション・バリアが壊れると、それまでは3つの形態しか見せなかったソマチッドが徐々にバクテリア形態に変化し始めて、その後は次々とソマチッドサイクルをたどっていく。だから血液検査でソマチッドの状態をチェックすれば、その人の免疫機構の状態（健康状態）がほぼ分かる。ソマチッドに異変が見られなければ大丈夫（健康体）であり、ソマチッドが異常なカタチを見せているなら、それは免疫機構がすでに弱体化しているサインであるからだ。

それにしても、心や感情、意識までも含めた4つのファクターが、人体の免疫力を大きく左右するというネサーンの観察と見解は素晴らしいと思った。このことは、訪問前のメールのやり取りですでに指摘されていたことではあったが、ネサーン夫人は改めてこの4つのファクターの重要さを強調した。そして私たちはその説明に目を輝かせて聞き入った。

現代医学は、基本的に肉体的・物質的なもの、つまりフィジカルなファクターしか見ていない。そして治療もほとんどフィジカルなものに限られている。ちなみにガン治療でも、物理的に腫瘍を切除してしまう手術や、ガン細胞を焼き殺す放射線治療、ガン細胞を毒殺する抗ガン剤治療等々、すべてフィジカルな治療に限定されているのだ。

しかしガストン・ネサーンは「ガンは免疫機構が弱体化した結果生じたもの」であるとして、その弱体化の原因に4つのファクターが関与しているとした。だからガンを治癒するには4つのファクターを大事に考えなければならず、その結果、免疫機構の働きを回復させなければならない。免疫力さえ高まるなら、ガンはおのずと治癒してしまうからである。

ここで何よりも大事なことは、「ガンとは何か」「なぜガンが発症するのか」という疑問に明快な解答を得ることであろう。だが現代医学は、この問いに明快に答えることができない。つまり、ガンの原因がはっきりと分からないまま、ガン腫を切除したり、ガン細胞を殺すことだけにやっきになっているのである。

フィジカル（身体的・物質的）なファクター

人体の免疫機構は4つのファクターの影響を受けていますが、まず最初のファクターはフィジカルなものです。これは例えば、発ガン剤や汚染されたものを食べたとか、発ガン物質を吸い込んだり、危険な薬物・毒物が体内に入るなど、文字どおり肉体的・物質的な影響を直接受けることです。この他に、事故や手術のダメージなど、外傷的なものも大きな影響を与えます。ちなみに大きな事故に遭った後、変性疾患を起こしたりすることもあります。

発ガン剤や毒物が物質的・肉体的な影響を与えるということについては、あえて説明するまでもないだろう。しかし、事故や手術が免疫機構を弱体化させるということに意外な感じを覚えるかもしれない。だが実はこれは非常に重要なことで、思わぬ事故や手術がガンを発症させたり、悪化させたりもする。ネサーン夫人が言うように、肉体を物理的に傷つけることが免疫力にダメージを与えてしまうのだ。

このことは「ネサーン裁判」の法廷で、ネサーン側の証人として証言したベルギー人・ヴァランによっても語られた。ヴァランはモントリオールで通訳と翻訳業を営んでいたが、あるときメラノーマ（目の黒色腫）と診断され、余命が9ヶ月から一年くらいと宣告された。そのときヴァランは医師が強く勧める手術をきっぱりと断って、メキシコのクリニックで714Xの治療を受けたのであった。

その成果は21回の注射が終わった1クール目で早くも現れ、真っ黒だった細胞が薄く琥珀色に変わった。第2クールを始めるとその色はさらにどんどん薄くなり、やがて黒色腫の細胞は消失してしまった。これに歓喜したヴァランはモントリオールに戻って仕事に復帰した。

ところがある日、重い箱を持ち上げたときにドアの取っ手に頭を強くぶっつけて気絶してしまった。すると、すっかり消えていた目の痛みが再び突然戻ってきた。再発を恐れたヴァランは持ち帰っていた714Xを自分で注射し、その後医師との間でさまざまな紆余曲折はあったものの、見事「完治」することができたという。

この事実は、思いがけない事故や怪我が、突然免疫機構を破壊することもあることを物語っている。「ネサーン裁判」を本にしたクリストファー・バードもまた、知り合いの女性が激しい転倒でトラウマを体験し、その結果ガン細胞が急激に大きくなり、ついに死に至った事例を紹介している。このように事故や手術などによる肉体的・物質的衝撃は、身体の免疫機構に激しいストレスを与えやすい。その結果、ガンが再発したり悪化することもありうるのだ。

エモーショナル（情緒的・感情的）なファクター

次に、エモーショナルなファクターというのは、例えば子供を亡くしたお母さんのように、突然襲われる情緒的・感情的なショックです。これが人体の免疫機構を不安定にし、また弱くしてしまい、その結果プロテクションバリアが壊れてしまうのです。

深い悲しみや底知れない不安、激しい怒りや執拗な恨み、また恐れ、無力感、罪悪感、絶望感などもすべて情緒的・感情的な波動を乱し、それが免疫力を弱める原因となる。するとプロテクションバリアに異変が生じ、その結果ソマチッドが異常な変形成長を遂げていく。ネサーン夫人は、こうしたエモーショナルなファクターの影響の大きさを続けて説明した。

ガン患者にとってもこうした情緒的・感情的なファクターの影響は非常に大きく、「ガン宣告」を受けただけで気持ちが大きく乱れ、かつ落胆、混乱してしまいがちだ。しかもそれがますます免疫機構を弱めることにより、治癒力がどんどん損なわれていくのである。

その意味で、「ガン宣告」や「余命宣告」が免疫機構にひどく影響を及ぼすにもかかわらず、現代医学のガン治療では、情緒的・感情的なファクターが免疫機構に多大な影響を与えていることへの配慮がほとんどない。医師は患者の治癒力を高めるどころか、むしろ極度に弱めることに一役買っているのである。

先に紹介した「ネサーン裁判」での証言者、ベルギー人・ヴァランの場合もそうだった。「余命9ヶ月から一年」と宣言されたヴァランは、たとえ手術をしてもさほど延命が期待できないことを告げられ、そのときはっきりと「もうたくさんだ！」と腹を決めた。そこで何もしなかったらその後の完治はありえなかっただろうが、しかしヴァランは行動した。そして病院での通常療法を諦めて自らさまざまな治療法を模索する中で、幸運にもネサーンの714Xに出会ったのである。

その結果はすでに紹介したとおり、21日間の一クールが終わった段階で明らかに効果が現れ、やがて黒色腫が消えてしまった。その後でひどく怪我をして痛みが再び戻ってはきたものの、さらに714Xを注射することで、医師に「信じられない！」とびっくりされるほどにまでなった。もしここで、ヴァランが病院に行かなかったらパーフェクトな歓喜に至ったことだろう。

だが、「長くても一年」という余命宣告から4年以上も生きているヴァランを見た医師は、「信じられない。そんなことはありえない。いまごろは体中に、足の親指にまでガンが転移しているはずだ！」と疑い、ヴァランをわざわざ眼科医の学会に呼んで40人もの専門医たちに厳密に診断してもらった。その結果、全員がヴァランの完治を認めたのである。

さて、問題はここからである。眼科医学会の責任者は信じられないことが起きたことに動揺して、「治癒なんて絶対にありえない。本当に安全な状態になるためには、眼球とその周りの組織をすべて摘出する手術を受けるべきだ！」と警告し、強い口調でヴァランを説得した。

眼科医学会の偉い責任者が「本当に安全になるために」と熱っぽく説得する圧力についに屈したヴァランは、仕方なく眼球だけを摘出することにした。すると「眼球だけ」とヴァランが限定したことに不安と不満を抱いた医師は、「最悪の結果になっても病院と医師に責任を問わない」という宣誓書を突きつけ、本人だけでなく妻や娘にまでサインさせた。

手術をして、眼球と周りの組織にガン細胞を一つも見つけられなかった医師は、「全く信じられない！」と驚き、なおも「身体のどこかに転移があるはずだ」としつこく頑固に主張した。そして「念のために放射線を照射すべきだ」とまたもや執拗に説得した。この段で、ヴァランはきっぱりと治療を断った。その後ネサーンを訪れて顕微鏡で血液と尿を検査してもらったところ、結果は完全に正常だった。

多くの場合、このように医師はガン患者に不安感と恐怖感を押し付ける。奇跡的に治癒したことを決して共に喜ぶのではなく、「ありえない。信じられない」とどこまでも信ぜず、逆に「必ずどこかに転移があるはず」と疑い続けるのだ。しかもただ疑うだけではなく「念のために」「本当に安全な状態になるために」と、さらなるガン治療を執拗に勧める。その頑固さにはヴァランでさえついに折れて眼球を摘出してしまったのだった。

そんなヴァランは法廷で、「医師の恐ろしい予言」を告発した。714Xによる治療によってすっかり完治していたのに、医師の予言が心の深いところに恐怖感を植え付け、それがその後もたびたび鎌首をもたげてきたからであった。しかしそんなときヴァランは、ネサーンを訪ねてソマトスコープで大丈夫であることを確認した。だからこそ大切な眼球一つを失いはしたものの、幸いにも完治に至ることができたのであった。

不安や恐れなどのエモーショナルなファクターは、実は人体の免疫機構を弱くする。にもかかわらず医師たちは、ガンの怖さを強調して手術や抗ガン剤などを強い口調で勧める。しかし手術や抗ガン剤の毒性などといった肉体的・物質的なストレスは、ネサーン夫人が話したように、免疫機構を破壊する第一のフィジカルなファクターであり、ガンの完治に大切な免疫力をぐんと弱めてしまうのである。

インテレクチュアル（知性的・理知的）なファクター

免疫機構を弱体化する3つめは、インテレクチュアルなファクターです。インテレクチュアルとは知性的・理知的といった意味ですが、治癒力を高めるためには正しい情報や知的な理解が不可欠です。ガンとは何か、なぜガンができるのかということが医学的にきちんと理解できるなら、ガンをそれほど恐れたりすることもないからです。

前述したヴァランのケースで考えてみよう。余命一年足らずのメラノーマと宣告されたヴァランは、最初は医師が勧める手術のことも考えた。しかし手術をしてもさほど延命が期待できないと医師に告げられたため、手術を断ってシステミック（全身性）治療法を受けることにした。そのときのヴァランは「多様な情報」と「複数の選択肢」を有していたからこそ、手術以外の道を進むことができたのであった。

もしもヴァランに他の選択肢がなかったとしたら、医師が勧めるとおりに手術をして、その後も放射線治療などを受けていただろう。そしてその結果は、医師が予告したごとく一年前後で亡くなっていたかもしれない。多くのガン患者の場合、多様な情報も選択肢もほとんどない。だから「ガン呪縛」に襲われ、通常医療の一本道を突き進んでいくのである。

「治癒力を高めるためには正しい情報や知的な理解が不可欠」とネサーン夫人は言ったが、その意味で「全身性治療法」に希望を託したヴァランは賢明だった。彼が進んだまさにその方向に、「ガンは全身の病気が局所化したもの」という立場から開発されたネサーンの714Xとの出会いがあったからである。

そしてもう一つのヴァランの幸運は、実際にネサーンの研究室を訪れ、自分の血液をソマトスコープで観察することができたことだった。もちろんネサーンを通してソマチッドのことも教えられていた。だから眼球摘出手術のあと、いかに執拗に「転移があるはず」と医師から放射線治療を勧められても、再び動ずることはなかった。ヴァランはソマトスコープの観察を通して、ソマチッド理論と714Xの効果を自分の目で確認することができたからである。

つまりそのときのヴァランには、ネサーン夫人の言う「正しい情報と知的な理解」があった。「ガンとは何か、ガンを完治するにはどうしたらいいか」という基本的な問題が医学的に理解できていた。だから彼はそれ以上医師の勧めには従わなかった。要するにヴァランは、まさに「インテレクチュアルなファクター」によって治癒力を高めることができたのである。これは非常に重要な事実である。

あえてヴァランの例を出すまでもなく、ぼく自身がそうだった。幸いにも学生時代に千島学説と出会っていたぼくは、「ガンとは何か」に関する千島学説的な理解をしていたために、「ガン宣告」を受けても全く動じなかった。いやむしろ「しめた！」と思ったほどである。だから当然「早急にガン治療をしないと危ない！」という医師の脅しに呪縛されることもなく、自らの意志で千島学説的治癒の道を選択することができたのである。

また、『ガン呪縛を解く』の中でも紹介させていただいたが、肺ガンを宣告されて「大至急手術を！」と医師から迫られた小島弁護士は、それにただ素直に従うのではなく、「なぜガンになるのか。どうすればガンが治るのか」と、逆に医師に質問した。しかし医師からは明快な答えがない。そのときに小島弁護士は思う。「ガンの原因が分からないのに、なぜ手術をすればガンが治るなどと言えるのか」と。

その後マクロビオテックに基づいた食養の道を優等生のごとく進んでいくのだが、半年間必死で食養を忠実に実践したにもかかわらず、検査では全く何の変化も現れていなかった。そのとき「本当にこれでいいのか。とんでもない間違いを犯しているのではないだろうか」と不安感に襲われる。だが、まさにそのとき小島弁護士は、実にタイミングよく千島学説を知った。そして無我夢中で千島学説の本を読み、「なぜガンができ、どうすれば治るのか」という問いに初めて「明快な解」を得た。するとその直後、皮膚に好転反応が現れ出たのだった。

小島弁護士がもしも千島学説に出会わなかったとしたならば、まじめに半年間食養を実践してきたにもかかわらず、全く何の変化もないことに不安を覚えて、途中で食養を中断して手術を受けていたかもしれない。その時点では、食の重要さの医学的根拠をはっきり理解していたわけではなかったからだ。しかし、大きな不安にさいなまされていたちょうどそのとき千島学説を知り、食養の医学的根拠をはっきりと理解した。そして半年間やってきたことは決して間違っていなかったと、自信をもって理解することができた。千島学説では「食」の重要さと同時に「気」の重要さも指摘しているから、そのときの知的理解が確かな気を呼び起こし、それも作用してその直後に好転反応が現れ出たと言うこともできよう。

このように知的な理解力は大きな力となる。これまたネサーン夫人が言う「正しい情報と知的な理解」が免疫力を高めることの一例と言えよう。たしかに「知は力」であり、正しい医学的知識と情報があれば不安は消え、医師の言葉に動じることもない。まさに「インテレクチュアルなファクター」が大きな意味を持ってくるのである。

それだけに「ガン呪縛」から解放されるためには、「ガンとは何か、どうしたらガンが治癒できるのか」という基本的な命題に対する「医学的な理解」が大切となる。ネサーン夫人はそのことを「インテレクチュアルなファクター」という言葉でくくったが、その「知的なパワー」

を引き出すためにも、ソマチッド理論や千島学説をしっかり理解することが必要なのである。

スピリチュアル（精神的・霊的）なファクター

免疫機構を強化する4つのファクターについてお話ししてきましたが、最後の4つめは、スピリチュアルなファクターです。

スピリチュアルという言葉には「精神的、霊的、超自然的、神の、聖霊の、魂の…」などといった意味がありますから、ともすれば宗教的なものをイメージしてしまいがちですが、ここでいうスピリチュアルは宗教的な概念としてではなく、もっと広義に理解していただきたいと思います。

例えば、母親の子どもに対する思いなど、心の内側から自然に湧き出してくる気持ちなどもすべてスピリチュアルなファクターです。また稲田さんがやっていらっしゃるラジオ放送のように、患者さんを勇気づけたり、何かに役立ちたいと願ってさまざまなサポートをすることもスピリチュアルなファクターです。そしてその「思い」や「意識」「心のあり方」などが、免疫機構のパワーアップにとても深く作用することになるのです。

いきなり自分の名前が飛び出してきたことにびっくりしながらも、「なるほどなぁ」と思った。「思いが現実化する」ことはもはや当然のことと思っていたし、祈りがガン患者に治癒の働きを及ぼすということも、すでに医師チームによる数々の実験で実証されている。ぼく自身もこれまでの「じあいネット活動」の経験を通して、何度か祈りのパワーのすごさを実感させられていた。また、『ガン呪縛を解く』の出版以来、実にたくさんのヒーラーや気功術師、宗教家たちと出会い、「気のパワー」の威力についても知らされてきた。

それらが物語っていることは、人間は決して単なる肉体だけの存在ではないという事実だ。そのことは妹の死に直面した高校生のころからなんとなく理解してきたものだったが、それが『ガン呪縛を解く』の出版を機に、一挙にはっきりと浮き彫りにされてきたのだった。

しかもスピリチュアルな世界は決して哲学や宗教といった形而上学的世界のものとしてだけではなく、いまや科学的、医学的な立場からも徐々に解明され始めている。それだけに、ガストン・ネサーンがスピリチュアルな世界にまで言及していることに、強く興味を抱いていたのだった。というのもネサーンは顕微鏡観察を通して、ソマチッドや免疫機構がスピリチュアルなファクターに反応する事実を発見・確認したからである。

人体の免疫機構とスピリチュアルな波動との関係は、実は『ガン呪縛を解く』の第二弾の出版テーマとして長く温めてきたものだった。生命の営みの謎を解くにはスピリチュアルなものを考えることが不可欠であり、それはガンなどの病気の治癒にとっても欠くべからざるものだからである。シュタイナーもそのことを強調し、千島学説もまた「気血動の調和」というキーワードにより、「気＝スピリチュアルな世界」の重要さを示唆している。シュタイナーふうに言えば、人体は肉体のほか、エーテル体、アストラル体、メンタル体等々、目には見えないボディを含めた多重構造になっている。それだけに医学も結局は、そこまで視野を広げた新しい医学理論を構築しなければならない。そうした医学とそれに基づいた治療を展開しない限り、ますます迷路にはまっていくことだろう。

そんなふうに思っていたときに、ガストン・ネサーンは「ガンは免疫機構が弱体化した結果として発症するもの」とし、「免疫機構は4つのファクターに影響される」とした。4つのファクターとはすでに述べたとおり、フィジカル、エモーショナル、インテレクチュアル、そしてスピリチュアルなファクターである。この4つがバランスされない限り、壊れた免疫機構が真に回復することはない。ネサーン夫人が語ってくれた数々の言葉は、そのまま「714Xの真実」の核心を突くものだった。

免疫力を高める4つのファクターのこの話を聞いたとき、初めて714Xの効果の真相が理解できたように思えた。そうなのだ、714Xは、決してただ単に鼠頸リンパに注射すればいいというものではない。714Xはガン細胞を殺すためのものではなく、あくまでも人体の免疫機構を修復するためのものだから、その効果を引き出すには4つのファクターがバランス良くそろわなければならない。714Xをただ打つだけではフィジカルな面でしか意味がなく、それはネサーン夫人が言う4つの条件の内の一つにすぎないのだ。

714Xそのものの効果は、たぶん半分の50パーセントくらいだと思います。そして残りの50％にはその他の影響、すなわちエモーショナル、インテレクチュアル、そしてスピリチュアルなファクターが関わっているのです。

ですから、714Xがもたらすフィジカルなファクター以外の3つをおきざりにして、ただ714Xを注射しただけでは半分くらいの効果しか発揮できません。もちろん714Xだけでも約5割の方々には治癒効果が現れるのですが、714Xを使って良くなったとしても、生き方・考え方が変わらなければまた元の病的な状態に戻ってしまいます。そのことをここで強調しておきたいですね。

714Xの日本での成果は？

日本でもすでに何人かの医師が714Xによるガン治療を行っている。千島学説研究会同人の医師もかつて714Xを使ったことがあるそうだが、それほどの効果が出なかったためにやめてしまったという。また、ぼくの知るガン患者も何人か体験したことがあるというが、いずれも途中で治療を中断してしまった。ある末期ガン患者は土壇場で７１４Ｘを受けたものの、結局は亡くなってしまった。こうした情報は『完全なる治癒』で知る成果とはかなり違っている。もっとも、ほんのわずかな情報だけで判断を下すのは危険なことだが、なぜか日本では７１４Ｘによる「完治の事例」にあまり出会えないのだ。

いったいなぜだろう。なぜ日本では７１４Ｘの高い治療実績が現れ出ないのか。いや実際には成果を出しているのかもしれないが、そのことがぼくのところに伝わってきていない。もっともその真相を確かめるために７１４Ｘ治療を手がけているクリニックを取材するという手もあったが、それよりはガストン・ネサーンを訪ねて直接聞きただしたほうが早いというものであろう。それに、下手に医師を取材して、そのことだけで７１４Ｘを判断してしまうのは危険ですらある。ということで、ぼくはこのセミナーに大きな期待をかけていたのだった。

その結果、ついに「７１４Ｘの真相」をつかみ取ることができた。７１４Ｘはガン細胞をやっつけるものではなく、それは壊れた体内の免疫機構を修復し、免疫力を高めるためのものなのである。しかも人間のその免疫機構は、大きく４つのファクターの影響を受けている。７１４Ｘというフィジカルな要素はその中の一つにすぎず、他の３つのファクターの健全なバランスが図られない限り、効果は半分の50パーセントほどしか得られないのだ。

実際、多くのガン患者は「ガンは怖い」という思いを強く抱きながら７１４Ｘ治療を受けている。ガンが怖いと思うからこそガン細胞をなくしたい、やっつけたいと願っている。特に深刻な状態にある末期ガン患者は、死に対する不安や恐れも強い。痛みがあれば、ますます不安や恐れも強まろう。だからこそ714Xを受けて痛みとガン細胞を消し去りたいと思うのであろう。このように多くのガン患者は「ガンは怖い」という強い思いと「死への恐怖と不安」を抱いたまま、それを消すために714Xに救いを求めてきたのではなかろうか。

そこには厳然と、感情の激しい起伏、ガンという病気に対する勘違い、そして不安や恐れ、おののきといったスピリチュアルなレベルでの乱れがある。ということは、いかに714Xで免疫機構を正常化しようとしても、それ以上のパワーが714Xの働きを妨害する。これではいたちごっこが続くばかりで、714Xは真のパワーを発揮することができない。だからこそネサーン夫人は「4つのファクターのバランスが大切」と強調したのである。

「目に見えない次元」

ところで、なぜスピリチュアルなものが免疫機構にダメージを与え、ソマチッドに大きな影響を与えるのであろうか。ここで改めて、ネサーンが発見したソマチッドサイクルと、人体内でのソマチッドの動きを確認しておきたい。まず、培養基中でのソマチッドは約90時間をかけて16のステップを踏み、次々と変化成長し続けていく。そしてこのサイクルが最終段階（菌糸体形態）に達するや、そこから新しくソマチッドが生み出され、再び16段階からなるサイクルが繰り返されていく。これはあたかも自動的に動く機械のようであり、この観察で重要なのは、ソマチッドというオングストロームレベルの小さな有機体が自動的に次々とカタチを変え、大きな菌糸体状のものへと変化していくことだ。

これに対して人体内では、特別なことがない限り「ソマチッド・胞子・二重胞子」という3つのカタチしか見ることができない。健康な人の血液を顕微鏡で観察すると、血液中にびっしりたくさんのソマチッドがあふれており、宇宙に星々がまたたくように明るく活発にうごめいて見える。そして赤血球の中から生まれ出たソマチッドは、赤血球の膜をやすやすと通過して、血液の宇宙にどんどん広がっていく。それが太陽光（波長・周波数）などからエネルギーを取り込み、すべての細胞すべての器官、そして人体全体を生き生きと保ってくれているのである。

ネサーンはソマチッドを「エネルギーの具現」と考え、それは「生命が最初に分化した具体的な形態」であるとした。また「ソマチッドは史上最小の生きたエネルギーのコンデンサー」であり、同時に「DNAの前駆的なもの」ではないかとも考えた。ソマチッドには核がないにもかかわらず、「遺伝情報を運ぶ働き」があることが数々の実験を通して解明されたからである。

さらにシシカバブ大の肉片の実験では、ソマチッドが太陽光からエネルギーを取り込んでいるらしいことも分かってきた。また「肉片に電気的な刺激を与えると成長が促進される」ということから、それはどうやら電磁気にも反応するものらしい。しかもソマチッドはメンタルな波動やスピリチュアルな波動にもデリケートに反応する。ネサーン裁判でフランスから法廷に駆けつけたファーブル博士は、「ソマチッドは生命の物質的（肉体的）基礎であり、それはエーテル体として知られているもの」と証言したが、まさに21世紀の医学は「目に見えない次元」も視野に入れて考えなければならないだろう。

ゼロポイントフィールド

人体内でのソマチッドは赤血球や体液を介して出現し、体内中にあふれている。ソマトスコープで見るそのさまは、まるで宇宙にまたたく星々のようで、その無数のソマチッドが人体のいのちの営みを司っているのだ。ネサーンによれば、ソマチッドの大きさを数オングストロームから確認できるとしているから、それは1オングストローム（10^{-10}）の水素原子のわずか数倍という微細さ、極小さだ。だからこそ、人間の思念波や意識、感情の波動に共振するのかもしれない。

ソマチッドを「エネルギーの具現」と考えたネサーンは、それがどこからどのように発生してくるのかということについてまでは語っていない。というより、ネサーンはあくまでもソマトスコープで観察した事実に基づいて自らの見解を述べているのである。その意味で、ネサーンの姿勢は非常に実証主義的といえよう。自らの研究にはっきりと枠を設け、それ以上の推理推測に走ったりはしていないからである。それだけに、これこそがまさに科学者の姿勢と評価したいところだが、しかしこの問いを最先端の量子科学にぶつけてみれば、たぶん「ゼロポイントフィールド」という言葉が飛び出してくるであろう。東洋哲学的に言えば「虚空・空・無・太極」等々で、般若心経に言う「空即是色」の「空」である。

『ネサーン報告』のはずのこの本で、ゼロポイントフィールドや虚空の世界に触れるのは、飛躍あるいは脱線のしすぎかもしれないが、ソマチッドを「エネルギーの具現」とするネサーンの考え方を突き詰めていくと、どうしても量子論的な「ゼロポイントフィールド」の世界に触れざるをえなくなってくる。ソマチッドを「エネルギーの具現」とした場合、「そのエネルギーはどこから湧き出してくるのか」という問題が浮上してくるからだ。というわけで誠に恐縮だが、筆者の『ガン呪縛を解く』から「ゼロポイントフィールド」に関する著述の一部を抜粋して、以下にそのポイントだけを簡潔に紹介してみたい。

生命現象・意識・心の世界

ゼロ・ポイント・フィールドとはモノとモノの間の空間における微小な振動＝エネル

ギーに満ちた海であり、ひとつの巨大な量子場と考えられている。そして人間を含めたあらゆるものが、この無尽蔵のエネルギーの海との間で、常に情報を交換し続けている量子のエネルギーのかたまりというのである。

量子物理学者なら誰でもゼロ・ポイント・フィールドについては十分に承知しており、量子力学が示すところによれば、完全な無の真空などは存在せず、宇宙の全空間から物質とエネルギーを取り除いたときに残るその「虚空」は、星と星の間に横たわる空間でさえ、原子レベルから見れば活発な活動に満ち満ちた世界なのだ。

ゼロ・ポイント・フィールドの存在が明らかになることによって、宇宙のあらゆる物質が波動によって相互に結びついており、その波動は時間と空間を超えて無限の彼方にまで広がり、宇宙の中の1つの部分がそれ以外のすべての部分と結びついているということが科学的に分かってきた。

ところでゼロ・ポイント・フィールドは、波動干渉の符合化によって世界で起きたあらゆる情報の刻印もする。ということは、その巨大な情報のデータベースにアクセスしてそこから情報を汲み出すことも可能になる。宇宙の奥底に存在するこの巨大な量子場ゼロ・ポイント・フィールドは、生命現象や意識・心の世界でも働いているからである。

体に関していえば、細胞間のコミュニケーションや複雑に入り組んだＤＮＡの働きなど、生命に関するあらゆる情報は、量子レベルでこのゼロ・ポイント・フィールドとつながっている。あらゆるものが目に見えないクモの巣のように、それ以外のあらゆるものと結びついているのである。

あえて量子論の「ゼロポイントフィールド」に触れた理由は、ソマチッドがスピリチュアルな波動に反応することをネサーンが指摘しているからだ。ソマチッドは赤血球を介して生まれ、身体中にあふれて、感情や意識、スピリチュアルな波動に共振しながらいのちの営みを司っている。それはネサーン夫人が語るごとく、フィジカル（身体的・物質的）、エモーショナル（情緒的・感情的）、インテレクチュアル（知性的・理知的）、スピリチュアル（精神的・霊的）な４つのファクターの影響を受けながら私たちのいのちの活動を支えているのである。

ソマチッドの存在そのものを認めない医学・生物学の世界にあって、「ソマチッドが目に見えない波動の影響を受けている」などと言えば、それこそ「トンデモ科学」として一笑に付されそうだ。しかしそれは過去のニュートン力学的なパラダイムに呪縛されているからであって、量子力学では「人間を含めたあらゆるものが、無尽蔵のエネルギーの海（ゼロポイントフィールド）との間で、常に情報を交換し続けている量子のエネルギーのかたまりである」としているのである。しかもゼロポイントフィールドは、「生命現象はいうまでもなく、意識・心の世界でも働いている」と量子論は言う。だとすれば、「ソマチッドが目に見えない波動の影響」を受けていて当然といえるだろう。

目に見えない「潜象」の働き

「714Xの真実」を追究していくと、ソマチッドを左右するゼロポイントフィールドの世界に行き当たってしまう。もっともネサーン自身はそのことにまで触れてはいないが、意識や感情やスピリチュアルなファクターが免疫機構に影響を与え、その影響を受けてソマチッドが変化していくというのだから、「生命現象や意識・心の世界」の根っことして存在する、ゼロポイントフィールドの世界を想定するのがごく自然というものであろう。それは、現象の背後にあってさまざまな現象を引き起こす「潜象の働き」であり、ソマチッドもまたこの潜象の働きに左右されていると考えることができそうだ。

だからこそ、714Xパワーの真価を引き出すには4つのファクターの調和が不可欠であり、それなくして714Xはそこに秘められた真実のパワーを発揮することができない。714Xはガン細胞に直接的に作用するものではなく、免疫力・治癒力・生命力などと呼ばれるゼロポイントフィールド（空・虚空）の潜象パワーを引き出す、いわば引き金的な役割を果たすものだからである。

逆に言うならば、ガン患者は意識や感情、生命現象等々の背後に潜むゼロポイントフィールの潜象パワーを上手に引き出しさえすれば、714Xを使わずとも劇的な完治に至ることもできるだろう。そして実際、そのような「劇的な完治」の例が、これまでに数多く報告されているのである。

「714Xの真実」を考えるに際してこのような問題にまで触れるのは、かなりの行き過ぎにも思えるし「ネサーン報告」から大きく逸脱する脱線行為かもしれないが、しかしあえて「目に見えない世界の働き」の話まで書かせていただいた。その理由は、ガン治療に際して、物質としてのガン細胞を見ているだけでは完治の出口がないからである。

繰り返しになってくどいかもしれないが、すでに紹介したように、フランスの医学博士ミシエル・ファーブルは、法廷で以下のように証言した。

ネサーンは特殊な顕微鏡を発明し、それを用いてソマチッドとその成長する諸形態を発見しました。ネサーンが発見したものは、まさに生命の物質的・肉体的な基礎となるものにほかならないのです。秘教的または形而上学的な言い方をすれば、それはエーテル体として知られているものであり、肉体の中に完全に浸透しているエーテル体がなければ、肉体は単に不活発な物質にすぎません。つまり魂が離れれば死に至ると同じなのです。

またモントリオールのギレーヌ・ランクロット医学博士も、「ネサーンのソマチッドは今世紀最大の発見である」と賞賛した上で、「ソマチッドは生命の基礎であり、物資的身体とエネルギー的身体、すなわち、肉体とたましいをつなぐものである」とした。

それだけに「714Xの真実」を考えていくためにも、目には見えない「エーテル体」、さらには「エネルギー身体」まで視野に入れるべきであろう。そうしない限り、ネサーン裁判で明らかにされた「714Xがもたらした驚異的な効果」も、また「日本では、なぜ714Xの画期的な効果になかなか出会えないのか」という疑問も氷解しないからである。

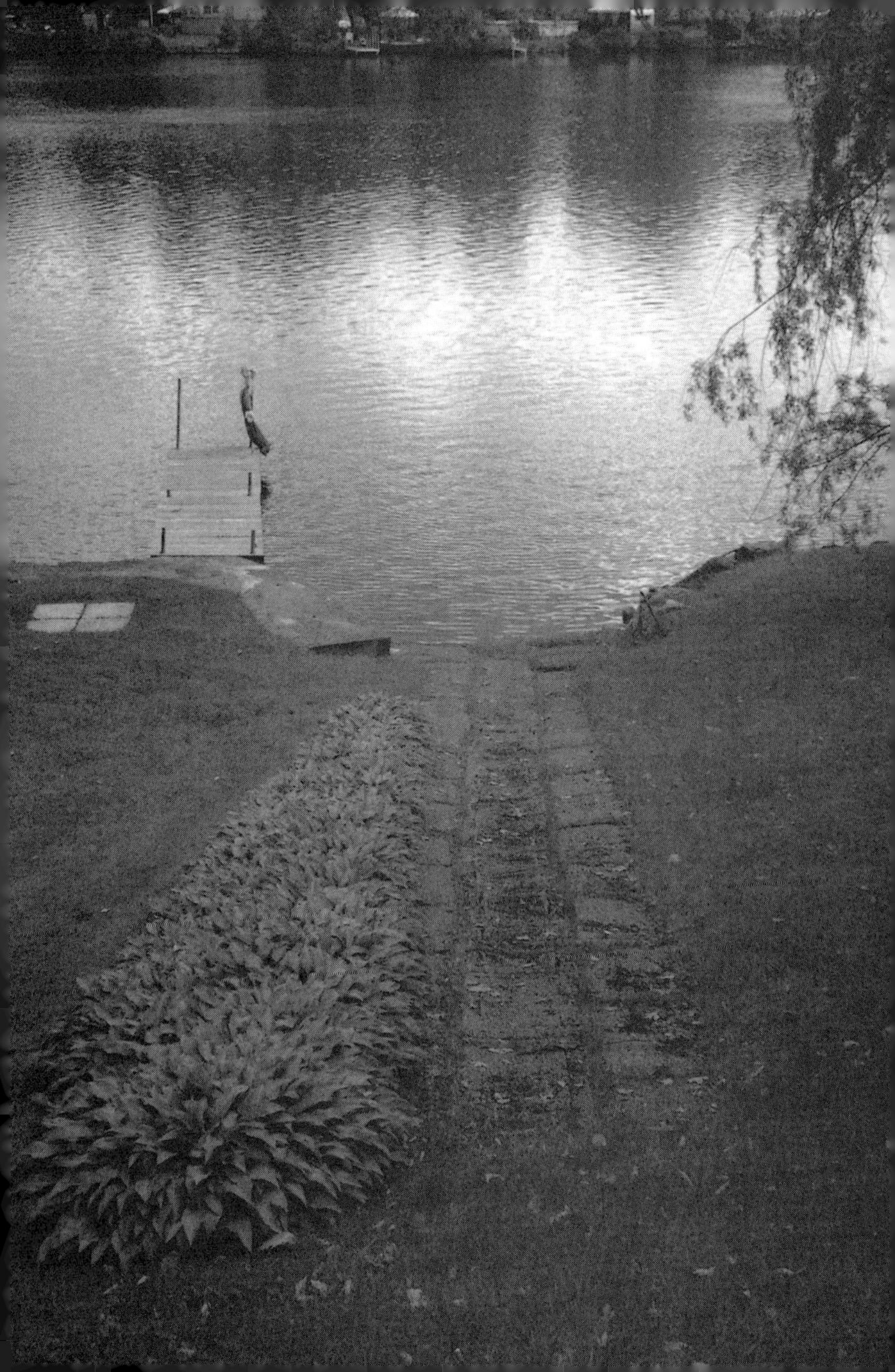

第5章　714X効果とは？

深夜まで宿題に取り組む

二日目のセミナーは、前日に出された宿題に解答するところから始まった。一日目はソマチッドに関する基本的な話があり、午後からは実際にソマトスコープを使って血液中のソマチッドを観せてもらったのだったが、果たして私たちがどこまで理解できたのか、宿題を通してそれを確認しようということのようだった。

さて、宿題を抱えてホテルに帰ったその夜のことである。

宿題にやや戸惑った私たちは夕食を済ませたあと、みんなでロビーに集まってプリントされた宿題の問いに頭をひねり合った。いやその前に、フランス語の質問の意味を理解しなければならなかった。その段で頼りになるのは、もっぱらフランス語が理解できる松山さんだけである。しかしその松山さんも、質問を翻訳する前に、まず自らがソマチッド理論とその質問が意味するものを理解しなければならなかった。

そんなわけでこの宿題はかなりやっかいな負担となった。セミナー第一日目の緊張感から解放された安堵感が、睡魔を呼び込んでそれぞれの居眠りを誘う。ぼく自身も頭の中が朦朧としていて思考するパワーが萎えていた。こういうときは開き直るに限る。宿題ができなかったからといって「帰れ!」とは言われないだろう。いや、そう言われたとしても土下座?をして謝れば、二日目のセミナーも受けることができるにちがいない。「開き直り上手?」を自任するぼくは、そう考えて「出たとこ勝負」を決め込んだところ、その夜はやがてお開きとなった。

昨日のセミナーはいかがでしたか。ソマチッドのこと、ご理解いただけましたでしょうか。今日はまず、昨日出した宿題についてみなさんとじっくり話し合ってみたいと思います。そしてもし時間があったら、私たちに起こったこの20年間の出来事や、数々の苦難についてもお話ししてみたいと思います。裁判では無罪を勝ち取ることができましたが、その後もいろいろな試練に遭遇したからです。

笑顔のネサーン夫人はこう語って二日目のセミナーを開始したのだったが、「この20年間の出来事や数々の苦難」という言葉を聞き、ぼくはそのことに興味をもった。裁判の後にいったい何があったのだろうか。しばらく訪問者を断っていたこととも、それは関係あるにちがいない。そう思って耳を研ぎすませていたところ、次の言葉が語られた。

医療問題では、理解し合うことが難しいこともいろいろあります。しかしいくら反対されても、私たちは決して立ち止まることなく進んでいきます。ただし同じ間違いは繰り返さないようにしたいと思っています。

「この20年間の出来事や数々の苦難」については、結局時間が足りなかったこともあって、語られることはなかった。しかしそのことに関してはまもなく本が出版されるらしく、それは2009年中に予定されているようだから、その日本語訳出版を期待したいところである。

はたしてセミナーの理解度は？

いよいよ宿題に関する質疑応答が始まった。それは予想していた通り一日目の内容を再確認するものだった。質問の中には「ネサーンが新生物学で明らかにしたこの○○について、どう考えるか」というものがいくつか混じっていた。あえてそのような質問条項を加えたのは、これまでの経験からして「そんなバカな！」とか「ありえない！」といった反論が多々あったからにちがいない。しかし私たちは最初から、ネサーンのソマチッド理論に対してある程度の理解と共感を抱いてセミナーに臨んでいたのである。だからそれらの質問には、どこか「恐る恐る、謙虚な姿勢から発する質問の感じ」がして、なんとなく同情の念のようなものを覚えてしまった。「これがソマトスコープで観察した生命の営みの真実です！」と胸を張って語っていいはずなのに、ネサーン夫妻は謙虚な姿勢を崩さない。そこになんともいえない微笑ましさと、逆にかえって強い自信も感じられた。

また「正しい・間違っている」の二つから解を選ぶ質問に対しては、それぞれが意見を述べながら「こう思う」等々と答えたのだったが、その中には「実は、どちらでも正解なんです」とネサーン夫人がニッコリ笑う場面もあった。要は、ソマチッド理論と714Xの基本を理解してもらうための質問だったようである。

しかも学校での授業のように、一人一人指名して質問することもなかったため、ぼくは自分から積極的に発言したりはせず、ただ黙って話の展開に聞き入っていた。要領がいいといえばそのとおりだが、その時点では自信をもって答えられるレベルにまで十分理解してはいなかったからである。にもかかわらず「帰れ！」とも言われなかったし、土下座をする必要もなかった。ネサーンご夫妻はどこまでも優しかった。

ネサーンさんは素晴らしい紳士！

宿題に関する話が続いたあと、プリントにはなかった質問がネサーン夫人から発せられた。

みなさんがここにいらっしゃる前と、昨日のセミナーを受けたあとでのソマチッドに関する理解に、なにか違いが出ましたか。昨日のお話とソマトスコープを観ていただいたことが、みなさんの理解を深めることにつながったなら嬉しいのですが…。

この質問に対して、萩原医師が、言葉に力と思いを込めながら発言した。

『完全なる治癒』を読んだ限りでは、ネサーンさんご自身の人間性があまり伝わってきませんでしたから、ここを訪ねるまでは、いったいどんな方なんだろうと、興味と同時に多少の不安も抱いていました。でも、お会いして初めてはっきりと理解できました。ネサーンさんが素晴らしい紳士であり、素晴らしい研究者であるということをです。

それはみんなが心から感じていたことだった。だから萩原医師がみんなの気持ちを代弁してくれたその言葉に、それぞれとも心の中で大きくうなずいた。また萩原医師は、「本からはスピリチュアルなものがあまり伝わってこなかったけれども、昨日の話を聞いてソマチッド理論が東洋医学的なものに通じるものであることを知って驚いた」とも語った。そのこともまた、全員の共通した思いだった。

続いて妻が、ソマチッド理論とシュタイナー、そしてホメオパシー医学との共通性について意見を述べた。いずれも「ガンは全身的な病気であり、目に見えないレベルでの異常が局所に現象化したもの」という点で見事に一致していたからである。そしてそれは千島学説が主張していたものでもあった。

濃度が薄いほど霊的に作用する

妻がこの質問を発したのは、『完全なる治癒』の中にシュタイナーやホメオパシーのことがたびたび登場してきていたからだった。ちなみにその中には、アメリカの医師でありシュタイナーの人智学の研究者でもあるカール・マレ博士の論文も紹介されているのだが、マレ博士が『完全なる治癒』の著者クリストファー・バードに心を込めた手紙を送り、あえてこの論文を同封したのは、ネサーンの研究成果とシュタイナーの「ガン観」がうり二つに思えたからだった。シュタイナーの研究家であるマレ博士はネサーンのソマチッド理論に驚き、かつ心から共感したからこそ、クリストファー・バードに手紙と論文を送ったのである。

マレ博士の論文には「七十年以上前、シュタイナーは異常な一つの細胞環境から細胞外のスペースに、つまりその有機体の流動的な体液に人々の注意を向けさせようとした」という一文があったが、この言葉に対して、クリストファー・バードは以下のように述べている。

　驚いたことに、これもまたネサーンがずっと前から試みてきたことなのだ。だがガン学会はシュタイナーなどまるでこの世に存在しなかったかのように、彼のこの意見を無視し、真の医学の味方であるネサーンを、まるで敵のように憎んで中傷したのである。シュタイナーが透視力を用いて予知したこの結論は真実であり、シュタイナーが逝去した年に生まれたネサーンが、シュタイナーの見解を十分に客観化したにもかかわらず、ガンの専門医たちはシュタイナーの見解に関心を示さず、認めようとしない。これは実に奇妙だとしか言いようがない。

「シュタイナーは異常な一つの細胞環境から細胞外のスペースに、つまりその有機体の流動的な体液に人々の注意を向けさせようとした」……マレ博士はこの点にシュタイナーとガストン・ネサーンの共通性を見いだしていた。いまの医学は「異常な一つの細胞環境=ガン細胞」

だけを見ているが、シュタイナーは「細胞（ガン細胞）外のスペース」すなわち「有機体の流動的な体液」に人々の注意を向けさせようとしたと…。そしてそこ（体液）にこそガンの秘密が潜んでいることを、ソマトスコープで観察して鮮やかに実証してくれたのがネサーンだった。

前述したファーブル博士もまた、「それ（ソマチッド）はエーテル体として知られているものであり、肉体の中に完全に浸透しているエーテル体がなければ、肉体は単に不活発な物質にすぎない」と法廷で証言しているが、この「エーテル体」の概念もまたシュタイナーに由来する。このように『完全なる治癒』では随所にシュタイナーの影がちらついている。だからこそ妻は、シュタイナーに対するネサーンの見解を知りたかったのだと思う。

これに対するネサーン夫人の回答は、次のようなものだった。

ネサーン自身は、シュタイナーのことはあまりよく存知ません。『完全なる治癒』にシュタイナーのことが出てくるのは、著者のクリストファー・バードがシュタイナーに強く関心を持っていたからでしょう。ネサーンがシュタイナーのことをほとんど知らずに研究していたのに、結果的にガンに対する見解が同じものになっていたとしたら、確かにシュタイナーを研究している人たちは喜んでくれることでしょうね。

それから「病気の真因が体液にある」という指摘は、まさにその通りです。昨日はみなさんの血液を採ってソマチッドを観察しましたが、ソマチッドは血液だけに限らず、体液のあるところはどこででも観察することができるのです。

ガストン・ネサーンの研究成果は、ホメオパシー医学を裏付けるものでもあった。すでに紹介したように、ホメオパシー医でもあるジョージア州ニュートン研究所のリュック・シャルタン所長は、「ソマチッド理論は、ワトソンとクリックが発見した二重らせんよりも重要な基礎的事実を明らかにし、ホメオパシーを科学的に説明した最初の研究成果である」と絶賛した。

また裁判から二年後の1991年春にネサーンがケベック州の片田舎にあるシェルブルックで主催した「科学会議」には、アメリカ、カナダ、メキシコ、バハマ、イギリス、オランダ、スイス、オーストリアなどから約二百名の参加者があり、その中には多くの医師やホメオパシー医なども混じっていたという。その事実は、ソマチッド理論がホメオパシー医学と共鳴し合うことを物語っている。しかしこれまたネサーンがホメオパシーを意識して研究したがゆえの成果ではなく、ソマチッド理論が結果的にホメオパシーの正しさを証明してくれたのであった。

カナダではホメオパシーはかなりポピュラーになっていますから、カナダやアメリカにはホメオパシー医もたくさんいます。ネサーンの医学理論とホメオパシーが良く似ている点は、「濃度が薄ければ薄いほどスピリチュアルなものに作用し、濃くなればなるほど肉体に作用する」と考えるところにもあると思います。薄い薬剤では効果がないと考えるのはいまの医学の常識になっていますが、それは肉体、つまり物質的なことだけを考えているからであって、免疫力を高めるのはむしろ薄い製剤です。免疫力は目に見えないスピリチュアルな要素の影響を受けるからです。

現代医学はガン細胞のみを問題視し、強い薬剤を使ってガン細胞を殺そうとする。「ガン細胞をなくしさえすればガンは治る」と考えるからである。それが常識であるいまの医学からすれば、「薄くてほとんど水同然」に思えるネサーンの714Xが「インチキ治療薬」に映ったとしても不思議ではない。実際、裁判の法廷でネサーンを無期懲役刑に追い込もうとしていた検察官のメランソンは、ネサーンの治療がいかさまであることを証明してみせようと、胸を張ってとうとうと次のように述べた。

動物実験では効果が認められませんでした。なぜかと言うと、714Xはごく微量のカンファーの入ったほとんど水のようなものだからです。まともな医師なら動物にすら効かなかった水を、人間に注射するでしょうか。

動物実験で効果がなかったというのは、実は「ネズミのリンパ腫の成長に対する７１４Ｘ製剤の作用」という論文を根拠としたものだった。この論文はジャスマン医師がネズミに７１４Ｘを投与した実験をまとめたものだったが、ジャスマンは７１４Ｘの使い方を全く理解せず、皮下や静脈に適当に注射しただけで「実験の結果、この抗腫瘍剤には有効性は認められなかった」と断定したのである。だが、そもそも「抗腫瘍剤＝抗ガン剤」という言葉を使うこと自体、ネサーンのソマチッド理論を全く理解していない。７１４Ｘはガン細胞を殺すものではなく、それは免疫機構を正常化し、免疫力を高めるためのものなのである。

４つのファクターが治癒に大切

第一日目のセミナーでは、培養基におけるソマチッドサイクルや人体内でのソマチッド変化のことが語られ、ソマチッドが人間の意識や感情に敏感に反応するものであることが説明された。そして二日目のこの日、それに基づいてさらに７１４Ｘの真実が語られようとしていた。

ここまでですでに明らかなように、７１４Ｘはガンそのもの、病巣そのものをやっつけるものではない。ガストン・ネサーンはガンを「全身的な病気が局所化したもの」と見ており、その「全身的な病気」については「免疫力の弱体化＝プロテクションバリアの崩壊」と捉えている。そしてその原因となっているものに４つのファクターがあり、この４つのファクターの改善を図ることがガン完治の重要なポイントと考えていたのである。

そんなことから、ネサーン夫人は再びこの問題の核心を繰り返し説明した。

７１４Ｘそのものの治癒効果は約50パーセントくらいで、他の50パーセントはその他の目に見えないパワーが関わっているのです。ですから大切なことは、ただ単に７１４Ｘを使うことではなく、４つの要素すべてのバランスがとれていなければなりません。そう、フィジカルなもの、エモーショナルなもの、インテレクチュアルなもの、スピリチュアルなファクターの一つだけが優れていてもダメで、４つのファクターのバランスがとても大切なのです。

もちろん７１４Ｘだけでもそれなりの効果は出ます。しかし、たとえ７１４Ｘを使って一時的に良くなったとしても、ガンに対する考え方が変わらなければ、時間とともにまた元の状態に戻ってしまいます。このことはいくら強調しても強調しすぎることはないと思います。

日本でのメンタルケアは？

とはいえ、実際には714Xが直接的にガンを消す薬剤と考えているむきも多く、ガンに対する不安や恐怖心を抱いたまま714Xを使っているケースもけっこうあるようだ。不安や恐怖心はそれだけで免疫力をひどく損ねるから、これでは714X本来の効力は発揮しえない。ガンに対する不安と恐れが、714Xの効果を帳消しにしてしまうからである。

ネサーン夫人の話によれば、714Xの使用に際してアメリカでは、メンタルな面はあまり話されていないという。しかしそれでは効果に限界があるために、「これからはメンタル面に関してより深く話していきたい」と言う。

こう語ったあと、ネサーン夫人は萩原医師に質問した。「日本でのガン治療はいかがですか。日本では、医師によるメンタル面でのケアがなされているのでしょうか」と。

いいえ、日本の病院も、全体的には肉体の症状しか診ていません。病気になったその精神的な背景などについては全く考えていないと言ってもいいと思います。ただ、そうした医療に疑問を持つ医師たちが出てきていることも、また事実です。

これまでのお話で、ガン治療には4つのファクターが重要と知らされましたので、これからはこの4つの分野を総合的にケアしていきたいと思いますが、現実的には残念ながら、それぞれが分断されてしまっています。それだけに、それらの統合がこれからの医療の重要なテーマになってくるだろうと考えています。

萩原医師は広島大学医学部卒業後、東京女子医大外科で3年間の医療錬士を経て、聖マリアンナ医科大学第一外科にて消化器外科、内視鏡的診断・治療、緩和医療に従事した医学博士である。聖マリアンナ医科大学では第一外科講師、准教授を経て30年以上に渡って大学病院に勤務し、ガン治療の最前線で腕をふるってきた。しかし思うところあってか2005年3月に退職、その後聖マリアンナ医大客員教授を勤めるとともに、「森の診療所」院長を経て、現在は「イーハトーヴクリニック」を自ら開院して新しい統合医療に取り組んでいる。

そんな萩原医師との交流が生まれたのは、2006年の秋のことだった。萩原医師は神奈川で「森の診療所」を始めたばかり、ぼくはといえば「じあいネット」としてインターネットラジオ（FM放送）を始めてまだ間もないときのことだった。

以来2年余りの交流となるわけだが、その萩原医師が実は「退行催眠」のベテランと知らされたときは驚きだった。聖マリアンナ病院で外科部長としてガン治療に取り組んでいた時代のその姿と、その後「ヒプノ（催眠）セラピスト」としてガン治療等々に取り組んでいる姿の落差の大きさに、ものすごいインパクトを感じたからであった。

萩原医師はいまや意識や無意識、スピリチュアルな世界にまで関心を広げながら新しい医療に取り組んでいる。だからこそバウさんが「ソマチッド基金」を創設したときに、いち早く支援の旗を上げたのであろう。そんな萩原医師にネサーン夫人は、日本の医療の現実を問うたのだ。そしてその問いに対する萩原医師の説明と決意に対して、ネサーン夫人は嬉しそうに微笑んだ。

南方熊楠の「粘菌生活」

セミナー二日目の午前中の内容は、このような自由な空気に包まれて話題があちこちに広がっていった。そんななか「ネンキン生活」の話が飛び出した。これは南方熊楠《みなかたくまぐす》が研究した「粘菌＝変形菌」の生活環（ライフサイクル）の話であって、決して「年金生活」ではない〈笑〉。南方熊楠は粘菌が胞子から発芽してアメーバ状に変形し、まるで動物であるかのごとく微生物などを捕らえて食べて成長する「変形体」と、一カ所に定着して動かないキノコのような「子実体」という二つの全く異なる生活スタイルを持つ特異な生物、粘菌のライフスタイルを研究しているが、それがソマチッドサイクルにとてもよく似ていたからだった。

日本が誇る天才的博物学者・熊楠もまた、この不思議な粘菌のライフサイクル、すなわち一夜にしての動物（変形体）から植物（子実体）に鮮やかに変身してしまう生命体の神秘に、驚きと好奇心を禁じえなかったのであろう。しかもそれとごく似たライフサイクルが、なんとソマチッドにもあったのである。

さて、その粘菌生活であるが、胞子は水分に出会うと細胞壁を破ってアメーバ状の細胞になって出てくる。そして周囲のバクテリアを食べて増殖し、2倍体になったアメーバは小さなアメーバに遭遇するとそれらを摂食し、同じ2倍体のアメーバや変形体と遭遇すると、今度は積極的に融合し合ってどんどん巨大化していく。最初は小さな胞子であった粘菌が、一個の変形体として1平方メートルもの大きさに成長することも決して稀ではない。それはまぎれもなく、地上最大サイズの細胞に成長していくのである。

ところが周囲にエサが不足して飢餓状態が起こると変形体のところどころに子実体を作り、一夜にして動物から植物への変身が起こるのだ。こうした一連の生命現象について、千島学説ではAFD現象、あるいは逆AFD現象として説明されている。

とにかく生命現象は神秘的である。だからこそ生物学は書き直されなければならず、特にソマチッドの発見はそれを督促するものであろう。ガストン・ネサーンが「正統生物学」を唱えるのも大きな意味があるというものであろう。

714Xの成分は?

セミナー二日目は、ガストン・ネサーンが発見したソマチッド理論に基づく「新しい生物学」

に関し、こうしてさまざまな角度から吟味し合うことで午前中の時間が過ぎていった。そして午後からは、いよいよ「714X治療」に話が及んだ。

クリストファー・バードが書いた『完全なる治癒』を読むと、714Xがまるで「魔法の治療薬」に思えるほど画期的な効果を挙げてきたことがよく分かる。法廷や記者会見でも、その「劇的な効果」が、深刻な状態から見事に生還した数多くの患者たちによって証言されている。バウさんも、そしてぼく自身もそうであったが、もしそれが本当ならぜひ714Xを日本に持ち込みたい。多くのガン患者たちが「ガン完治への確かな希望」を求めているからである。

それまでのセミナーを通して、714Xはソマチッド研究の果てに開発された製剤であり、それはガン細胞そのものに対しては何ら作用しないものの、治癒力・免疫力を引き出して高め、その結果ガンや難病を完治にいざなってくれるものであることが説明されてきた。それは抗ガン剤のようなガン細胞を殺す猛毒ではないだけに、もちろん無害であり、副作用も全くない。だからこそ、法廷に突如現れて証言したジェラルド・ゴダンの治療を担当していた主治医も、もはや打つ手がなくなったゴダンの最後の賭けに対して、「副作用は全くないから、ぜひ試してください」と快く同意してくれたのである。

副作用が全くなく、しかも無害…。確かに714Xの成分を分析してみると、人体を害するようなものはほとんど何も含まれていない。あまりにもシンプルすぎて、なぜこれでガンが治

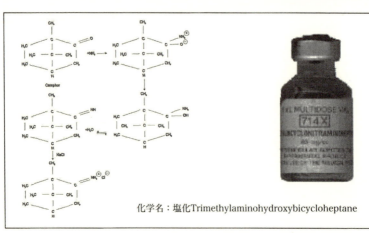

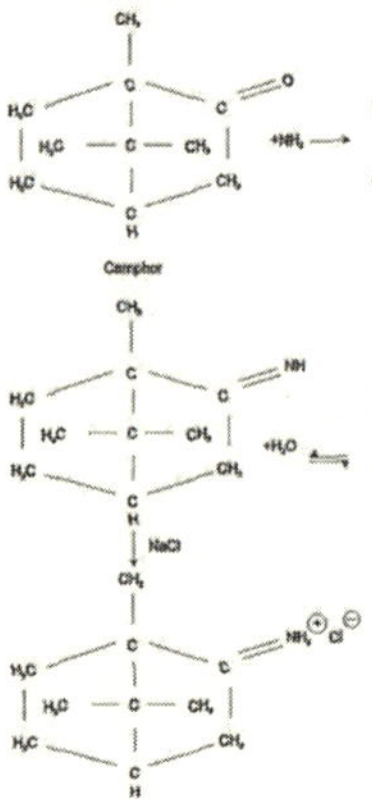

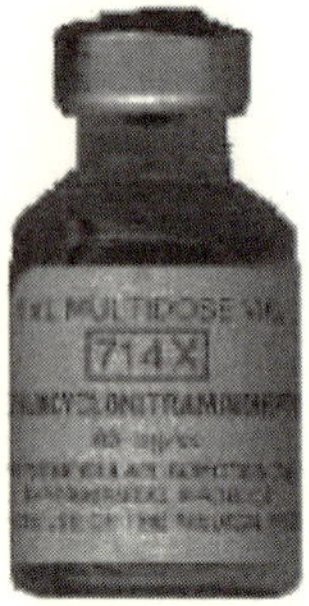

化学名：塩化Trimethylaminohydroxybicycloheptane

るのかと理解に苦しむほどなのだ。だからネサーンを告発した検察官や医学界は、714Xを「偽薬・イカサマ・インチキ・詐欺的な薬剤」と非難し、ガンが治ったというのは理性を失った愚かなガン患者にプラシーボ効果が起こったにすぎないと揶揄《やゆ》した。すなわち、ガンの恐怖に怯えて絶望した患者は理性を失う。ネサーンはそうした可哀想な患者につけこんで、言葉巧みに心理的暗示を与え、偽りの希望を与えたにすぎないとしたのである。

　検察官や医学界がそう思うほどに、714Xはどう見てもガン細胞を殺すことなどできない。だから714Xを投与したところでガンが治るはずがない。彼らはそう考えたのであった。ここには現代医学とネサーンとの「ガンに対する考え方」の決定的な隔たりがある。その決定的な隔たりについては、すでにネサーンの言葉を紹介した通りである（124〜126ページ参照）。

　ガストン・ネサーンはその発言の中で、「問題の核心は、医学界と私の見解が正反対であること」として、両者の決定的な考え方の違いを鮮明にした。すなわち「主流派のガンの通常療法はガンの腫瘍とガン化した細胞にのみ焦点を当てているが、私は身体の全環境の観察に基づき、免疫機構に十分な力を取り戻させ、免疫機構に本来の機能を果たさせることによってガンを治癒に導いている」と…。

実際、免疫力を高めることをもってネサーンはたくさんのガン患者たちを救い、彼らの証言によって裁判に見事に勝利できた。それも、ネサーンが714Xを使って文字通りガン患者の免疫力を強め、誰の身体の中にもある自然治癒力を優位に立たせることができたからであった。

窒素を食べて増殖するガン細胞

ところで問題は、なぜ「ほとんど水同然」と言われるほどにシンプルな714Xが劇的な治癒効果を発揮するのかということだが、これに対してネサーン夫人は、漫画風に描かれた一枚の絵（次ページ）を示して、分かりやすく説明してくれた。

この絵には、左のガン細胞の固まり（腫瘍）が窒素を奪っている様子が描かれています。ガン細胞は窒素を食べて大きく成長するという性質を持っているからです。

ガン細胞が窒素を摂取してどんどん大きくなっていくと、さらにたくさんの窒素が必

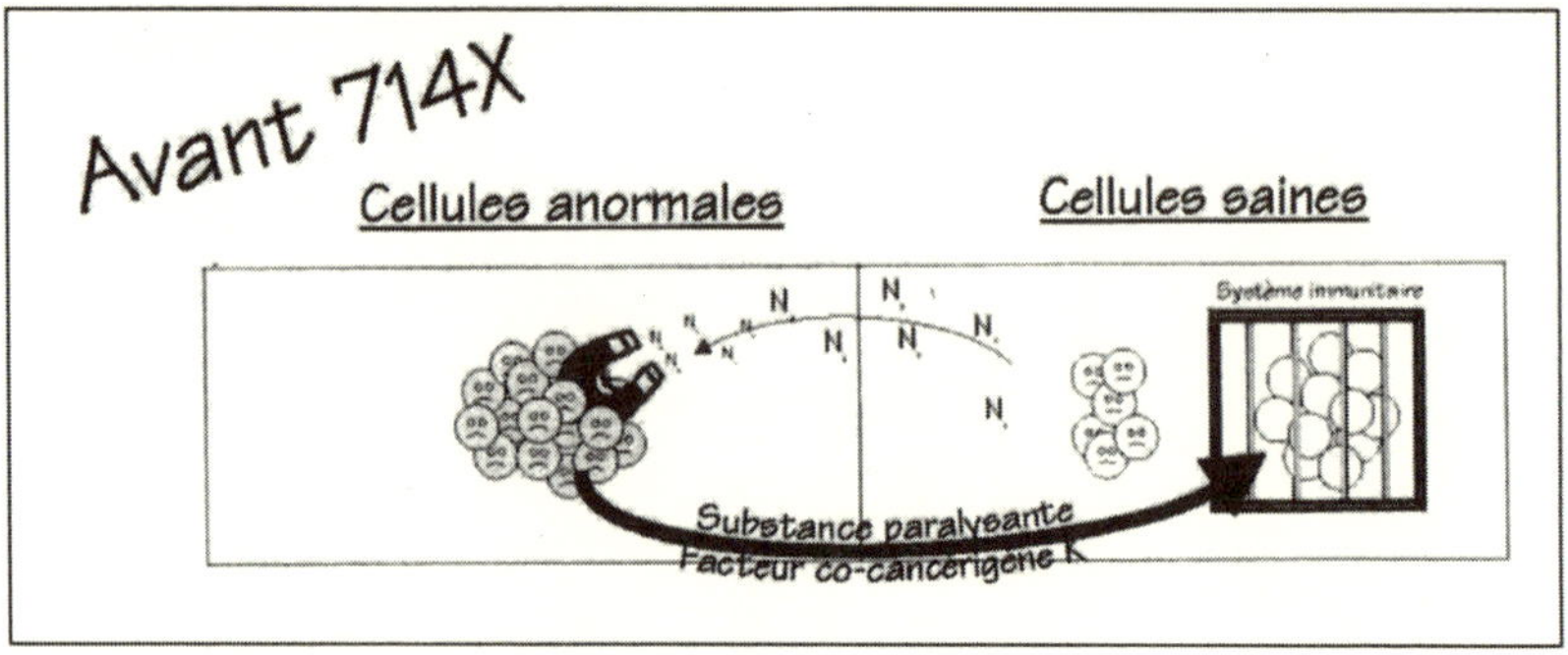

要になってきますので、そこで増殖したガン（腫瘍）は、窒素を「もっともっと！」と激しく求めるようになっていきます。

ガン細胞はたくさんの窒素を奪ってくるためにある特殊な物質を放出するのですが、その物質をネサーンは「余剰増殖因子（ＣＫＦ）と名付けました。このＣＫＦは毒性を持っていて、免疫システムをマヒさせてしまいます。そのことを分かりやすく描いたのが右側の檻の絵で、すなわち白血球が檻の中に閉じ込められてしまって、働くことができなくなってしまうのです。

ガストン・ネサーンの研究によれば「ガン細胞は未成熟な細胞」であり、免疫機構に異常が生じた体内ではどんどん増殖していってコントロールが利かなくなる。それがガンの恐さであり、コントロールできないということがガンの異常増殖をさらに許すことにもなる。しかも、ガン細胞は増殖に当たって一種の発酵作用をしていて、そのために不可欠な窒素派生物を摂取して大量に消費するという。

ここで重要なことは、ガン細胞が窒素を摂取してどんどん増殖していくということだ。すなわちガンの増殖にとっては窒素が不可欠。となれば、ガンを増殖させないために窒素を与えないようにしようというのが一般の研究者のアプローチ法であろう。要するに「兵糧攻め」である。というのも、もしも窒素がなければガン細胞は増殖することができないからである。

こうした発想は、ガンを徹底的に敵視し、ガンを完膚無きまでにやっつけようという姿勢から生まれてくるものだ。実際、抗ガン剤や放射線治療は、ガン細胞を殺し尽くす方法として編み出されたものだった。しかしその猛毒は、ガン細胞を殺すのみならず、正常な細胞や免疫力にまで決定的なダメージを与えてしまう。それと同じように、窒素の供給を断ってガン細胞を兵糧攻めにすることは、ガン細胞と同じくやはり窒素を必要としている正常細胞にまで、大きなダメージを与えてしまうことになるのである。

「敵に塩を贈る?」ネサーン

ガストン・ネサーンは、ガンはあくまでも免疫機構が損傷した結果生じたものと考え、現代西洋医学のように「ガン悪魔説」には立っていない。ネサーンの観察研究からすれば、ガンは生まれるべくして生まれ出てきたものなのだ。そのガンが恐いのは、自らの存続と成長のために窒素をどんどん摂取し続けていくからで、その貪欲な窒素強奪の営みが、正常細胞を病的で不安定なものに変質させ、生命体に大きな打撃を与えることになる。さらに、窒素派生物を奪い取るときにガン細胞の放出する物質（ＣＫＦ）が白血球の働きを阻害して免疫機構を麻痺させてしまうため、ますます免疫力が弱まっていく。この悪循環を断ち切って打開する道はただ一つ。それは、ガン細胞の生存に不可欠な、窒素を供給してあげることなのだ。

まさに「敵に塩を贈る」というネサーンのこの発想は、「ガンの正体」を正しく見極めていたからこそ出てきたものであろう。いやネサーンは、決してガンを敵とは見なしてはいない。ガンは自らが生み出した自分そのものの一部と考えているのである。そこでネサーンは、ガン細胞が正常細胞が必要とする窒素を奪い取らなくてもいいようにと、窒素をリンパに流してあげることにした。それが７１４Ｘの鼠蹊リンパ注入である。

その結果、はたして何が起こるのか。再びネサーン夫人の説明を聞こう。

７１４Ｘを鼠蹊リンパから注入しますと、７１４Ｘに含まれた微量のカンファーが、リンパの流れを促進します。そしてリンパネットワークによって運ばれた窒素がガン細胞に届くと、図のように、それまでは正常細胞が必要とする窒素を奪い取っていたガン細胞は、７１４Ｘによって供給された窒素を摂取するようになっていきます。

そのことを示したのがこの絵であり、要するに７１４Ｘがガン細胞の貪欲な窒素強奪

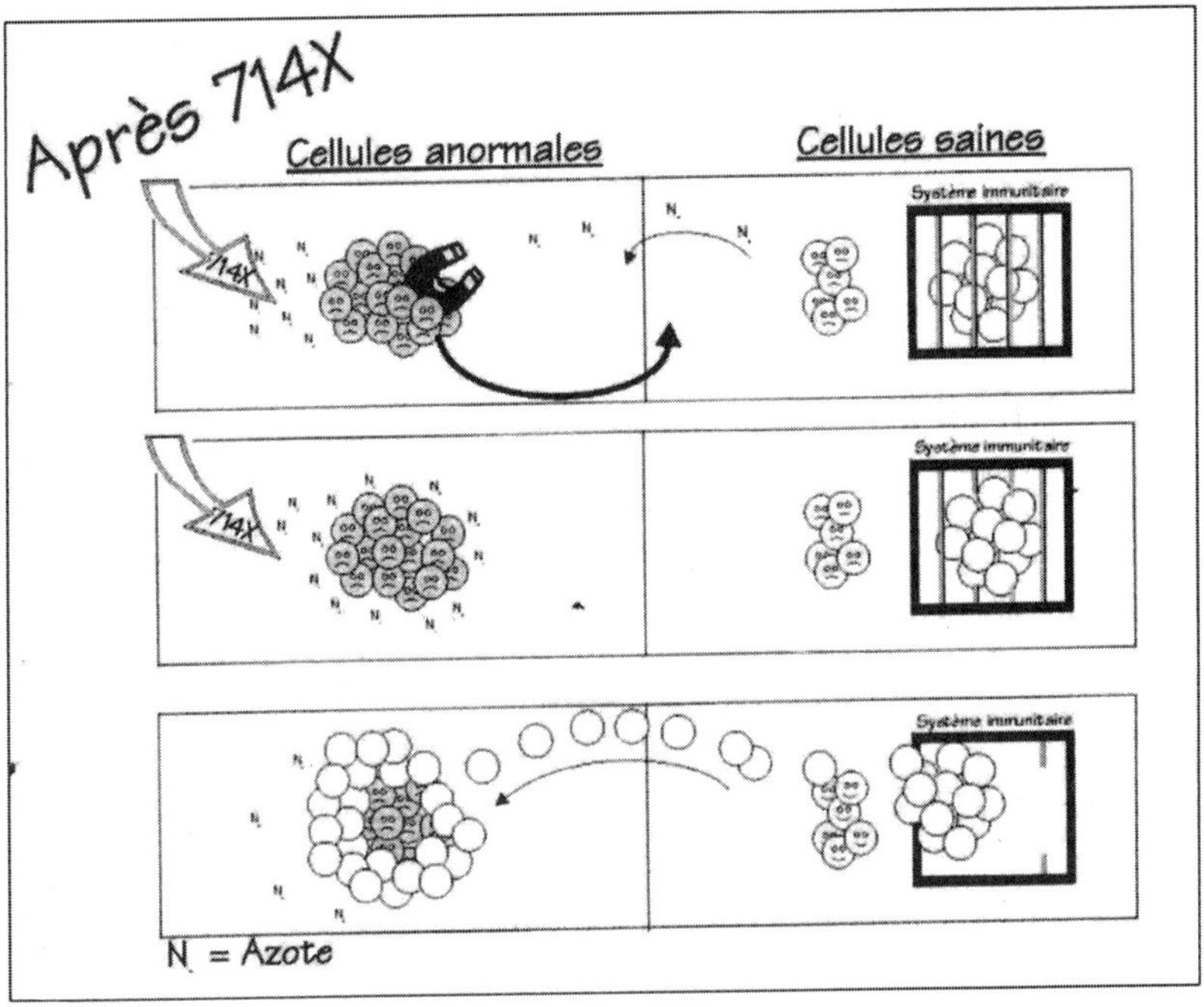

の営みにピリオドを打つわけですね。

　７１４Ｘによって窒素が満たされたガン細胞は、もはや強引に窒素を強奪する必要がありません。それまでのガン細胞は窒素を奪ってくるために特殊な物質を放出して、その物質（ＣＫＦ）が白血球の働きを阻害して免疫機構を麻痺させたわけですが、７１４Ｘを投与することで檻に閉じ込められていた白血球がやがて檻から解放され、本来の働きをしてくれるようになるのです。

　そのことを示したのが一番下の絵で、元気を取り戻した白血球が、ガン細胞を取り巻いて増殖を阻止します。すなわち、免疫機構が正常化することによって、ガンがどんどん治癒されていくわけです。

体液異常とガンの発生

ネサーンは、ソマトスコープによる観察で、「ガン細胞は発酵現象によって単純な形態に戻る」という現象を発見しているが、これはとくに興味深い。細胞は本来、ある特定の器官に分化していくことになるわけだが、細胞が本来持つその「分化機能」を失ったのがガン細胞である、としているのである。

このくだりは千島学説の「赤血球分化説」を髣髴《ほうふつ》とさせる。すなわち「気血動の乱れにより、体細胞に成り損ねたのがガンである」という千島のガン観と酷似しているのだ。

ガストン・ネサーンは、ガンの増殖が速いのは、細胞の分化機能が損なわれた未成熟な細胞が分裂増殖能力のみを発揮しているからであって、ガン細胞のこの異常な増殖は、組織の調和を維持する調節系の乱れが原因で起こるとしているが、これまた「気血動の乱れがガン発症の真因」とする千島学説に非常によく似ているといえるだろう。

さらにネサーンが体液に注目していることも見逃せない。体液とは生命体（有機体）の細胞間を満たしている液体のことであり、古代のエジプト人やヘブライ人もまた、病気の多くが体液異常によるものと考えていた。しかし現代医学は、体液と病気との関係について完全に無視している。そんななかネサーンは、体液の働きと役割をソマトスコープを使って観察し研究したのだった。

ネサーンは、体液には不思議で革新的な働きがあることを、三万倍の倍率と約150オングストロームの画期的な分解能を誇る特殊な光学顕微鏡ソマトスコープによってヒトの血液を観察し確認した。健康な人の血液中では、ソマチッド、胞子、二重胞子の3つの形態しか観察することができないが、ガンなどの病気の患者の血液の中では、それがさらにバクテリア形態、酵母菌形態等々、次々と異常変形していく。そしてその変化を起こさせるものが、体液の中のある種の要素ではないかとネサーンは考えたのであった。

いったい何がソマチッドを変形させていくのか。その原因はどうやらソマチッドと深い関わりのある血液（体液）の中（状態）にあるらしい。ソマチッドは赤血球を介して出現し、やがて体内に広がっていくのだが、その血液や体液中の「ある種の要素」が、ソマチッドに大きな影響を及ぼしているのである。そのことをネサーンは数々の実験の結果確認し、体液（血液）の物理的状態が増殖ホルモンの生成に影響を与えていることに気づいた。すなわち、生命維持に不可欠にして細胞分裂に重要な働きをする増殖ホルモンが、免疫機構の状態と深く関わっていたのである。

すなわち、健康な人の血液中には、ソマチッドのサイクルは二重胞子の段階までしか進まず、この状態内で細胞の増殖に必要な適量な増殖ホルモンが作り出されている。ところがストレスや病気などで免疫機構に異常が生じると、ソマチッドは次々と異常変形を始めていく。増殖ホルモンは健康状態において「適量」が生成されているのだが、健康に異常が生じたとき、すなわち免疫力が低下したときに「過剰生成」されていくのである。

ネサーンがソマトスコープによる観察で発見したことは、ガン（変性疾患）はこうした増殖ホルモンの過剰生成によって発症し、その体液中ではソマチッドが異常変形しているというものである。まさにこの体液（血液）こそが、生命の営みに深く関与しているわけである。

こう考えると、ガストン・ネサーンが着目した「体液・血液」が、決して単なる物質の集まりとは思えなくなってくる。そもそもソマチッドは、赤血球（体液）を介して出現し全身に広がって、受精や細胞増殖はいうまでもなく、さまざまな生命の営みに影響を与えている。しかもソマチッドそれ自体に遺伝情報を持っている。この示唆に富む研究でネサーンは、ガンを始めとするさまざまな変性疾患もまた、「体液の物理的状態」と深い関わりを持つ増殖ホルモンが産生したときに発症するというのだ。

いったい「体液（血液）」とは何なのか。ガストン・ネサーンは「体液中のある種の要素が固体に変わるときの物理的状態が体液の革新的な働きの原因である」と考えているが、「ある種の要素」とはいったい何か。また「ある種の要素が固体に変わる」というのは、目に見えない何か（要素）が現象化（固体化）するということなのだろうか。

ガストン・ネサーンはそれに関して明解な解答はしてはいない。だが、これまで六十余年にわたってネサーンがやってきた膨大な数の実験は、この問いにすでに明解な答えを出してくれているといえるだろう。ちなみに前述（142〜146ページ参照）したラットの実験では、わずか1立方センチの小さな肉片が、真空状態に置かれながら太陽光を受けるだけでどんどん成長しているのだ。これを観るだけでも、真空状態のビンの中で「何か」が「物質化」していることは疑いえない。この場合の環境条件は、肉片と、注入されたソマチッド、そして太陽光のみである。なのに肉片は時間の中でどんどん成長し続け、真空のビンの中にたくさんの水分さえ生み出した。あの水は、いったいどこからやってきたのか。小さな肉片はいったい何を材料として増殖し続けているのか。現代の科学、生物学ではとうていこの驚くべき現象を説明することができない。ガストン・ネサーンの実験研究は、まさに生命の営み、自然の営み、宇宙の営みを、根本から考え直さざるをえない重要な事実を私たちに突きつけているのである。

なぜ体液が異常化するのか

それはさておき、「714X効果」に話を戻そう。ネサーン夫人はガン細胞に窒素を供給することにより、免疫機構が回復してガン完治が起こるということを、漫画タッチの絵を使って分かりやすく説明してくれた。このことは、まさにネサーンが「ガンとは何か」を知り尽くしていたからこそ生まれでたアイデアだったといえるだろう。もしもネサーンが「ガン悪魔説」に立っていたとしたなら、ガン（悪魔）がその増殖のために必要とする窒素をあえて供与するようなことはしなかったはずだ。そんなことをすれば、悪魔は我が物顔でますます増殖し続けると考えてしまうからである。

ガストン・ネサーンは「ガンとは何か」を研究する中で、すでに説明したように「ガンは増殖ホルモンの過剰生成の結果発症する」ということに気がついた。そしてその真因ともいうべきものは「体液（血液）の異常化」である。すなわち身体中を満たしている体液が何らかの理由によって異常化したときに、細胞増殖を促す増殖ホルモンが次々と未成熟な細胞を生み出していく。しかもこれら未成熟な細胞は、「急速に増殖する」という細胞本来の特性のみを発揮して、どんどん大きくなっていく。そしてそのガン細胞（腫瘍）は、自らの存続と成長のために多量の窒素を必要としていくのだ。

しかもやっかいなことに、窒素を強奪するためにガン細胞が放出する特殊な物質（ＣＫＦ）が、身体の免疫機構をマヒさせる。免疫機構がマヒしてしまえば、あとはガン細胞のやり放題。こうしてガン細胞はコントロールのきかないものになっていく。

要するに、ガンは悪魔でも何でもなく、自らの心身が生み出したものなのだ。すなわち自分自身の身体の体液（血液）が異常化したときに、増殖ホルモン異常が起こって未成熟な細胞がどんどん増殖していくが、それがガン（悪性腫瘍）と呼ばれるものの正体なのである。となれば、いくらガン細胞を殺しても、切除してみても意味がない。なぜならガンを生み出した「体液（血液）」がそのままである限り、ガンは再び発症することになるからである（再発・転移）。

ここで重要なことは、ガストン・ネサーンが「ガンの真因は体液の異常化にあり」と見ていることだ。問題は、いったいなぜそうなるのかということだが、これに対してネサーンは、組織の調和系の乱れが原因だとし、免疫システムに異常が生じたときにガンなどの疾病が生じることを明らかにしている。要するに、「体液の状態」が健康維持や疾病治癒のカギを握っているという。

トラウマが免疫機構を壊す

これとほぼ同じことを、ガストン・ネサーンよりも一世紀ほど前に発表したのが、フランスの医学者アントワーヌ・ベシャンだった。ベシャンは、かの有名なルイ・パスツールの宿敵として知られている人物だが、彼は発酵の研究途上、発酵している溶液中にうごめいている多数の小体を発見し、それをマイクロザイマス（小発酵体）と名付けた。そしてこのマイクロザイマスこそが細胞や組織、器官の活動など、あらゆる生物の活動を可能にする「生命の最も基本的な要素」であるとしたのである。

しかもベシャンは、有機体に深刻な事態が起こると、マイクロザイマスは決して死滅せず、むしろ有機体を死滅させるように働くことを観察した。ベシャンもまた、有機体（の体液）が深刻な事態に陥ることが、ガンなどの原因であることを発見したのである。ベシャンが命名したマイクロザイマスとは、ネサーンが観察したソマチッドそのものであろう。

このようにネサーン以前に、ベシャンを筆頭として、多くの研究者たちが不思議な小さな生命体を観察していた。その中には、ネサーンとほぼ同じ成果を挙げたアメリカの天才独学者ロイヤル・レイモンド・ライフや、ドイツのギュンター・エンダーライン博士などもいた。そしてベシャンに始まるこの流れは、ガンの真因は生体（有機体）の免疫システムの異常であり、その異常と小さな不思議な生命体とが密接に関わっていることを、やはり観察していたのである。

さて問題は、いったい何が免疫システムの異常を引き起こすのか、さらに言えば、何が体液に異常を生じせしめるのかということであろう。この問題に関してガストン・ネサーンは、さまざまな観察研究をした果てに、「免疫システムの弱体化は、トラウマ（衝撃的体験）が原因である」としている。そしてトラウマは、放射線や化学汚染、事故、ショック、憂鬱など、さまざまな多くのものが重なり合って生じるとしている。つまりトラウマは、物理的な原因のほか、感情的、心理的、さらにスピリチュアルなものも原因となって生じるとしているのだ。

ガンは悪魔ではない

この章は「714X効果」に関する章であるが、なぜ714Xに治癒効果があるのかという問題は、結局、体液やトラウマの領域まで視野に入れなければならなくなる。

ネサーン夫人は714X効果に関して、「体内に窒素を供給することの意味」を分かりやすく説明してくれたが、そのメッセージを一言で言えば、「免疫システムを強化しさえすれば大丈夫！」というものであった。そこには、

ガン細胞がどんどん増殖するのは、毒素を放出しながら窒素を強奪しているからであって、714Xによってガン細胞に窒素を供給するならば、毒素の放出が抑えられ、その結果、免疫システムが回復して、ガン細胞の勝手な活動が抑制される。

というネサーン独自の見方がある。大事なことは、ガン細胞そのものの存在というよりは、免疫システムの状態、すなわち体液の状態なのである。

それにしても、ネサーンの「ガン観」とその治癒法に対し、ある種の感動を覚える。そこに

はガン細胞を敵視することがまるでなく、むしろ自らが生み出したガンに対して、強い責任感といたわりの思いが伝わってくるからである。

ぼくは『ガン呪縛を解く』(第一章「ふたつの風景」)の中で、次のように記述した。


ガン治療に関して「ふたつの風景」がある。ひとつは、恐ろしいガン細胞を攻撃し、徹底的に殺しつくそうとする「戦争の風景」、そしてもうひとつは、ガンの発生理由に思いを馳せ、ガンの存在基盤を消し去ろうとする「平和回帰の風景」…。しかしいまガン治療の世界で見られるのは圧倒的に「戦争(闘い)の風景」だ。ガンは怖い、ガンは悪魔だ、ガンをそのまま放っておいたら殺されてしまう。その不安と恐怖心が、医師も、患者も、そしてその家族たちをもガンとの戦いにかきたてているからである。

戦争の風景から見えてくるガン治療は、暗い闇夜に出没するテロリストにおびえながら武力攻撃する軍隊のようであり、そこには絶えず強い緊張感(ストレス)がある。テロ集団(ガン細胞群)を一刻も早く見つけ出し(早期発見)、敵の勢力が大きくならないうちに、そして敵が他の場所に移動拡散(転移)しないうちに、総攻撃して殲滅せよ。それが「戦場」での思考と行動の原理原則になっているのである。

これに対して「平和回帰」の世界では、なぜ彼ら(ガン細胞)が登場してきたのか、そのことをまず根源に立ち返って考える。というのも、彼らは決して外から侵入してきたテロリストではなく、もともと体内にあった細胞が、何らかの原因で異常化（ガン細胞化）したにすぎないからだ。健康な細胞をガン化させたその原因とは何か。何がその異常化を引き起こしたのか。そう考えていくと、ガン細胞をやっつけてみても意味がない。テロとの戦争に突進していくのではなく、むしろ彼らがテロ行為を止め、自らテロ組織を解体してくれる環境に変えていくことこそが大事であると考えるのだ。

「戦争の風景」には、猜疑心や疑心暗鬼から発生する不安と恐怖のおどろおどろしい空気が満ち満ちているが、「平和回帰の風景」にはそれがない。そこでは「ガン細胞も自分の一部」と考えて、その異常化した心身の環境風土を平和的に変えていこうと出直すのである。

トラウマが体液異常化の原因

これは「千島学説」に立つ「ガン観」であったが、それと全く同じ姿勢を、ガストン・ネサーンはとっていた。いやそれどころか、ネサーンはガン細胞（テロリスト？）が暴れなくてすむようにと兵糧（窒素）まで与え、それによってガン細胞が放出する毒素を抑えることに成功した。

戦争の思想がテロリストを敵視して徹底的に攻撃すれば、家族や仲間たちを殺された一般市民は、怒りと憎しみのあまり、次々と武器を持って戦うようになるであろう。が、テロリストが生まれたのには、それなりの事情がある。だから、その問題を解決しさえすれば、テロ活動はストップする。彼らがテロ活動に走るのは、そうせざるをえない理由があったからだ。ネサーンはガン細胞に対してもそのごとく考え、ガン細胞が窒素強奪の際に放出する毒素をなくすことにより、人体の免疫力を回復させる治癒法を開発したのである。

そしてそれが７１４Ｘであったわけだが、ネサーンのそのような思いは、窒素といっしょに７１４Ｘの液体に転写されているにちがいない。すなわち７１４Ｘにチャージされたメッセージは、ガン細胞に対する癒しといたわりと愛であり、それはガン細胞を殺そうとする抗ガン剤の殺意とは全く異質で正反対のものなのだ。ネサーン自身はそこまでは語っていないが、ぼくには７１４Ｘに、ネサーンのそのような愛の思想とメッセージが感じられた。

ぼくがそのごとく感じた理由は、ネサーンが論文の中で「すべての疾患の中で最も重大なのは体液系の疾患である」とし、「体液中のある種の要素が固体に変わるときの物理的条件が（ガンなどの疾患の）原因である」としていたからである。この一文を深読みすれば、人間の感情的・心理的トラウマが人体の体液を異常化させ、その体液がソマチッドに影響を与えると考えることができるのではなかろうか。すなわち、体液が異常化したときに増殖ホルモンが過剰生成されるため、体液中に生まれたソマチッドがバクテリア形態等々へと変化のサイクルを次々と進んでいく。このようにネサーンは、ガンなどの疾患の原因を「体液系の疾患」と見ていたのである。

そしてネサーンは、体液の異常を引き起こすものこそトラウマであるとした。トラウマは放射線や化学汚染（毒素）などといった物理的な理由によっても生じるが、それだけでなく、それは心理的、感情的な問題からも生じてくる。ショックや不安、ストレスや憂鬱感、ガンを恐れる気持ちなどもまた、強烈なトラウマとなりうるのである。

なぜ不安やショック、ストレス、恐れといった心理的、感情的な歪みが、トラウマとなって体液を異常化させるのか。それは「意識や感情などの乱れた波動が体液に転写されるから」と考えることもできる。体液すなわち水には、さまざまな波動（情報）を受信し、それを蓄積するという働きがあるからだ。水が本来持つこの機能を巧みに応用したものがホメオパシーであるが、まさに全身のほとんどが体液で満たされている人体は、非物質的な意識や感情によっても、その物理的条件が変化してしまうものなのであろう。そしてそれが原因となってガンが発症したりもするのであろう。

だからこそ、ネサーン夫人は「免疫システムに大きな影響を及ぼす4つのファクター」を強調した。714Xの真価を発揮させるには、フィジカル、エモーショナル、インテレクチュアル、スピリチュアルな4つのファクターを考えなければならず、この4つのファクターのバランスが非常に重要である…と。なぜなら、エモーショナル（感情的）、インテレクチュアル（知性的）、スピリチュアル（精神的・霊的）なファクターが、そのまま体液（血液）に影響（共振・共鳴）を及ぼし、免疫システムの状態を大きく左右するからである。

理想的な714X治療を受けたゴダン

実際、1989年の「ネサーン裁判」で明らかにされたように、714Xが劇的なガン完治の効果を現した背景には、4つのファクターのバランスのよいサポートがあったと思われる。

ちなみに法廷を騒然とさせたジェラルド・ゴダンの場合、彼は「最後の賭け」としてネサーンの研究所を訪れ、まずネサーンから「ガンとは何か」「どうしたらガンが治癒するのか」を懇切丁寧に教えられた。そのときにネサーンが語った「ガン観」は、ゴダンにとって「目からウロコが落ちる」ような気づきだったであろう。ゴダンは五年前に脳腫瘍の手術を受け、再発したその後も手術や放射線、抗ガン剤治療を受け続けてきたにもかかわらず、ガンは治癒するどころか、事態は最悪の状態に陥っていたからである。

「ガンとは何か。どうしたらガンが治癒するのか」が分かってしまえば、ガンに対する恐怖も不安も徐々にやわらいでいく。そして不安と恐れが消えていけば、自ずと免疫力も回復する。

実際ネサーンからソマチッド治療を受けたゴダンは、「だんだん力が出てきて元気を取り戻した」という。そして一クール（21日間）の治療が終わったその三日後に、ゴダンはソマトスコープで自らの血液の状態を観察した。

ソマトスコープで観たゴダンの血液は、すでに正常に戻っていた。それは714X治療からわずか一ヶ月足らずの観察だったから、「正常」という意味は「ガン患者特有の葉状体が消えた」というものではなく、たぶんプロテクションバリアが正常化されていて、バクテリア形態のソマチッドが発見されなかったというものだったかもしれない。いずれにしてもネサーンが開発したソマトスコープは、覗いてみるだけで病気の状態が一目瞭然に分かってしまう。それを確認したゴダンは、治癒に対する大きな希望を抱いたにちがいない。

しかも、治癒の事実を証明してくれる検査結果も現れ出た。ゴダンはその後、念のためモントリオールのノートルダム病院で検査したのだったが、CT検査の結果によれば、手術で除去できなかった脳腫瘍の塊の60パーセントが縮小していたのだ。

このようにゴダンの場合、ネサーンによるガンと治癒法の明解な説明、714X治療の実感（力が出てきて元気になった）、ソマトスコープでの血液状態の確認、さらに一般病院でのCT検査結果などにより、着実に治癒に向かっていることが実感でき、だからこそ希望を抱くことができた。そしてそれらが相乗効果を生み、どんどん治癒力が高まっていったのであろう。

その意味でゴダンは、まさに理想的な714X治療を受けることができたと言えるだろう。すなわち、ソマチッドの生態を知り尽くしたネサーン本人から「ガンとは何か。いかにしたらガンは治癒できるか」をじかに説明され、十分に納得したうえで治療を受けた。すると萎えていた力が蘇り、どんどん元気になっていく自分がいた。だからこそゴダンは選挙運動をすることができ、見事に当選を果たすことができたのである。

しかも「元気」は自分の感覚にすぎないが、実際にソマトスコープを覗けば血液が正常化されているのが確認でき、CT検査もまたその事実を裏付けてくれた。ゴダンの治癒のプロセスには、714Xの物理的（フィジカル）な効果に加え、知性的（インテレクチュアル）、感情的（エモーショナル）なファクターもまた免疫システムの回復に大きな作用をしてくれたのだ。

そしてゴダンが「ネサーン裁判の法廷」で証言者の名乗りを挙げたその裏には、「劇的に免疫力を引き出してくれるネサーンの714Xを、歴史的に封印させてはならない」といったスピリチュアルな動機と使命感も脈打っていたにちがいない。ゴダンはこのように四つのファクターの相乗効果に乗るかたちで、深刻な末期ガンから解放されたのであった。

別に714Xでなくてもいい!?

セミナーから帰って「714X効果とは何か？」を説明するに際し、ぼくはインターネットのサイトやラジオ放送で「四つのファクターの重要さ」について触れた。するとある読者から、次のようなメールが送られてきた。

いよいよソマチッドの正体の公開に向け、テンションは最高潮ですね。
しかし、その一方でわれわれは冷めた目で（714Xを）とらえました。
それはソマチッド・714Xが働くための4つの条件。
1 身体的条件（血液の質etc.）
2 知（情報）の条件（知性&知識）
3 感情&意識の条件
4 スピリチュアル（霊的）な条件
この条件がそろったら、別に714Xでなくてもいいんでないの？
というのがわれわれの共通した見解でした。
4つの条件＋市川式お手当て
4つの条件＋玉川温泉
4つの条件＋竹炭
4つの条件＋ホメオパシー

4つの条件＋西洋医学でもいい。

からだへのダメージは大きいけどガンは治るでしょう。

読者によるこの指摘、意見は、正直、非常にマトを得たものだった。たしかに、

1 身体的条件（血液の質etc.）

2 知（情報）の条件（知性&知識）

3 感情&意識の条件

4 スピリチュアル（霊的）な条件

がそろったら、別に714Xでなくてもいい。

もしもこの4つが自分でちゃんとできるならば、何もせずともガン完治は自然に起こるにちがいないし、実際、それによって完治している例も多々見受けられる。そこには714Xが出る幕はない。なぜなら、714Xは免疫システムを正常化するための引き金であり、何らかの方法で免疫システムさえ回復すれば、ガンは自然に治癒してしまうからである。

しかし実際にはこれがなかなか難しく、次々とさまざまな民間療法やサプリメント、水などを試しながらも、結局は症状が深刻化して亡くなっていくケースも多い。それぞれが4つの条件を満たすことに必死になってトライしながらも、「ついに力尽きる」というパターンが多い

のだ。確かに、マクロビオティック（玄米菜食）や断食療法、さまざまな民間療法、サプリメントなどで完治する例もあるにはあるが、その確率は残念ながらそう高くはないのだろう。

一方、714Xも、手術や抗ガン剤、放射線治療などをやり尽くし、もはやこれ以上病院で治療することが不可能とされた末期ガン患者が完治や延命を含めた改善を示す事例も多く、さらに痛みの緩和などが認められたという。これが「75パーセントの治癒効果」という言葉を生んだ根拠であろうが、ネサーン夫人によれば、確かにかなりの効果があったようだ。やはりこれは治癒への道筋のある治療法と言って差し支えないだろう。読者のメールはさらに続く。

察するに、714Xの正体は波動水みたいなものかなと思ったりします。
物質的には何も分析されないもの。治癒へのエネルギーがこめられているもの。
結局、大きな問題として残るのは4つの条件。これをいかにして導き出すか。
それさえ整えば、あとは何にのっかってもオーケーじゃないかしら。
正直いってあまり画期的という気がしません。

やっぱり714Xは素晴らしい

読者のこの意見に対して、ぼくは次のように書いて返信した。

ぼくはそうは思いません。手術や抗ガン剤、放射線などをやり尽くして、あとはただ死を待つのみという末期ガン患者が、ガンの真実（ガンは全身病・体液異常）を知って714Xを受け、そのうちの多くに効果が出るというのは、やっぱりすごいと思います。また、たとえ完治しなくても、痛みからの解放やその緩和がなされるのなら、これまた素晴らしいことではないでしょうか。

これまでに、たくさんの末期ガン患者たちを看取って、無念の思いにかられてきたぼくとしては、免疫力をあげながら鎮痛緩和ができるというのはグッドニュースです。

メールはさらに続く。「驚異の治癒率も、（4つの）条件を選んでいるからでしょう」と…。これに対するぼくの意見は、

ぼくは「4つの条件」が大切であることを、正直にキチンと説明してくれるネサーンさんに、むしろとても好感と信頼感を抱きました。多くの場合、自分がやっている治療法や、自分が取り扱っているサプリメントだけをとかく絶対化しがちで、「これを使えば（すれば）ガンは治る」などと断言することがとかく多いのですが、ネサーンさんは決してそのようには言いませんでした。

ネサーンさんが言っているのは、ガンや難病を治すのは結局自分の治癒力であり、それを引き出して高めるのに役立つのが714Xだとしていることです。それも、ソマチッドの生体をソマトスコープで観察し、生命の神秘的なパワーを十分に理解した上でそう言っているのです。そこにぼくは、とても真摯な科学者としての態度を感じました。

4つの条件とは言いましたが、大事なことは「ガンを恐れない。ガンに対する不安に飲み込まれない」。この一点がクリアできればいいような気がします。

以上を簡潔に要約してみよう。まずは読者からの指摘。

1 身体的条件（血液の質etc.）
2 知（情報）の条件（知性&知識）
3 感情&意識の条件
4 スピリチュアル（霊的）な条件

この条件がそろったら、別に714Xを使わなくてもガンは治る。

その通りだろう。この四つのファクターがバランスよく調整されるなら、免疫システムが改善され、治癒力がぐ〜んと高まるからだ。しかし、実際にはそれがなかなかうまくいかず、ガンに対する不安も恐れもなかなか消え去らない。不安と恐れがある限り、免疫システムが完全に回復することはなく、したがって治癒力も高まらない。四つの条件を改善したいとは思っても、そう簡単にはいかないのである。

これに対して714X治療の場合は、まず「ガンとは何か」という理解から始まる。ガンは免疫機構の損傷と体液（血液）異常の結果であり、その異常な状態はソマトスコープを覗けばはっきりと分かる。しかも「ガンの正体」を知って714Xを施せば、やはりソマトスコープによってその変化（成果）を確認することができる。だからこそそこに希望が湧き、不安や恐怖感が軽くなり、その結果免疫システムが改善されて治癒力が高まる。つまりネサーンが開発した714X治療を受ける患者は、ネサーンの「ガン観」を受け入れるところから出発しているのである。

ネサーンのガン観が理解できれば、ガンそのものは決して恐くなく、免疫機構さえ回復すれば大丈夫ということが分かる。しかもネサーンはそのことを、言葉巧みというよりは、素朴な口調で訥々《とつとつ》と語り、そこには限りない優しさ、温かさが息づいている。もちろんネサーンの言葉の背後には、長年培ってきた研究観察があるだけに、それは確かな自信に裏付けられてもいる。そんなネサーンと対面して会話するだけでも希望が湧き、免疫力が高まるというものであろう。

しかし「714X効果」をこうした説明だけで終わってしまっては、それこそネサーン裁判で検察官が強調したように、「714Xは、単なるプラシーボ効果にすぎない」ということにもなり、それでは「714X効果の真実」が見えなくなってしまう。というのも714Xにはまぎれもなく「物理的効果」があり、それが治癒力を高める大きな働きをしているからである。

714Xの物理的効果

その物理的効果を顕著に物語ってくれるものの一つが、「乳腺ガンに冒された雄犬」の事例であろう。これはネサーンによってではなく、ネサーンに714Xの作り方を教えてもらったヤン・メルタ・ド・ヴァレラード博士が治療して成果を挙げた完治例だった。ヴァレラード博士は、獣医から余命数週間と告げられて、すでに手の施しようのない末期ガンの雄犬を、自ら作った714Xを使ってわずか21日間の治療で全快に導いてしまったのだ。

ヴァレラード博士が最初に出会ったときのその犬は、動くこともできず、ただソファに横たわっているだけだった。熱が高くて、うつろな目をし、体中の皮膚もカサカサ。そして腹の下からはメロンほどの大きさの腫瘍がぶら下がっていた。それほどに哀れな末期ガンの犬が、一クールの714Xでなんと全快してしまったのである。もっともここでいう全快とは、メロン大の腫瘍が消えたというのではなく、腫瘍が良性の柔らかい嚢《のう》に変化したために手術で切除したのだったが、とにかく動くことすらできなかった犬が元気に走り回れるようになった。この事例は、相手が犬ということもあって、とうていプラシーボ反応で説明することはできない。

これと同じような劇的な完治例は牛にもあった。これはオンタリオ州のグエルフ大学獣医学部のヴァリ博士が行った治療成果であり、優れた血統で大賞を獲得した牛が妊娠したとたん、重篤なリンパ腫にかかったのだったが、牛は714X治療で完治して、立派な子牛を産むことができたのである。これまたプラシーボ効果とは呼べず、明らかに714Xが物理的効果を挙げた事例として数えることができるだろう。

このように714Xには明らかな物理的効果がある。その物理的効果の内実は、すでに触れたように「窒素補給」であり、もう一つは「リンパの流れを促進する」ということだ。リンパ系は体内で排水路のような役割を果たしており、それは小さな運河のような管からなっていて、ところどころにあるリンパ節で連結されている。一般にリンパの流れは動きが鈍いのだが、それを勢いよく流すことによって汚れを吐き出すのが、714Xのもう一つの物理的作用なのだ。ところで、何をもってリンパの流れを良くすることができるのだろうか。ネサーン夫人は言う。

ネサーンは子供のころ、船を作ってそれに樟脳《しょうのう》をつけ、水の上を走らせたそうです。

みなさんも子供時代にやったことがあるかもしれませんが、樟脳をつけた船は勢いよく走り出します。ネサーンは子供のころのそんな体験にヒントを得て、走るパワーを持つ樟脳（カンファー）を714Xに入れてみたわけです。

実際、カンファーは運搬能力に秀でていて、ネサーンが思ったとおりにリンパの流れを促進してくれた。714Xに楠《くすのき》の樹液であるカンファーが使われていることを知ったとき、ぼくはカンファーが特殊な化学作用をするのかとも思ったが、カンファーは、実は「リンパの流れを良くする」という物理的効果を生み出すものだったのだ。そのことをネサーン夫人は、「カンファーはタクシーみたいなものです」と言って微笑んだ。要するに「運び屋」というわけだ。

そしてもう一つの物理的効果が、714Xに含まれたミネラル塩と18種類の微量元素で、これらが細胞内や細胞間のコミュニケーションを活性化させ、免疫力を高める働きを促してくれることになる。

このように、714Xが本来持つ物理的作用が、免疫システムを回復させ、体液浄化に大きな効果をあげている。それだけでもかなり治癒効果があるのだが、それに加えて四つのファクターが満たされるとき、「ガン完治率」がさらに大きく上がるのだ。

なお『完全なる治癒』を読むと、カンファーが714Xの主要成分であるような印象を受けてしまうが、いま製造している進化型714Xには、ごく微量のカンファーが使われているにすぎない。ほんの微量であっても「タクシー効果」があるからだ。714Xの効果のメインはあくまでも「窒素トラップ」であり、窒素がアクティヴな治癒効果を生み出しているのである。

基本は「鼠蹊リンパ注射」

さて、その714X治療であるが、基本は「鼠蹊《そけい》リンパ注射」とされている。鼠蹊部とは恥骨の左右の外側にして股関節の前方部であるが、その奥のリンパ節の周辺に714Xを注射するわけだ。というのも、人体には解剖学的に図のような二つのリンパの流れの経路があり、それぞれが独立していてつながっていないため、人体の大部分（人体上部の左側と下半身全体）を占めるこのリンパ大循環系（A領域）をカバーするには、鼠蹊部に注射するのがベストだからである。そしてそれ以外の小循環系のB領域には、超音波ネプライザーを使って、気道から714Xを吸収させる。こうして人体全体のリンパ液の流れを良くして毒素を取り除き、免疫システムを活性化する。特にガンの場合は、リンパの流れが鬱滞してしまいがちなため、リンパ循環をよくすることが何よりも大切な命題となる。

しかし、注射は注射器を使って直接体内に薬剤を投入する方法であるために、その緊張感からくるストレスや痛みが大きな問題となる。しかも714Xの場合は、鼠蹊リンパへの注射だ。

そしてこのことがネサーン裁判でも大きな問題となった。

注射の仕方には、皮内注射、皮下注射、筋肉内注射、静脈内注射、その他に抗ガン剤などを直接病巣に到達させる動脈内注射や脊椎麻酔の際に行われる脊髄腔内注射などがあるが、リンパ注射というのは一般にあまり行われていない。そのためネサーン裁判で検察官側の証人として証言台に立った医師は「リンパ注射は激しい痛みを伴うため、局所麻酔をしなければ無理だし、そもそもリンパ管やリンパ節を見つけ出して注射をすることなどは不可能」と言い切った。

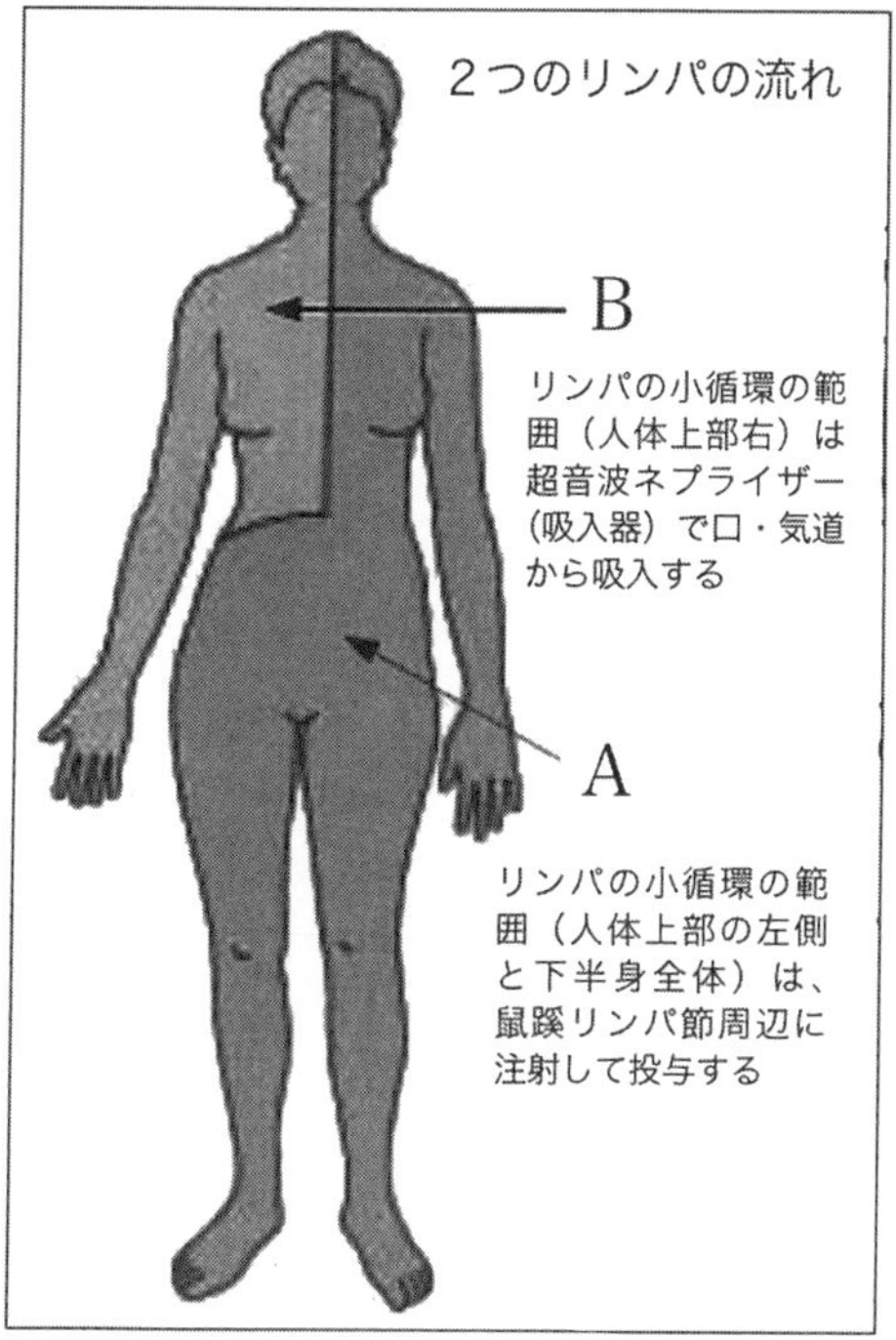
2つのリンパの流れ
B
リンパの小循環の範囲（人体上部右）は超音波ネブライザー（吸入器）で口・気道から吸入する
A
リンパの小循環の範囲（人体上部の左側と下半身全体）は、鼠蹊リンパ節周辺に注射して投与する

しかし実際には、多くのガン患者がネサーンからリンパ注射の方法を数時間足らずで学びとり、自己注射をすることによって劇的な回復ぶりを見せていた。つまり、リンパ注射は実は誰もが簡単にできるのだ。というのも、リンパ注射はリンパ管やリンパ節に注射するのではなく、リンパ節の周辺部に714Xを注入すれば効果が出るものだからである。

とはいっても、やはり痛みの問題が大きな壁となる。実際、日本で714X治療を受けたガン患者の多くが、激痛に耐えられずに治療を中断してしまったらしい。そんな噂を聞いていただけに、セミナーではそのこともぜひ確認してみたいと思っていた。

鼠蹊リンパ注射を体験する

ネサーン夫妻も、セミナーのスケジュールに最初から「714Xの実演」を組み込んでおり、それはセミナー二日目の午後に行われた。しかもそのターゲットを「唯一人のガン患者」であるぼくに定めていたらしく、ぼく自身もそれを望んでいた。はたしてリンパ注射は痛いのだろうか。痛かったらどうしよう。みんなが注視する中での注射だけに、やはり緊張感が高まった。

鼠蹊リンパ注射をするには、その部分を露出しなければならない。そこで股関節の前方部が出るように下着を上下に開き、そこに氷を当てて注射する部分をしばらく冷やし続けた。これは痛み対策として行っているもので、ということは、やはり痛みは覚悟しなければならないのだろう。そんなふうに腹を決めたとき、注射の針があっという間に差し込まれた。

そしてゆっくりゆっくり714Xが注入されたのだったが、痛みは全くといっていいほど感じなかった。緊張感が一瞬のうちに溶けた。もっとも、たとえ激痛を感じても、みんなが注視している手前、平気を装って耐えようと思っていたのだったが、その必要は全くなかった。これはガストン・ネサーンの長年の経験に裏付けられた腕のゆえだろうか。とにかく覚悟していた痛みが全く感じられなかったこともあり、これなら誰でもできそうだと思った。

ぼくのあと、萩原医師もリンパ注射を体験した。帰国後は医師としてガン患者に注射する立場にあるだけに、まずは自らが体験しておかねばと考えて注射を受けたに違いない。こうして「714Xのリンパ注射」は二人で体験したのだったが、萩原医師もまたほとんど痛みを感じなかったという。

しかし、日本では多くのガン患者が激痛に耐えていると聞く。いったいなぜなのか。そのことについて質問してみたところ、「注射の位置がズレると痛みが出る」と言う。ということは、正しい位置に注射していなかったということだろう。これは非常に重大な問題だと思った。

本書にネサーンご夫妻が寄せてくれたメッセージにもあるように、日本ではまず1998年に帯津良一医師が、その後は森時孝医師も714X治療に着目し、その他にも数多くの医師が714X治療を施してきたという。しかし、日本ではネサーン裁判で証言されたような、劇的なガン完治例や目覚ましい714Xの治療効果に、なぜかあまり出会えない。それだけでなく、リンパ注射は激痛が伴い、途中で挫折してしまうケースが多いとも聞く。そんななか、鼠蹊リンパに注射することを諦めて、舌下から714Xを体内に取り込むという方法も試みられているらしい。それも森医師のように、長年ネサーンと交流のある医師が「舌下投与」をしている

と聞いていたため、その是否をネサーンご本人に聞きただしてみた。その答えは、

「その方法では効果が出ません。714Xはリンパに直接入れてこそ効果が出るようになっているんです。つまり、リンパ液の流れを良くして毒素を取り除くということが、リンパ注射の目指すものなのです。

714Xの投与は最初に0.1ml、その後0.1mlずつ増やしていって、5日目からは0.5mlを注射していきますが、このように徐々に投与の量を増やしていくのは、一気に大量の毒素が流れることによって、毒素を除去する臓器に負担をかけないためです」

714X治療は一クールが21日間。そのあと二日間ほど注射を休み、再び21日間の第二クールへと進んでいき、患者の情況に応じて八クールまでの治療がデザインされている。この場合、ゴダンのように最初の一クールだけで大きな治癒効果が出ることもあれば、最終八クールまで注射が必要になることもある。もちろんその結果すべての患者が完治するというわけではない。ガン患者一人一人の免疫システムの損傷度や、ガンの原因、そして4つのファクターの情況がそれぞれに違うためである。

714Xがもしも単なるプラシーボ効果にすぎないなら、皮下注射や筋肉注射でもいいのだ

ろうし、舌下から体内に取り込む方法でも効果は変わらないはずだ。しかしネサーン夫人は「リンパに直接入れてこそ効果が出るようになっている」ことを強調した。そうすることで、初めて「リンパの流れが良くなる」という物理的効果が発揮できるからである。

実際、714Xが鼠蹊リンパから注入されたあと、なんとなく身体が軽くなり、気分がすっきりしたように感じられた。しかも気になっていた痛みが全くなかったから、そのまま一クール目のスタートを切ろうかと思ったほどだった。しかしいざスタートしてしまえば毎日継続しなければならなくなる。その後の飛行機での17時間の旅や、帰国してからの仕事のことなどを考えると、とても毎日自己注射するのは無理だろう。それに、ソマトスコープで自分の血液を観察した結果、免疫システムがすでに回復しているかもしれないことも分かった。そんなわけで、その後も結局714Xを使うことはなかったが、「このまま始めてみようか」と思うくらいに、ぼくの714X体験は気分の良いものだったのである。

標準治療を受けないガン患者の治癒率

『完全なる治癒』に記された「完治率75パーセント」という数字は、すでに述べたように、かなり誇張されたものだった。ネサーン裁判の場では多くのガン患者が「完治のカルテ」を提出し、そのこともあってガストン・ネサーンは圧倒的な勝利を勝ち得たのだったが、残念ながら、「完治のカルテ」が確実に蓄積できるような医療環境にはまだ至っておらず、完治率が医学的に証明されているわけではない。しかしネサーン裁判の法廷で示されたガン完治の成果をみるだけでも、714X治療に絶大な効果があったことは否定できないだろう。

しかも驚くべきことは、その多くが末期ガンからの完治であり、ひどい状態にあった末期ガン患者の延命効果であるということだ。カナダのガン治療では標準療法が法的に義務づけられていて、医師も患者も714X治療を選ぶことは許されない。そのため手術や抗ガン剤、放射線治療などすべてをやり尽くし、もはやこれ以上治療ができないという患者に限って、714X治療が許されているのである。

それでもカナダ人の中には標準治療を拒むガン患者がいるらしく、ガン宣告を受けたあと病院には全く行かず、こっそりとネサーンの研究所を訪ねて714X治療を受けた者もいたらしい。はたして、その治癒率が気になるところだが、ネサーン夫人によると、次のようなことになる。

手術も抗ガン剤も放射線治療も全く受けず、いきなり714Xの治療だけを受けたガン患者さんの場合、それだけ有利になる可能性も期待できることでしょう。

ネサーン夫人が714X治療を一種の芸術品の制作になぞらえているように、代替医療の治癒効果そのものに個人差があるのは当然のことだということなのだろう。つまり、ネサーンさんが提唱する「4つのファクター」が714Xとともにその患者一人ひとりにどのように作用しているのかが、重要なキーポイントにもなる所以である。

714Xは、免疫力や自然治癒力を高めてガンなどの難病を治したり改善する「人間」相手の代替医療である。そのため、それが、患者自ら参加しながら医師と共有する手作りの「芸術制作」だと言うのは、いかにも的を得ている。

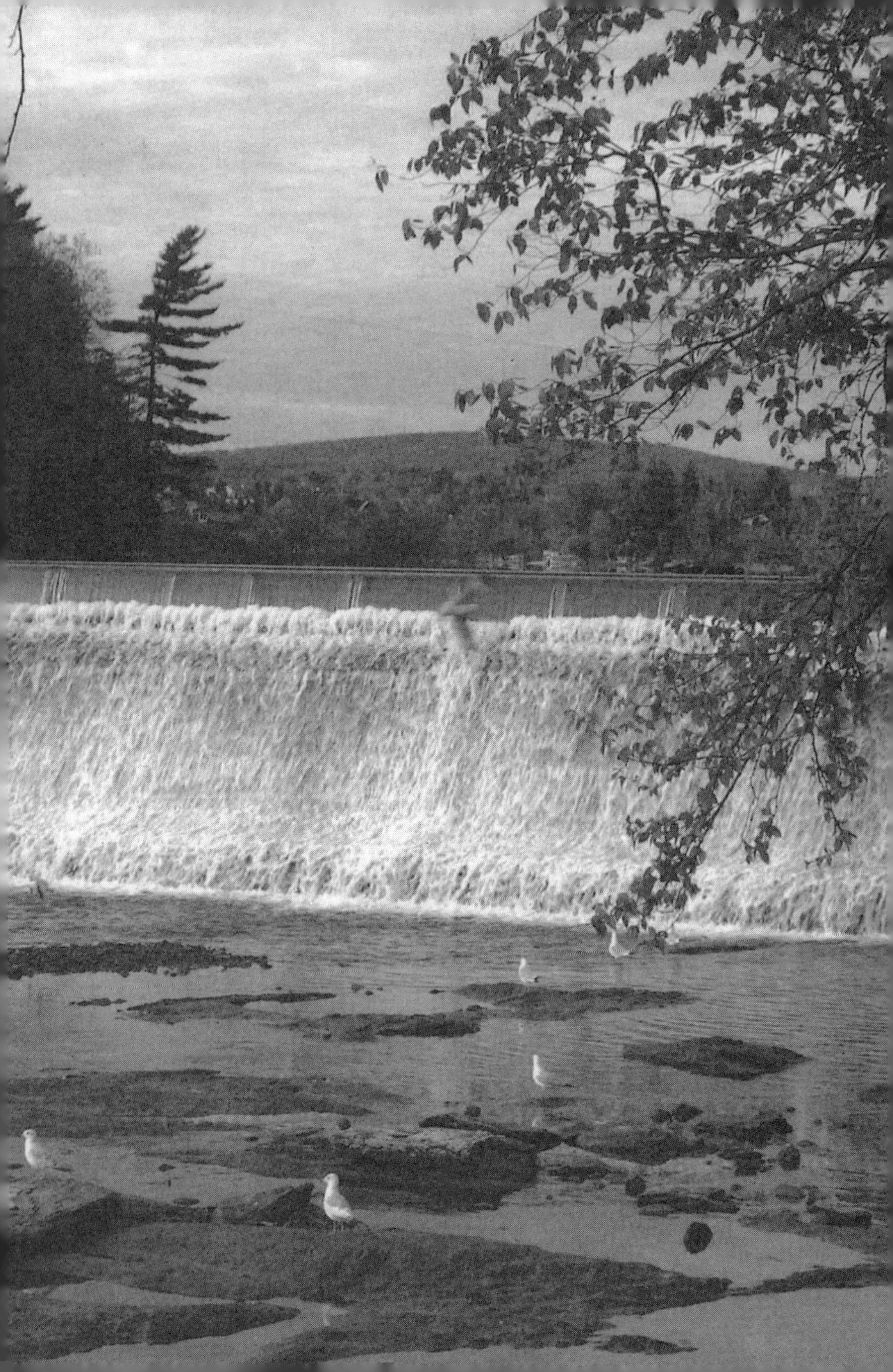

第6章　日本のソマチッド事情

それぞれ自前のソマチッド理論

それにしても実際にソマトスコープで自分の血液を見ることができ、嬉しくありがたく思った。ソマチッド自体は2006年に何度か観察していたのだったが、ソマトスコープの威力はとにかくすごい。かつて見たソマチッドは宇宙の星々のようにただ点滅しながらうごめいて見えるだけだったが、ソマトスコープでは細かい部分までもがはっきりとクリアに見える。だからこそネサーンは明快なソマチッド理論を発表することができたのである。

『完全なる治癒』が日本で翻訳出版されたことが契機となり、以来日本でも、ソマチッドを研究する者がどんどん登場してきている。ぼくが知る人のなかにも、ソマチッド研究者が何人かいた。その多くは医師であるが、医師以外にも顕微鏡を覗いて夢中で研究している者たちがいる。そしてそれぞれが「自前のソマチッド理論」を語るのだ。

それぞれの「自前理論」の分母はガストン・ネサーンの研究成果に置かれてはいるものの、そこから先は推理である。だから、同じソマチッドを語りながら、かなり違った意見が飛び出してきたりもする。それも顕微鏡の分解能に限界があるからで、よく見えない顕微鏡では、頭の中で推理するしかない。しかも推理にもかかわらず「これこそがソマチッド」と互いに胸を張り合ったりもするから、とかく日本のソマチッド情報は混乱しがちである。

ぼく自身、ソマチッドに関心を抱いて以来、さまざまな本を読み、インターネットをリサーチし、「ソマチッド研究者」たちの話を聞いてきた。しかしさまざまな情報に接するに及び、逆にどんどん混迷が深まった。何がソマチッドの真実かが分からない。そこで自分なりに思案して「自前のソマチッド理論」をぶちたくもなるのだが、実際に顕微鏡を覗いて研究したわけでもないのに、それではあまりにも無責任すぎる。というわけで「直接ネサーンさんに確認してみたい」「もしできるならソマトスコープを覗いてみたい」と願ってきたのだったが、そうした悲願をついに今回のセミナーで叶えることができたのだった。

そして、それまでよく分からなかったこともかなり理解できるようになった。とは言っても、ガストン・ネサーンのソマチッド理論のまだほんの入り口をうろついている程度であろう。だがそれでも、日本で飛び交っているソマチッド情報の中の明らかな間違いだけは見分けられるようになった。間違ったソマチッド理論や、勘違い推理をそのままにしておいたなら、ガストン・ネサーンの名前に傷がつく。多くのソマチッド研究者たちが、ガストン・ネサーンの名に便乗したかたちで、推理による持論を吹聴しているからである。それらの中には、明らかな間違いと考えざるをえないケースもある。たとえば、「ガン患者の血液中にはソマチッドが全く存在しない」などと説明しているものもあるのだ。

顕微鏡の限界と研究姿勢

この記述を目にしたとき、すでに何度か顕微鏡観察して、ガン患者である自分の血液中にたくさんのソマチッドを確認していたぼくとしては、「おかしなことを言う人もいるんだなぁ」と思っていた。その研究者はさらに言う。「ガン患者の血液は非常に奇妙で、ほとんど全部のソマチットがどこかへ行ってしまった。尿の中に入ってからだの外に出てしまったのか。殻を作ってその中に全部入り込んでしまったのか（とにかくガン患者にはソマチットが全くない）」と…。

ガン患者の血液を顕微鏡で観察すれば、誰もが簡単にソマチッドを見ることができるのに、「ガン患者の血液中にはソマチッドが全く存在しない」と断言するのだ。だが、これは明らかにおかしい。とんでもない勘違いであるにもかかわらず、そのような「ソマチット理論」が日本のソマチッド情報をリードしていることにぼくは困惑した。

日本にソマチッドのことを初めて紹介した『完全なる治癒』をちゃんと読むなら、「ガン患者の血液中にソマチットが全く存在しない」などとは決して言えない。それどころか、ネサーンはソマチッドの異常変形具合を見ることでガンの発症を予告し、かつガンであるかどうかの判定をしているのだ。しかも「ソマチッドがすべての生命現象に深く関与している」とネサーンは言い、また「生命体の一生をソマチッドの視点から見たときに、生命体はソマチッドの作用によって誕生して成長し、ソマチッドを生み出す力が衰えたときに死が訪れると言えるのかもしれない」とネサーン夫人は今回のセミナーで語っている。

その意味で、ソマチッドが全く存在しなくなってしまったとしたら、そこには死があるのみだろう。それくらい重要な働きをしているソマチッドなのに、ガン患者には全く存在しないと言う者がいる。しかもその言説が日本のソマチッド情報を圧倒的にリードしているのだから、『完全なる治癒』を読んだことがなく、したがってネサーンのソマチッド理論を知らない人は、とんでもない誤解をしてしまう恐れがある。『完全なる治癒』はいまや絶版となり「幻の書」となっているだけに、残念ながらその危険性は十分にあるだろう。

ソマチッドに関するこうした間違い、あるいは曲解が、なぜ発生してきたのだろうか。まず指摘できるのは顕微鏡の分解能の限界である。精度の悪い顕微鏡でいくら血液を覗いても、ソマチッドの生態をリアルに見ることができない。そこで「たぶんこうだろう」とさまざまな憶測が生まれてくることにもなる。顕微鏡の分解能に限界のあることが、日本のソマチッド研究の大きな足かせになっているのだ。

次に、研究姿勢という問題もあるだろう。ガストン・ネサーンはソマチッドを研究するに際し、十分な基礎知識を持った上で確かな観察環境を整え、時間をたっぷりと費やして慎重に研究した。それに比べて日本の研究者の場合、ともすれば「付け刃」的になりがちで、だから血液中に見える小さな動きをそのままソマチッドと見てしまったりもする。それらの多くはタンパク質のブラウン運動かもしれないのに、動く小さな光をすべてソマチッドと断定してしまうのだ。と同時に、観察事実を尊重して事実を事実として追求していくのではなく、思い込みや推理推測、憶測の上に「自前のソマチッド理論」を構築しているようにも思える。ちなみに先の「ガン患者にはソマチッドが全くない」とする研究者は、続けて次のように述べている。

ソマチットは生命体の中にがん細胞ができると、避難行動を取ることが判ってきています。人間の体の中の環境が良くない場合、例えばガンができたとか、筋腫ができたとか、人間の身体に悪影響を与える強い薬、特に精神安定剤、睡眠薬、こうした系統の薬を飲むと、ソマチットが避難行動を開始するのです。

「体調が良くない」と自覚している方のソマチットを観察をすると、ソマチットがどこかへもぐりこんでいて、血液中に見当たらないというケースが多いのです。頑張るタイプのソマチットは、とりあえず何処に行くかというと、血小板と赤血球の中に入ってしまいます。赤血球の中に逃げ込むか、血小板の中に逃げ込みます。これも顕微鏡で見ることができます。

「ネサーンのソマチッド理論」からの指摘

実際に顕微鏡を覗いて観察したとする研究者からこのように言われてしまうと、「そうなのか」と思うしかない。しかし「がん細胞ができると、避難行動を取る」というのは、ネサーンの観察事実とは明らかに違う。この文脈からすれば、ガン細胞の発生が原因となり、その結果ソマチッドが逃避行動を取るということになるが、ネサーンの観察はそれとは正反対で、「ガンは免疫機構が弱体化した結果できるもので、免疫機構が弱体化するとプロテクションバリアが壊れ、プロテクションバリアが壊れた結果、ソマチッドの異常変形が始まっていく」としているのだ。つまり「因果関係」が逆である。

また、「体調が良くないと自覚している方のソマチットを観察をすると、ソマチットがどこかへもぐりこんでいて、血液中に見当たらないケースが多い」と述べているが、これまた「ネサーンのソマチッド観察」とは全く違う。飛行機の長旅でエコノミー症候群でひどく苦しんだ妻の場合、明らかに「体調が良くなかった」にもかかわらず、ソマトスコープで覗いた妻の血液中にはたくさんのソマチッドが動き回っていた。この事実は「ソマチットがどこかへもぐりこんで血液中に見当たらない」とする言説を根底から否定する。

さらにこの研究者は、「頑張るタイプのソマチットは、とりあえず何処に行くかというと、血小板と赤血球の中に入ってしまいます。赤血球の中に逃げ込むか、血小板の中に逃げ込みます。これも顕微鏡で見ることができます」と述べているが、本当にそうした現象を実際に観察したのだろうかと疑いたくもなってしまう。これまたネサーンの観察事実とは全く逆だからだ。

そもそもガストン・ネサーンは、「ソマチッドが赤血球を介して出現する」ことを観察、「赤血球からゼラチン状の物質が放出されて固まり、それがソマチッドになっていく」のが通常であるとし、「元気な人の場合、ゼラチン状の物質が赤血球膜を通過して外に出ていくが、変性疾患のある患者の場合は、赤血球膜を通過することができず、そのまま赤血球中に留まってどんどん蓄積され、やがて爆発してしまうこともある」と指摘している。

もっとも、ここまで詳しく分かったのは今回のセミナーの成果であり、それまではぼく自身、「ソマチッドが赤血球の中に逃げ込む」と言われたら「そうなのか」と思うしかなかった。自分で観察したわけではないから、観察した研究者の発表を尊重するしかないのである。

ただ、「ガン患者の血液にはソマチッドが全く存在しない」ということについては、それが間違いであると最初から思っていた。なぜなら正真正銘のガン患者である自分の血液中に、うごめくたくさんのソマチッドを顕微鏡で見ていたからである。

以上、いまや日本で飛び交う多くのソマチッド情報の怪しさに関して、「ガストン・ネサーンのソマチッド理論」の立場からその間違い、勘違いをここで指摘させていただいた。これらは「怪しいソマチッド情報」のなかのほんの一部にすぎない。そしてこれはあくまでも、「ガストン・ネサーンのソマチッド理論」からの指摘であることをお断りしておきたい。

ネサーンの名前に傷がつく?

それにしても「ガン患者の血液にソマチッドが全く存在しない」という言説には大きな驚きを覚えた。これではソマチッドの本質を理解していないばかりでなく、ガストン・ネサーンのソマチッド研究を無惨に踏みにじってしまうことになるのではなかろうか。

そう考える理由は、この研究者の「ソマチット理論」が日本では主流になりかけているからである。ソマチッドに対する関心の高まりはうれしく、かつありがたいことだが、しかし間違ったソマチッド理論が横行していくのは危険であり、黙視するにしのびない。もしそこに「ガストン・ネサーン」の名が出てこなければ問題ないかもしれないが、多くの場合、「ガストン・ネサーンのソマチッド理論」に便乗するかたちで語られているのである。

これではガストン・ネサーンの名前と研究成果に傷がついてしまう。ネサーンはソマトスコープの発明から半世紀以上もの時間をかけ、それこそさまざまな試練や苦難を越えながら、人生のすべてをソマチッド研究に賭けてきたのだ。というのに、その成果としての「ソマチッド」に便乗して、間違った理論や勘違い推理を展開されたのではたまらない。それがカナダにネサーンを訪問する前の、ぼくの偽らざる気持ちだった。

それだけに、今回のセミナーでは「できるだけ忠実にネサーンのソマチッド理論を理解してきたい」と思った。とはいえ、わずか三日間のセミナーであり、しかもぼくはフランス語に疎い。いったいどれくらい正確にソマチッド理論を理解することができるだろうか。そんな一抹の不安を抱きながらセミナーを受けたのだった。

その結果、ガン患者である自分の血液中のソマチッドを、ソマトスコープを通して再確認することができた。2006年に日本で見たときは、血液中にうごめく小さな存在をそのままソマチッドと考えていたが、しかしそれがソマチッドである保証は全くなかった。多くの研究者が言うように、それらはすべてタンパク質のブラウン運動かもしれないのである。

そんな不安も多少あったから、「ガン患者にはソマチッドが全くない」という言説に対して、

「そんなバカな、ぼくは顕微鏡でちゃんとソマチッドを観察したのだよ」とは思っても、ネサーンから「ソマチッドの実在」を証明してもらうまでは「ガン患者にもソマチッドがある」とは言えなかった。ソマチッドに関してはネサーンでさえ「未完の研究」と言っているのだから、それくらい慎重でありたいと思う。というのもソマチッドの理解の仕方が、そのまま病気の治療法にまで影響を及ぼしていくからである。

とにかく「日本でのソマチッド論」は、かなり乱暴に展開されているように思う。それを単純化して言えば、「元気なソマチッドがたくさんあることが健康のしるしであり、病気になるとソマチッドが減少して元気もなくなってしまう」というものだ。こういった考え方の延長線上、そしてその究極にあるのが「ガン患者にはソマチッドが全くない」という極端な言説であり、そこから「病気を治療するためには、ソマチッドを外から体内に補給しなければならない」という考え方が登場してくることにもなる。

ソマチッドの数や状態と健康との関係は、あるいはこの通りなのかもしれない。ただし「ガン患者にはソマチッドが全くない」というのは明らかな間違いであり、そこから先の「病気の治癒法」に関しては、少なくてもガストン・ネサーンの研究から導き出されたものではない。

ネサーンは病気の治療法に関して、4つのファクターのバランスを回復して免疫システムを強化することが大切とは言っているが、外部からソマチッドを補給すべきとは言っていない。

元気なソマチッドを含む食品は確かに「元気の素」かもしれないが、そのことは「ネサーンのソマチッド理論」とは直接関係ない、全く別の問題なのだ。

食が健康や病気治療にとって重要であることは、あえていうまでもないことである。千島学説もそのことを医学的に説明し、実際多くのガン患者が「食を正す」ことによって病気の治癒に大きな成果を上げている。その意味で、元気なソマチッドがたくさん含まれた食品を摂取することは非常に大切なことと言えよう。しかしそのこととネサーンのソマチッド理論とは直接関係がなく、ネサーンは、ソマチッドは外から摂取することで血液中に入るのではなく、「赤血球を介して出現してくる」と、自らの観察事実を述べているのである。

ソマチッドに関するさまざまな問題

話がやや横道にそれてしまったかもしれない。しかしこの問題は「ソマチッド論」に深くつながっていて、要するにソマトスコープ以外の顕微鏡では、ソマチッドの研究に限界が出てきてしまうのだ。だからこそ、画期的なソマトスコープによる「ネサーンの研究成果」を尊重すべきなのに、ともすればソマチッドの本質を理解することもなく、自らの仮説や勘違いの上に自前のソマチッド理論を構築してしまいがちだ。しかも、それがあたかも「ネサーンの理論」のごとく伝わってしまうから、そこからさまざまな問題が噴き出してくることにもなる。

余談だが、この『カナダ報告』は、当初は簡単にまとめたものを早く出したいと考えていた。早く出すことが「ソマチッド基金」に参加してくださった多くの方々への礼儀であり、同時に我々に課せられた責任とも考えていたからである。ところがその任を担ったぼく自身の個人的な事情（屋根からの落下事故による骨折入院など）により、計画を延ばさざるをえなくなった。そんななか、ソマチッドに関するさまざまな問題がぼくの耳に届いてきた。「問題」というのは「悪質なソマチッドビジネス」に関する問題だった。我々がカナダにネサーンを訪ねてきた直後ということもあって、ぼくのところにソマチッドに関するさまざまな問い合わせの電話やメールが集中的に届き始めたのである。

そのすべてをここで紹介することはできないが、それらの問い合わせ電話やメールの中には驚くほど深刻で重大な問題も多々含まれていた。「大金を払ってソマチッド治療を受けたが、あっけなく亡くなってしまった」などというものもあった。しかもその「ソマチッド治療」にガストン・ネサーンやぼくの名前までもが利用されていたらしく、そこでぼくに直接電話して教えてくれたのであった。

そうした問題が次々と伝わってくるに及び、簡単な報告書で済ますことに躊躇《ちゅうちょ》せざるをえなくなった。確かに形式的に『カナダ報告』を出してしまえば、基金に協力してくださった方々に対しては一応の責任が果たせることだろう。しかし「簡単に報告」するのでは「ソマチッドの真実」も「714Xの真実」もなかなか正確に伝わらない。というより、「簡単に」書きながら「真実を伝える」ことが、とてつもなく難しいことであることに気づいたのであった。

そこで、それまでは写真などもたくさん掲載した雑誌風の編集とし、楽しく、読みやすく、親しみやすい報告書にするつもりだったが、それでは真の責任が果たせないと考えるようになった。報告書がただ単に「カナダに行ってネサーンご夫妻に会ってきました！」といった軽い調子のものに終わってしまっては、日本で吹き荒れている「怪しいソマチッド情報」を収拾することができないと思ったからである。

「もしかしたら、ソマチット？」

そんな折り、タイミングよくカナダからメールが届き、ネサーンご夫妻から「今後の日本での展開に関する新しい提案」が用意されていることを知った。だとしたら、その新しい提案を紹介することも含めた出版にしたほうがいいのではないか。そう考えて、結局は「雑誌風」に作り始めた計画を保古《ほご》にして、ゼロから改めて報告書を書き出したのである。

すっかり余談が長くなってしまったが、ここでこの問題に触れたのは、ガストン・ネサーンのソマチッド理論はすべてソマトスコープによる観察から得られた成果であり、ネサーンにこの画期的な顕微鏡があったからこそソマチッドが発見でき、その生態を詳しく観察することができたのだということを改めて強調したかったからである。

　ところが日本では、『完全なる治癒』によってソマチッドのことを知りながら、ネサーンのソマチッド理論とは全く異質の「ソマチッド論」が横行し始めている。そのなかには「ソマチッド」をあえて「ソマチット」と呼び替えて、ネサーンの観察とは全く違った「ソマチット論」を展開しているケースもある。しかも日本では「ソマチット」という言葉がすっかり定着しているらしく、グーグルで「ソマチッド」を検索すると「もしかして、ソマチット？」と問い直されるほどだ。まるで笑い話だが、ガストン・ネサーンが発見して命名した「ソマチッド」を、勝手に「ソマチット」と呼び替えるのは、研究者として礼を失するのではなかろうか。

　またウィキペディア（インターネット上のフリー百科事典）で「ソマチッド」を調べると、まず最初に「ソマチット（ソマチッドの表記もある）とは、フランス系カナダ人ガストン・ネサンが、ヒトの血液中に極微小な生命体が存在するとした仮説のこと」という説明が出てくる。これはいったい誰が解説したのかは分からないが、最も基本的なこの短い解説の中にさえ、いくつもの間違いが混じっているのだ。

　ちなみに「ソマチット（ソマチッドの表記もある）」という説明は、この解説者に基本的な知識すらないという証拠だ。「ソマチッド」こそネサーンが命名したものであり「ソマチット」は明らかに他者が呼び替えた表現なのに、その関係性を逆転して捉えているからである。

さらに「ヒトの血液中に極微小な生命体が存在する」という説明もかなり乱暴である。ネサーンはまず植物の樹液の中からソマチッドを発見し、そこから始まってすべての生命体、さらに石や土の中にもソマチッドの存在を確認しているのだが、それをあえて「ヒトの血液中」と限定するのは非常に誤解を与えやすい。しかも「仮説」としているが、これはネサーンが頭の中で組み立てた仮説ではなく、ソマトスコープを使って確認した観察事実なのだ。

このウィキペディアでは、続いて「日本におけるソマチット」の項目があり、そこでは「日本に於けるソマチット研究の中心は、○○会である」としている。たしかに「ソマチット」は「○○会」が使っている用語なのだから「ソマチット研究の中心が○○会」というのは間違っていない。しかし、そこまで厳密に考えない読者の多くは「ソマチッド研究」の中心が○○会……と読み取ってしまうだろう。そしてこの○○会が「ソマチッドの真実」を伝えているかのように錯覚してしまうのだ。

しかもご丁寧にも「ソマチットと癌」という項目を起こし、その中で○○会が主張するものを紹介しているのだが、すでに述べたように、そこにはネサーンのソマチッド理論とは全く違った内容が紹介されている。ちなみに、

1　ソマチットは癌細胞ができると避難行動を取る。よって発症を予測できる。

2　ソマチットは、癌患者の血液中には全く存在しない。
3　ネサンの開発したソマチットの原理による癌抑制剤には驚異的な効果がある。

等々と書かれているが、これらはあくまでもこの学会の主張するものであり、ガストン・ネサーンの観察事実やソマチッド理論とは全く異質のものなのだ。

2に関する間違いはすでに述べたが、3の「ネサンの開発したソマチットの原理による癌抑制剤」という説明も、714Xがあたかも「ガン抑制剤」であるかのような印象を与え、大変な勘違いと錯覚を与えてしまいがちだ。714Xはガン細胞に対しては全くなんら作用するものではなく、それはただ免疫システムを正常化させるだけのものだからだ。

危険なソマチッド情報

ウィキペディアにはわずか40行程度の説明があるにすぎないが、それはネサーンのソマチッド理論の真実をほとんど伝えず、圧倒的にこの学会の主張を紹介しているにすぎない。しかも「ソマチットの原理により、サルの脳みそを食べると頭が良くなる」などと書いているが、これはネサーンの研究とは何の関係もない。ちなみにネサーンは数多くのソマチッド実験をした結果、不用意に他の動物のソマチッドを体内に取り込むことに強く警告を発している。

またウィキペディアにある「ソマチットが元気になれば免疫力はあがる」という説明も因果律が逆であって、ネサーンのソマチッド理論は、「免疫システムが正常化すればソマチッドサイクルも正常化する」としているのだ。さらにウィキペディアは、「ソマチットは人体内の環境が悪くなると尿に混ざって体外に逃げ出す。もしくは血小板や赤血球内に逃げ込んで殻を作る」としているが、これもまたネサーンの観察事実とは違う。ネサーンは「ソマチッドは赤血球を介して出現し、それが体内に広がっていき、さまざまな生命の営みに深く関与していく」ことを確認しているが、その後のソマチッドがどうなるかについてまでは言及しておらず、人体内での逃避行動(レジスタンス)はないとする。ネサーンは自分が観察した事実のみを発表しているのであって、それ以上の推理や憶測はしていない。そこには事実を尊重する科学者としての態度が鮮明に打ち出されていて、だからこそネサーンのソマチッド理論は信頼できるのだ。

ソマチッドは人体内のあらゆるところに存在しているから、尿からソマチッドが検出できるのは事実であっても、「人体内の環境が悪いから体外に逃げ出した」と言い切るためには、その因果関係を明確にしなければならない。また「人体内の環境が悪くなるとソマチットは血小板や赤血球内に逃げ込んで殻を作る」としているが、「人体内の環境が悪くなる=免疫システムが損傷」した場合、ソマチッドはどこかに逃げ込んで潜んでいるのではなく、突如バクテリア形態に変貌し、さらに棒状、細菌形態、酵母形態、子嚢胞子形態、菌糸体形態へと次々と驚くべき変貌を遂げていくのだ。

　このほかウィキペディアには「ソマチットの原理によれば、元気になるには水素濃度の高いマイナスイオン水を飲むと良い」とか「ソマチットの原理は尿療法を説明できる。すなわち逃げ出したソマチットにもう一度体内で働いてもらうという意味である」などと説明しているが、そもそも「ソマチットの原理」とはいったい何なのか。この原理がネサーンのソマチッド理論でないことは明らかだが、だとしたらまずは「ソマチットの原理」を説明しなければならない。

　このようにネサーンのソマチッド理論に便乗（利用）するかたちで、いきなり「ソマチット原理」を持ち出し、「マイナスイオン水を飲むと良い」とか「ソマチットの原理は尿療法を説明できる」などと言ったら、あたかもガストン・ネサーンのソマチッド理論がそれを認めているような錯覚が生じる。そしてこれは非常に危険なことなのだ。

　さらにウィキペディアで「ガストン・ネサン」を調べてみると、そこにも数多くの間違いが混じっている。まず「ソマチットは意思や知性を持った微小生命体であると（ネサーンは）断定した」とあるが、それはその解説者がそう断定したことであって、ネサーン自身は一言もそんなことは言っていない。この説明ではソマチッドそのものが独立した意志と知性を持っているような錯覚を与え、ネサーンにオカルトまがいの研究者のレッテルが貼られる危険性がある。

　また７１４Ｘは、「ソマチッドを観察しながら、その形態が回復する薬草を見つけ出す方法で開発された」としているが、この説明ではまるで異常変形したソマチッドが、薬草の効果で正常な状態に回復するかのようだ。しかしソマチッドはいったん異常化し始めると、自動的に最終形態まで進んでしまい、逆方向に戻ることはない。こうした説明はたぶん714Xに含まれているカンファー（樟脳）から推理したものであろうが、憶測で断定されてはたまらない。

特にひどい説明は、「ネサーンは殺人罪に問われた裁判で終身刑を宣告された」としているが、これまた全くの間違いだ。いったいどこからこんな情報を仕入れたのだろうか。ネサーンはワナにかけられたその裁判で完全な勝利を得て、晴れて「無罪」となったのである。

悪質なソマチッドビジネス

とにかく、実際にソマトスコープを覗かせていただき、ネサーンご夫妻からの丁寧な説明を聞き、改めて「日本のソマチッド研究」の未熟さや限界や間違いを痛感させられた。それゆえ「ガストン・ネサーンの研究成果」を正しく伝えていくことこそが、我々の責任ではなかろうかと考えさせられた。というのも「ソマチッド論」がそのまま「治癒法」に直結することにもなるからである。だからこそガストン・ネサーンのソマチッド理論をより正確に理解しなければならないし、そこから開発された治療法の真実を理解しなければならない。間違った理論は、とんでもない治療法やビジネスに直結しがちだからである。

ということで、カナダから帰ってきた直後、ぼくの耳に届いたいくつかの「悪質なソマチッドビジネス」の中から特に悪質と思った事例に関して、以下に簡単に紹介してみたい。そうすることが「ソマチッド基金」によってネサーン訪問を支えてくださった方々や、この本の読者に対する責任であり、セミナーを通して惜しみなく教えてくださった、ネサーンご夫妻に対する私たちの礼儀・責任でもあるのではないかと考えるからである。

さて「とりわけ悪質なソマチッドビジネス」と感じたのは、ソマチッドが大量に含まれる食品を溶かした液体を、口からではなくガン患者の体内に直接注入するというものである。しかも「この治療をすればどんな末期ガンでも完璧に治る。ただし日本国内では法的に難しいため、海外（フィリピン）に行って治療する」という。こういった誘いそのものが違法であることは明らかで、効果があるどころか、むしろ危険ですらあろう。このような情報は、実はカナダに行くかなり前からぼくが耳にしてきたものだった。

危険なこの治療が海外で実際に行われていたかどうかは確認しようもない。真偽のほどは分からないものの、「海外では大きな成果を上げているらしい」という情報だけはあちこちから耳に入っていた。それからやがて時が経ち、「海外での治療」が「国内でも可能であるらしい」という情報に変化して伝わってきた。もちろん治療をするのは医師であろう。だが、いったいどこの病院で、なんという医師が治療するのかは全く分からなかった。

そんななか、白血病の再々発で苦しんでいた少女に対して、「この治療をやってみてはどうか」との提案があった。「やれば間違いなく完治する」とも言う。そこで、いったいどんな治療をするのか多少の関心もあり、それとなくその治療の関係者に電話をしてみた。

そのときの電話での話によれば、「九州のある病院で、強力なソマチッドを含む液体を、患者の骨髄に注入する」ということだった。それを聞いたとたん「とんでもない！」と思い、それ以来連絡することをやめてしまった。

なぜソマチッドの含まれた液体を骨髄に注入するのか、その理由はあえて聞かなかったものの、話のニュアンスから「骨髄造血説」に呪縛されている印象を深くした。その人は、「ソマチッド入りサプリメント」をかなり高額で販売するビジネスをしていたのだが、末期ともなれば経口よりも直接骨髄に注入したほうが効果的と考えたのであろう。だが骨髄移植でさえ、ドナーから採取した骨髄液を患者の骨髄に直接注入したりはしない。それはカテーテルから輸血の感覚で注入するのである。それはともかく、ソマチッド入りの液体を患者の骨髄に直接注入するという話を聞き、あまりにも乱暴で危険すぎると思わざるをえなかった。

そんなわけで、その人とはそれっきりになってしまった。ところがカナダに行く直前、あるガン患者から「そのサプリメント」に関する問い合わせの電話が入り、名古屋からも「その治療法」にまつわる怪しげなビジネスの経緯が伝わってきた。そしてカナダから帰った直後、

「その食品」や「その治療法」にまつわる電話とメールが相次いだのだった。

ちなみに「ソマチッドの液体として渡されたものを調べてみたところ、リンゲル液であることが判明した」とか、「大金を払ったにもかかわらず亡くなってしまった」といった情報が次々と寄せられてきた。「大金」というのは200万、400万、なかには1000万円という数字すら出てきた。その金額を聞いただけで疑うのが当然なのだが、藁《わら》にもすがりたい末期ガン患者や家族としては、奇跡を信じてやってみたくなるのだろうか。しかしそのほとんどが全く効果なしで、亡くなってしまう悲劇もいくつかあったらしい。それを聞いて唖然とし、同時に、、このような悪質なソマチッドビジネスに対して警告を発しなければならないと思った。

日本で一人歩きするソマチッド論

なぜ、これだけ悪質なビジネスが横行してしまうのだろうか。その理由は「ソマチッド」という神秘的な微小生命体が、いまや大きく注目されてきているからだろう。ソマチッドは神秘的であるだけに、医師や研究者などのほか、日本ではスピリチュアルな世界の人々からも注目されていた。いやむしろ、スピリチュアルな世界でソマチッドという言葉が密かにどんどん広がっていたと言ったほうがいいのかもしれない。

こうしてソマチッドは、不思議な生命体として静かに密かに伝えられていったが、そうならざるをえなかったのは、ソマチッドに関する資料があまりにも少なすぎるという事情もあった。実際日本では、『完全なる治癒』くらいしか資料がなかった。この本は、初版の数千部しか店頭に並べられず、実際に読んで興味を持った読者はそのごく一部であろう。となると、「誰かのソマチッド論」がそのまま一人歩きするようになり、そのプロセスでソマチッドの意味やイメージがどんどん変わっていく。またソマチッドに興味を抱いた医師や研究者たちは、顕微鏡でソマチッドを観察してみるものの、精度の限界もあって、なかなか真実が分からない。そこからさまざまな推理や仮説、さらには断定的なソマチッド論等々が登場してくることにもなる。

ちなみにぼくがソマチッドに興味を抱いたのは「ガン宣告」の直後（2005年）のことだった。そのころは一般にまだソマチッドに対する関心があまり高くなかったためか、『完全なる治癒』を手に入れることはいとも簡単だった（一冊570円）。そのためぼくはアマゾンを通じて何冊かを入手し、ぜひ読んでほしいと思った方々に贈呈した。そして『ガン呪縛を解く』の中でガストン・ネサーンとソマチッド、714Xのことなどを書いたのだったが、それが出版されるや『完全なる治癒』の入手法やソマチッド等々に関するメールが相次いだ。優に百を越える問い合わせがあったと思う。そんなわけで出版社に電話して再販をお願いしたり、そのほかのソマチッド情報を調べてみたりもした。そうこうするうちに『完全なる治癒』のアマゾン価格がどんどん高くなっていき、現時点ではなんと一冊が4万5千円近くにもなっている。

その意味で、ぼくが書いた『ガン呪縛を解く』もまたガストン・ネサーンとソマチッドを伝えることに一役買っていたのかもしれない。しかもありがたいことに「ネサーン基金」に支えられてカナダにネサーンを訪ねることができ、ネサーンご夫妻から直接三日間のセミナーを受けることができた。となれば、セミナーで学んできたことを可能な限り正確に伝えていく責任があるだろう。それがぼくに与えられた仕事といえるのかもしれない。その仕事を通して、さまざまな「ソマチッド論」が一人歩きをし、かつ悪質なものも含めたソマチッド治療やソマチッドビジネスが横行し始めた日本に、ガストン・ネサーンの真実を伝えていかなければならないと思うようになった。

かつての「糖鎖ビジネスブーム」

ガストン・ネサーンの真実を伝えていかなければと思ったのは、ネサーンの研究とは全く違ったさまざまな「ソマチッド論」が広がっているのに加えて、いまや危険で悪質なソマチッド治療までもが登場してきたからである。しかもその理論や治療に、ネサーンの名前が利用されたとしたら大変なことだ。ネサーンのソマチッド理論とは何の関係もなく、勝手な解釈のもとに危険な治療が施され、それを「ソマチッド治療」などと称されたなら、ますますネサーンのソマチッド理論が歪められ、ネサーンの偉業と名前に傷がつく懸念がある。現時点では、幸いなことに「悪質なソマチッド療法」はまだ限られている。しかしソマチッドへの関心が高まるにつれ、新たな「悪質ソマチッド療法」や「巧妙なソマチッドビジネス」が次々と登場してくることになるかもしれない。その危険性は十分にある。というのも、かつて全く同じような現象が湧き起こったことがあったからである。

蛇足かもしれないが、それについて簡単に触れてみたい。それは「糖鎖ビジネス」だった。取材したシックハウスの毒ガスにやられて21世紀の元旦早々救急車で緊急入院したぼくは、その後「糖鎖の研究」に興味を抱き、『笑む』という不定期刊の小冊子を発行した。それは糖鎖情報や微量ミネラル情報など、健康と病気治癒に関する小冊子だった。するとその後、田中耕一さんがノーベル化学賞を受賞（２００２年）したために、ぼくは「糖鎖と田中耕一の関係」を『笑む』に書いた。そのころから徐々に糖鎖ビジネスが盛んになっていった。

ポストゲノムとして注目された「糖鎖の研究」には目覚ましいものがある。そこに田中さんのノーベル化学賞受賞が火をつけたかたちとなり、それ以後あちこちで「糖鎖ビジネス」が立ち上がった。しかもその「糖鎖商品」の参考資料として、ぼくの作った『笑む』がちゃっかり添えられていたりもした。どうやらぼくの制作した糖鎖資料が、無断で大量にコピーあるいは印刷されたようである。ぼくが全く知らないところでそんな動きが盛んになっていたためか、やがてあちこちから電話やメールが舞い込むようになった。

それによれば、非常に高い食品が「糖鎖商品」と称され、ネットワークビジネスとしてあちこちで立ち上がっていたようだった。しかもそれらの商品には『笑む』が添えられていた。それを受け取った人からすれば、ぼくがその商品を推奨しているかのように錯覚して当然だ。だが、その「糖鎖商品」を全く知らないぼくとしては、何もコメントすることができない。それは素晴らしいものかもしれないし、ひどく悪質な詐欺まがいのものかもしれない。そんな電話が相次いだこともあって、ぼくは『笑む』の発行を中止してしまった。

『笑む』では商品のことには全く触れず、ただ糖鎖に関する情報を医学的に解説したまでである。そのことがビジネスを立ち上げた者にはかえって都合が良かったのかもしれない。特定の商品名がないのだから、自分の商品に具合良く利用することができる。しかしそんな動きがあちこちで起き、しかもそれが悪質なビジネスに利用されたとしたなら、知らなかったとはいえ、ぼく自身がそのビジネスに間接的に関与し、結果的に多くの犠牲者を出すことにもつながっていく。そう思って、潔く『笑む』の発行を中止したのだった。

それは非常に苦い経験だった。それからすでに七年が経ち、さすがに「糖鎖ブーム」が過ぎ去ったいまは、悪質な糖鎖ビジネスの多くは淘汰され、かなり落ち着きを取り戻していると思われる。それ以後の動きに関してはほとんど知らないが、そのときの苦い体験が、いま日本のあちこちで起こり始めた「ソマチッドブーム」になんとなくダブって見えてきたのである。

ネサーンの名誉と安全を守る

「ネサーン報告」にこんなことを書かざるをえなかったことを、正直非常に心苦しく思う。しかしいま思えば、「糖鎖ビジネス」に関するかつてのあの苦々しい経験は、これから目の前で起ころうとしていることへの警告的な体験だったようにも思えてくる。ソマチッドに多くの人々の関心が高まってくれるのはありがたいことだ。ガストン・ネサーンが発見し、半世紀以上にわたって研究し続けてきたその成果は、やがて医学や生物学を根底から変革することになるだろう。そしてソマチッドが正しく理解できるならいまの医療は大革新され、大勢のガン患者や難病患者が救われることにもなるだろう。そうは思いながらもソマチッドに対する関心の高まりが、ともすればネサーンの真実から遠く離れ、危険で悪質なソマチッドビジネスの引き金を引くことにもなりうる。事実、早くもそうした動きが起こっている。これを防ぐにはセミナーを通して学んだものを、できるだけ正しく伝えていく以外にない。それが支援してくれた方々や多くの読者への責任であり、ひいてはネサーンご夫妻への恩返しともなろう。

いや、恩返し以前に、ガストン・ネサーンの名誉と安全を守らなければならないのだと思う。もしもネサーンとは全く違った「ソマチッド論」が広く伝わり、それが「ネサーンのソマチッド理論」と誤解されて、どこかの研究者から論駁・反証されたとしたら、ガストン・ネサーンの実績と名前を汚すことにもなる。実際これはよくあることで、千島学説の場合もそうだった。千島学説の論文を読んだこともない人が、誰かの「千島学説論」のあいまいさと矛盾を突き、「ほら、だから千島学説は間違いだ！」と大声で社会に吹聴しているのをよく見かけるからだ。

ガストン・ネサーンの場合もそれは十分にありうる。なにしろネサーン自身が発表した論文が手に入らない。だから結局は「誰かのソマチッド論」がそのままネサーンのソマチッド理論と勘違いされてしまいがちなのである。と同時に、早くも始まりつつあるソマチッドブームは、かつての「糖鎖ビジネス」のようにこれから数多くの「ソマチッド商品」を誕生させ、さまざまなかたちの「ソマチッド治療」を生み出していくことであろう。そのなかには危険なものが混じるかもしれないし、詐欺まがいのもの、いや悪質な詐欺そのものが横行するかもしれない。そしてもし、その中の何かが社会的な問題を起こしたとしたなら、「ソマチッド＝ガストン・ネサーン」の等式がマスメディアによって喧伝され、ネサーンの名誉と名前を傷つけることにもなるだろう。これはなんとしても防がなければならない。それらとネサーンとは全く何の関係もないからである。

ガストン・ネサーンは日本のどの組織のどんな「ソマチッドビジネス」にも全く関与していないが、ただ正確を期すために、ひとつだけ説明しておかなければならないことがある。それは２００８年のある時期（5月29日〜8月8日）に限って、ネサーンは日本のある組織の名誉会長を引き受けたことがあったという事実である。その組織の理事の中に面識のある医師の名があったからだったという。しかし、名誉会長を引き受けてから2ヶ月余りのなかで、ソマチッドに関する見解の違いや、その組織が関連するソマチッドビジネスの問題等々が明らかになってきたらしく、ネサーンは２００８年8月8日付け文書をもって、はっきりと「名誉会長辞退」を宣言した。以来、どんな組織にも、どんなソマチッドビジネスにも全く関わっていない。

「すべてがソマチッドです！」

「改訂版」であえてこのような一文を加えざるをえなかった理由は、本書が出版されたあと、多くの読者からこれに関する問い合わせが相次いだからである。そのなかには「ネサーンさんがこの○○を推奨しているのですか？」とか「どの会社のソマチッド商品が最も信頼できるものですか？」などといった質問も多く混じっていた。本書を読めば、「ソマチッドを外から摂取すること」と「ネサーンのソマチッド理論」が無関係であることは明らかなはずであるが、日本では病気の治癒とソマチッド商品の摂取が「ネサーンのソマチッド理論」に便乗するかたちで巧みにつながっている。はっきり言って、ネサーンの名とソマチッド理論が、さまざまなビジネスに非常に巧妙に利用されているのである。

これに対するネサーンの見解は、実に単純にして明快である。すなわち、

すべてがソマチッドです！

新鮮なニンジン、ヤグルマギクの搾り汁などなど…、

・・・それから、庭の黒い土もです！

それだけに、食品やサプリメント、農法等々に「ソマチッド」の名を付けたり、「ソマチッドが豊富」などと表示するのは全く「無意味」なことであり、そうすること自体が「ソマチッドのことを何も理解していない証拠」だとネサーンはいう。にもかかわらず、日本ではいまたくさんの「ソマチッド商品」が登場して新たなビジネスを生み出している。しかもその能書きの中で「ネサーンの名とソマチッドという言葉」が利用されているのだ。

たしかに、どんな食品の中にもたくさんのソマチッドが存在しているから、顕微鏡で観察すればソマチッドが見え、「ソマチッド入り」ということになるだろう。ちなみに、古くからあるサプリメントを水に溶かして顕微鏡で観察してみたところ、そこにはたくさんのソマチッドが見えた。そこでその会社ではその商品に「ソマチッド」という能書きを付けて新たに売り出してみたところ、思いがけない反響があり、たくさん売れることになったと言う。

このように、どんな食品にもどんなサプリメントにも、さらに言えば庭の土にも、石の粉でさえ、水に溶かして顕微鏡観察をすれば、まちがいなくたくさんのソマチッド（らしきもの）が見える。ネサーンが言うように「すべてがソマチッド」なのである。もちろんそこには量の問題や動きの活発度などの違いはあろうが、量が多くて活発であるからといって、それが病気の治癒に直接関係していくとは限らない。ガストン・ネサーンが指摘しているのは、外から摂取したソマチッドが問題であるのではなく、自らの赤血球を介して次々と発生してくるソマチッドが、肉体的、感情的、知的、霊的な4つのファクターによってデリケートに影響されているというその事実であり、ソマチッドを摂取したからといって病気が治るというものではない。だから食品やサプリメントに「ソマチッド入り」と記しても無意味というのである。

誤解のないように強調しておきたいが、ぼくは決して特定の商品や組織を批判しようというのではない。事業家や企業が自ら開発した商品を自信を持って宣伝するのはある意味で当然のことであり、そこに売るための文言や戦略があってもなんら不思議ではない。だが、もしそこにガストン・ネサーンの名やソマチッドという言葉が間違った文脈で使われていたとしたなら、それはネサーンの研究成果と名誉を汚し、ソマチッド理論を歪めることになる。だからこそ「ソマチッドと714Xの真実」を知らされたぼくとしては、ソマチッドブームの中で多くの読者が錯覚（誤解・勘違い）しないで済むように事実を事実として伝えておきたいと思う。

それが一人のジャーナリストとしての責務と考えるからである。

インターネットで世界中がつながった社会では、間違った事実があっという間に広がってしまうこともあれば、隠そうとしていた事実があっという間に明らかにされてしまうこともある。ガストン・ネサーンの名誉会長就任情報もそういったものの一つで、ネサーンが辞退を明らかにした後も、なぜかそのまま告知されている。これに対してガストン・ネサーンは、「戦いを挑むようなことを望んではいない（訴えも強制も監視も行わない）」とし、「時間の働きによってすぐに解決するでしょう」と大らかに時の経緯を見守っている。戦いや告発からは、何もクリエイティヴなものが生まれないことを十分に知っているからであろう。

その姿勢は「ガストン・ネサーン・アカデミー」も全く同じで、ネサーンご夫妻の考えと気持ちを尊重して、ただ淡々と「ネサーンとソマチッドと714Xの真実」を伝えるだけである。このアカデミーに接点を持つぼくとしても、正直同じような姿勢と立場を保ちたいと思った。しかし事実を事実として伝えない限り、これからも「〇〇はネサーンが推奨しているソマチッド商品か」といった質問が続々と寄せられてくるであろう。それに対しては一人ひとりに丁寧に返信していくのが基本ではあろうが、なかには質問することもなくそのままネサーンが保証したものと「信じて」しまう読者も多いことだろう。それではソマチッド理論が間違って伝わってしまうだけでなく、ぼくがこのまま沈黙していることが、間接的にソマチッドビジネスに加担することにもなりうる。なぜなら、事実を知っていながら何も語らないことにより、結果的に間違った情報の拡大を放任することになってしまうからである。

そんなわけで、いろいろ考えてみた結果、この改訂版ではあえてこの問題に触れることにした。これは本書の筆者である稲田個人の判断であり、決してネサーンご夫妻や「ガストン・ネサーン・アカデミー」が望んでいることではない。むしろ「余計なことを書いた」として叱られるかもしれない。しかし「ネサーンはどんなソマチッドビジネスにも加担していない」という事実を伝えない限り、日本のソマチッド情報の混乱が収まらないと考えた結果である。まさに「真理は人を自由にする」。

ソマチッドと病気治療は無関係

繰り返すようだが、ネサーンが指摘しているのは、「ソマチッドと病気治療は無関係」だということだ。なぜならネサーンのソマチッド理論によれば、ソマチッドは免疫機構の状態を正直にそのまま反映する結果にすぎないからである。ところが日本のソマチッド情報は、ソマチッドを元気にすれば病気（ガンなど）が治癒するとし、それには元気なソマチッドを補給すべきとする。しかしパワフルなソマチッドを補給すれば病気が治るとする考えは「ソマチッド原因論」ともいうべきで、これは「ガンができるとソマチッドがいなくなる」とする言説と対を成すものである。しかし「ガンができるとソマチッドがいなくなる」のではなく、免疫システムにダメージが与えられた結果、ソマチッドが異常変形を開始して、その果てにガンが発症するというのがガストン・ネサーンのソマチッド理論なのだ。ソマチッドの異常変形もガンの発症もすべて「結果」であり、その原因は免疫システムの損傷、破壊にある。

ということから、いかにして免疫システム、すなわちパワフルな「いのちの力」を引き出して病気を治癒するかということになるわけだが、ネサーンの場合は714Xを開発した。これは窒素トラップ、微量元素、リンパ循環の効果を狙ったもので、これにソマチッドはいっさい含まれていない。ネサーンはソマチッドを補給することで免疫システムが回復できるとは考えていなかったからである。

これは非常に重要なことなのだが、日本のソマチッド研究者たちの多くは、ネサーンのこの研究成果を無視して「ソマチッド原因説」に立っている感じがする。すなわち、病気を治癒するには元気なソマチッドを補給すればいいとするものだ。しかし、もしソマチッドの補給だけで免疫力が回復するのなら、ネサーン自身がいち早く「パワフルなソマチッド入り製剤」を開発していたにちがいない。しかし、そうはしなかった。ソマチッドを体内に取り入れても、それが免疫力を高めることにはならなかったからであろう。だからこそ、ネサーンが開発した714Xにソマチッドは全く含まれていない。この事実がすべてを物語っているのである。

それはともかく、ソマチッドの研究からガストン・ネサーンは、全く新しい生物学と医学、さらには画期的な治療法の地平を開いた。ただこの研究はネサーン自身が言うように「未完」であり、それだけにしばらく混乱も続くだろう。しかし、ネサーンの研究成果は大いなる希望を与えてくれている。だからこそ、ガストン・ネサーンのソマチッド理論を正しく知っていただきたいし、またそれを伝えるのが我々の役割でもあろう。もしそれを怠った結果、どこかで「ソマチッド療法」や「ソマチッドビジネス」に関する社会的トラブルが発生したとしたなら、それこそネサーンの偉業を封印すべく虎視眈々《こしたんたん》とチャンスを窺ってきた存在が、「しめた！」とばかりにガストン・ネサーンに襲いかかるかもしれない。事実、かつてのネサーンはそれにやられたのだ。

スポットライトを浴びる

そのこと、つまり「ネサーン裁判」を詳しく報じたのが『完全なる治癒』であり、そのときネサーンは下手をすれば終身刑に追いやられるかもしれない危機にあった。「ネサーン裁判」はワナが仕掛けられて引き起こされたものだったにもかかわらず、当時の体制派マスメディアや医学界は、徹底的にネサーンを牢獄に追いやる策動に終始したからである。だがそのとき、世界各地からネサーンに救われた大勢の患者たちが裁判所に駆けつけ、ガストン・ネサーンは見事「無罪」を勝ち取ることができた。それからすでにジャスト20年が経った。この間ネサーンは沈黙を保ち続けてきたわけだが、それもさらに確かな基盤を確立した上で、21世紀の新しいステージに立ちたいと思ったからかもしれない。

セミナーでのランチタイムに「ネサーン裁判」などの数々の試練について話題を向けると、「ほんとうに大変でした。私はとても可哀想だったんですよ」と言ってネサーンは笑った。

そして、「これからが出番ですね！」と激励の言葉を贈ると……


ステージに立って、大勢の人々の前に姿を現して、まぶしいスポットライトを浴びるのは好きではありません。

私が好きなのは、朝早くから寝るまでの時間、静かに地味にコツコツと、ソマトスコープを覗いて研究することです。それは仕事というよりは、私の人生そのものです。


ガストン・ネサーンはあくまでも生物学者である。だからこそ研究者として、なによりもソマチッドの謎を解き、生命の営みの真実を明らかにしたいと願っている。なのに、そのソマチッド理論が曲解され、さらにネサーンの全く知らないところで奇怪なさまざまな「ソマチッド療法」や「ソマチッド商品」が広がっていったとしたら、しかもそれらが引き起こした問題が、ネサーンの偉業と名誉を傷つけたとしたならば、ようやく新しく踏み出そうとしているステージが壊されてしまう。ぼくが何よりも恐れるのはそのことである。

その意味でも、本書をそのための「布石」にしたいと思った。それにはただ単にセミナーで語られたことを簡単に報告するだけでなく、その他の資料や情報も駆使することにより、結局は「このような書き方」にしなければ…と思うようになったのである。

ガストン・ネサーンが新しく世界に向けてメッセージしようとしていたちょうどその時期に、私たちが21世紀最初のセミナーに参加したことにもたぶん意味があったのだろう。また、帰国後に「悪質なソマチッド療法」が明らかになったのも、「このことまでを含めて伝えよ」という天からのメッセージだったのかもしれない。いずれにしても、いまやソマチッドという言葉が静かに社会に広がり出し、その発見者ガストン・ネサーンにスポットライトが投射され始めたのだ。ネサーン本人は「スポットライトが嫌い」とは言うが、ソマチッド理論そのものが明るいスポットライトによって、リアルに照らし出されるのは歓迎するところだろう。それによってネサーンが明らかにしたソマチッドの真実が伝わっていくはずだからである。

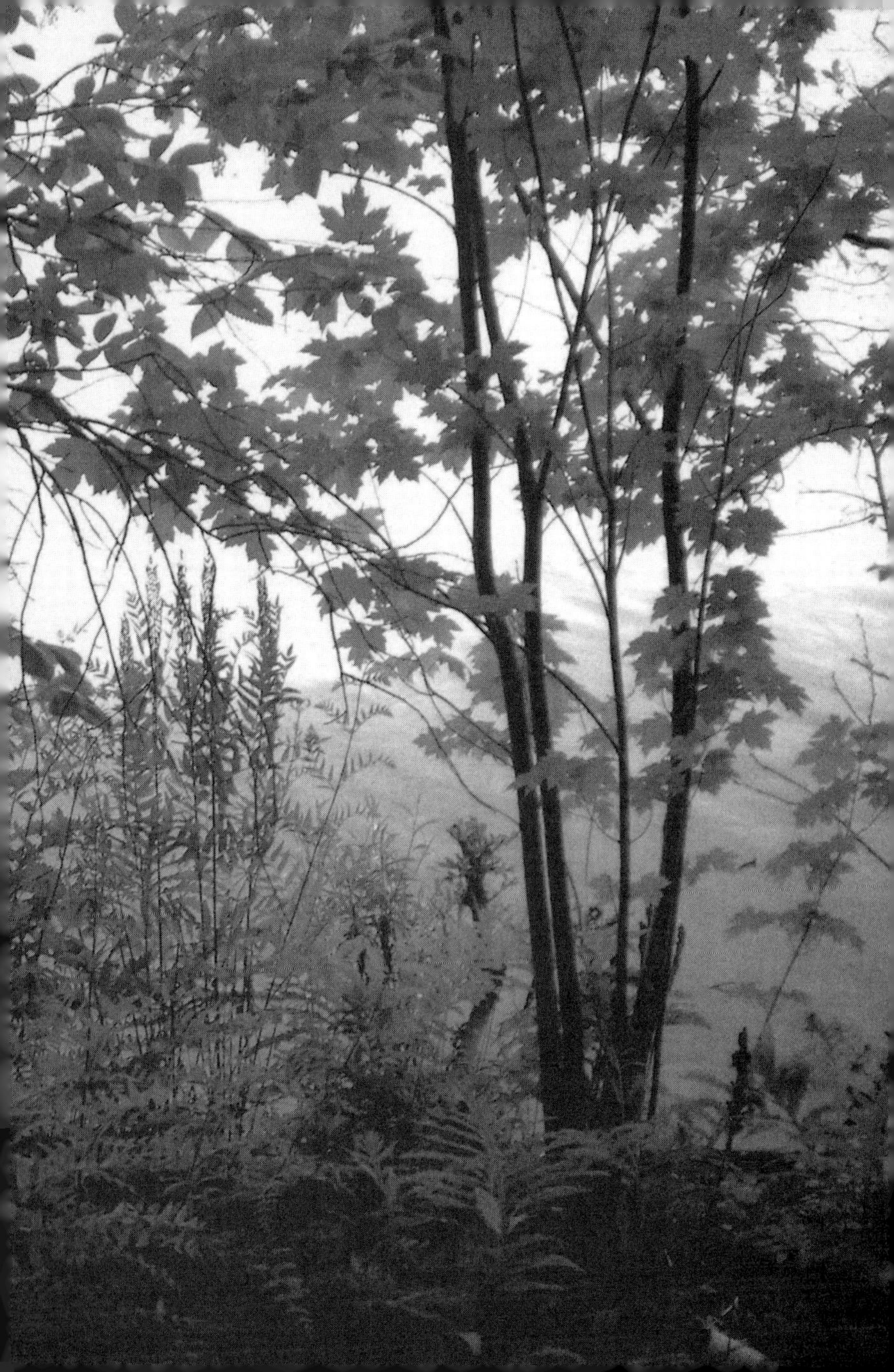

第7章　セミナーに参加して

ガストン・ネサーン訪問記

萩原　優

最初に、このような機会を与えて下さった基金に協力して下さった方々、バウさんに深謝致します。お陰様でこのような訪問記が書けます。

山田和尚（以下バウ）さんから、ガストン・ネサーン氏を訪ねて欲しいと言われたのは、確か、２００７年の秋頃だった。

それより前にバウさん達が「ソマチッド基金」を設けていたのは、知っていた。匿名で幾らかの寄付をさせて頂いたのは、その年の春頃だったと記憶している。

その後、この基金は何の動きもなく、どの様な活動をするのかと気になっていた頃であった。まさに、丁度その頃にこの話があった。

バウさんは「とにかく、ネサーン氏の開発した714Xが本物かどうか、医者の目から確かめて欲しい」と言われた。ネサーン氏のことをクリストファー・バードが書いた『完全なる治癒』は以前に既に読んでいたので、関心と興味はあった。

しかし、この降って湧いたような話に、最初は正直なところとまどった。一週間くらい仕事を空けるには、自称フリーター医の私にとって、時間的にも経済的にもきつい話である。でも、バウさんの熱心さと純粋な思いをお聞きして、自分で役に立てればという気になった。

最初は私と通訳の方と二人で行く話もあったが、このプロジェクトに最初の頃から参加されていたK氏も一緒に3人で行く計画が立てられた。

その後、ネサーン氏とのメールによるやり取りが始まった。ネサーン氏は元々フランス人であり、カナダのケベック州はフランス語圏なので、フランス語に翻訳することが必要であり、メールの交換はなかなか捗らないペースでなされた。

日本側にも、ネサーン氏を訪ねようとしている別の団体もあり、話が複雑になった。一時期は二つの団体が同時にネサーン氏を訪問するような動きもあった。また、ネサーン氏が受け入れてくださるか、怪しい雰囲気になってきた時期もあったが、最終的にネサーン氏はわれわれを受け容れてくれることになった。

紆余曲折を経て、われわれのグループはバウさんを中心とした仲間たちや私と、その後、北海道の稲田さんが加わったチーム編成が出来上がった。そして、フランス語の通訳として弘前在住の松山さんが同行してくださることになった。松山さんも出発近くなり、ボランティア精神で大学での仕事を都合してくださった。

当初、二通りの日程が組まれた。後半は実は私がすでに約束したセミナーのアシスタントとしてお手伝いすることが決まっていた。もし重なったらと心配していたが、ありがたいことに、ちゃんと前半の日程となった。

慌ただしい準備の中に、ネサーン氏は二日半のセミナーの案内を送って下さった。それに併せて、日程が組まれた。先の4名に稲田さんの奥さんが自費参加されることになり、合計5名での訪問となった。

成田を2008年5月19日に発ち、シカゴ経由でモントリオールに着いた。その通関を通る際に、行く場所を聞かれてよくわからず、オドオドしてしばらく立ち往生した。モントリオールは未だ肌寒く感じられた。翌日、タクシーで約3時間くらい離れたネサーン氏が住んでおられるケベック州の場所を目指した。

道中は北海道に似た景色だそうだ。一直線の道をひた走り、途中は雪がある山も見えた。田園風景の中を走り、やがて、ケベック州のロック・フォレストにあるネサーン氏があらかじめ推薦して下さったホテルに着いた。それ程大きくない町の郊外に位置したこぢんまりしたホテルで、特に特徴がないような場所にあった。

部屋に通されて驚いたのは、ネサーンご夫妻から心のこもった花が届いていたことだった。チョコレートとミネラルウオーターも気配りされていた。私たちは翌日からのセミナーに少し緊張していた。しかしこの暖かいおもてなしに、緊張感も幾分和らいだ。

翌朝の5月24日、時差のためか、習慣からか、疲れていても朝早く目覚めた。ホテルの側をマゴグ川が流れているはずだ。そう思い、ホテルにある地図を眺めて、薄暗い街を歩き川を目指した。

ホテルから10分くらいの所に川が流れていた。両岸には歩行者と自転車専用の土の道があった。川は霧に包まれており、川岸に降りると鴨が数羽いた。川面から霧が立ちこめ幻想的な景色だった。ただ、川の水は汚れていて、少し臭いもした。落ち着いた所で静かに少し瞑想をする。どこにいても、気持ちは変わらない。鳥の鳴き声がうるさいくらいだ。鳥のコンコンと木を叩く音が響く。

今日は、いよいよネサーン氏に会える期待感と緊張感があった。朝8時半の約束の時間通りに、ネサーン氏の奥さんであるジェイシーさんが車をご自分で運転されて、われわれをホテルまで迎えに来て下さった。とても笑顔が素敵な女性で、親しみやすく、われわれの一人ひとりとハグした。日頃、ハグする習慣に慣れていないので、最初は躊躇していたが、これを滞在中毎日繰り返すことにより、自然にできるようになった。

「ネサーン氏はどんな人なのだろうか。どんな家に住んでいるのだろうか」そんなことを考えながら、住宅街を走る車窓から落ち着いた佇まいの住宅を眺めていた。

ホテルから10分くらいで、ネサーン氏の住居に着いた。道路から家の前までは、かなりの距離があり、芝生とかなり高い木々が植えられていた。それは手入れが行き届いていて、咲き始めたばかりの花々と共に、新緑に輝いていた。

ネサーン氏の住まいの敷地は広く、奥はマゴグ川に面している。その川の下流に発電用の高さ10メートルくらいのダムがあるために、湖のように静かな水面であり、夏はモーターボートも浮かぶそうだ。

建物はご自宅とその地下の研究室と別棟の研究所と製剤を作ったりする場所の二カ所に分かれていた。とても、清潔感が溢れ、新しい建物だった。

最初に別棟の研究所に案内された。そこの入り口のスペースには、お菓子や飲み物や果物が置かれていた。特に、ブルーベリーや野いちごなどの果物は新鮮で美味しかった。ネサーン氏ご夫妻の心遣いに感謝をした。

その奥で私たちは、よくコーディネイトされた背広とネクタイをきちっと着こなされたネサーン氏に初めてお会いした。84歳とはとても思えないほど血色も良く、姿勢もきちっとしたまさに泰然とした紳士であった。激しい法廷闘争を行ってきた厳しい人のように思っていたが、実際は温和な落ち着いた表情であり、応対もゆったりとしていた。その風貌に、緊張気味のわれわれの気持ちをほぐすような暖かさが感じられた。

そこでお茶をご馳走になった後、われわれは地下のセミナー室に案内された。四角いテーブルを囲み、自己紹介を行い。持参したお土産をお渡しした。それらの品物をとても丁寧に扱って下さった。

セミナーは、ネサーン氏の奥さんが、主にホワイトボードを使って話を進めて行き、ネサーン氏が大事なポイントを補足するような感じだった。われわれの撮影や録音は心良く承諾して下さった。撮影したＤＶＤは自分たちも欲しいと言われた。何でもここしばらくはセミナーを受け付けていなかったのだそうだ。私たちを受け入れて下さったこの縁に感謝せずにはいられなかった。

ソマチッドの話から始まった。あの『完全なる治癒』に書かれた内容が、実際に目の前に展開した。真空の中に入れられたラットの肉片が何十年もかかけて大きくなっているのをネサーン氏が手にとって説明してくださった。それを、あ然として眺めていた。

ソマチッドの形態の変化、ソマチッドと脂肪球との鑑別方法、ソマチッドの変化が培養と人間の血液ではどのような違いがあるか、など基本的な話をうかがった。

その後、研究所内も案内して下さった。714Xが作られている場所は、きちっと管理されており、清潔であり、製品の安全性が確保されていると感じられた。

昼食はネサーン氏の住居のテラスでいただいた。とても美味しい料理、デザート、特にカナダのメイプルシロップを用いた甘いお菓子のデザートは絶品であり、全てをペロリと平らげてしまった。

午後は待望のネサーン氏の開発した3万倍のソマトスコープを見せていただけた。天井まで届くような長い丈の顕微鏡であり、これが、本に写真入りで紹介されている顕微鏡なのだ。そう思うだけで歴史的な顕微鏡との出会いに胸が高鳴った。いままで見てきた顕微鏡とは大きさが全く異なり、巨大であった。

われわれの血液も実際に見せてくれることになった。ネサーン氏自身が、私たちの血液を一滴指先から採って下さり、プレパラートに乗せて見せてくれた。そこに写し出されたソマチッドと、日本で見たソマチッドの映像との違いにあ然とした。

日本で観察した私の血液中のソマチッドとはかけ離れたあまりに多くのソマチッドが画面一杯に動き回っている。自分のソマチッドはこんなに数多くあるのかと画面を見ながら信じられない思いで見ていた。日本の顕微鏡で見たソマチッドは、肉眼でぼんやり見えている星のようであり、一方、ネサーン氏のソマトスコープで見たソマチッドは天体望遠鏡で星が一面にちらばっている映像を見ているかのように思えた。

ミクロの宇宙に展開している世界はわれわれの肉眼で見える精度とは、まったく異なる。しかし、そこにも意思を持っているのであろう数限りのない生き物がいるのだ。私たちの体の中には、一体どれくらいの数のソマチッドがいるのだろうか。自分の体でありながら、想像もつかない数のいろいろな生き物が存在して、それらがきちっとそれぞれの役割を果たしている。腸内細菌でもしかりだ。

われわれは、その事実を知らずに、そして、それらの微小な生き物に感謝もせず生活している。そんなことを考えていると小宇宙で展開する摩訶不思議な世界を感じて、目がクラクラするような気分になった。われわれは、ほとんど知らないのだ。科学でわかっていることは、ほとんど無いに等しいと言われていることを思い知らされるソマチッドとの出会いであった。また、日本で見たソマチッドとは、見ている条件が全く異なっていることを思い知らされた。これから日本でソマチッドの研究をするには、この違いをどうしたら埋められるのだろうか、と思わずにはいられなかった。

一人ひとりの血液を採り、ソマチッドを見せてもらった。それから、今までに撮影した不思議な形をしたソマチッドの形態の一部も見せていただいた。もっと見たかったが時間の関係でそれ以上は見られなかった。

ネサーン氏はソマチットの生態を明らかにして命名した。その変化を16種類に分類され、それぞれの意味を見いだした。人の血液を観察することにより、その方の自然治癒力が正常域にあるのか、それともバランスが崩れているのかが判断できる。

新しい発見にはそれだけのエネルギーが必要なのだ。天才と言われるネサーン氏でさえ、あれだけの時間を割いておられる。既成の事実に囚われず、自らの目と感覚を頼りに誰も歩んでいない道を行くのは、大変なことなのだと改めて感じた。しかし、ネサーン氏の風貌や言葉からは、そんな苦労や厳しさは微塵も感じられなかった。きっと、根っからの、生物学者なのだ。

第1日目は午後6時過ぎに終了した。お疲れの様子のネサーン氏だったが、これから夜の10時過ぎまでご自分の研究をされると話しておられた。毎日そのような生活をされているらしい。

私たちは宿題を背負ってホテルに帰った。時差と、一日中目一杯新しい知識を詰め込んでいるので疲れている。みんなでホテルのロビーで通訳の松山さんに問題を訳していただきながら、解答を考えたが、みんな、半分は居眠り状態であった。

二日目の朝の散歩は向こう岸まで歩いた。ネサーン氏の住まいを反対岸から見られないかと思った。道は川沿いばかりでなく、新しく出来た住宅街の中に出た。さすがに一軒、一軒が大きく、新しい綺麗な住宅が並んでいた。残念ながら、ネサーン氏の住宅が見られるほど上流にはいけなかった。

途中で、この川に住んでいる魚の一覧写真のある掲示板があった。10種類以上の魚が住んでいるのだ。

二日目のセミナーは、前日出された宿題を一つひとつ検討した。意味のよく分からない問題もあったが、われわれの回答に親切に答え、解説して下さった。

その内容の骨子は、ソマチッドは形態的には、細菌や胞子や菌糸の形を取るが、それはあくまで形態を指すのであって、細菌や胞子そのものではない、そこをしっかりと理解するための問題であった。

午後からは714Xについての説明があった。714Xについての話は別にテープ起こしをしたが、幾つかの点で新しい発見や詳細な意味が分かった。

がんは全身的に病的な発がん状態になり、その結果ある臓器などに「がん」として現れてくると解釈されている。これは、西洋医学的な思考法である、局所に「がん」が出来て、やがて、リンパや血液或いは播種により全身へと拡がるという考え方とは、逆の考え方をされている。

714Xは、自分の免疫力を上げる製剤であり、直接に「がん」細胞を攻撃する抗がん剤ではない。

また、714Xの注射部位はリンパ節内に直接打つのではなく、一定の範囲内に打てば自然にリンパの流れに吸収される。このことは、以前、私もリンパ管造影を経験し、皮下に注射した色素がやがてリンパ管内、リンパ節内に取り込まれていることを目にしてきたので、理解できた。714Xはリンパ節内に直接注入すると勘違いされている人も多いので、注意する必要がある。

さらに、714Xとソマチッドとは直接に関係していないということも誤解されやすい。

確かに、カンファーは714Xに含まれているが、それは、窒素成分やミネラルを円滑に運ぶための働きをしているのであって、免疫機能には関与していないことを知り、とても驚いた。

714Xの効果は、精神的な要素が加味された時に最大限に発揮されるとうかがった。このことは『完全なる治癒』にも全く書かれていない。

「身体・感情・知性・スピリチュアル」の四つのバランスが取れた安定した精神状態の時に、より714Xの効果を発揮できる。単に、714Xを注射しただけでは、その効果は50%くらいしか期待できないと話された。

このような考えかたは、『完全なる治癒』が出版された以降によりはっきりとしてきたと述べられた。

精神的なことを大切にされている姿勢に、とても共感を覚えた。自己の免疫力をあげようと思えば、精神的な要素は不可欠であると思ってきたので、さすがに深いところまで洞察されていると感銘を受けた。このことは日本で714Xを使用するに当たっても、特に患者さんに「単に注射をするだけではなく、精神的な因子も大切なのだ」というメッセージを伝える必要性を感じた。

今回の私のネサーン氏訪問の役割は、714Xが日本の患者さん、特にがん患者さんに役立つのかを直接お会いして確認することであった。

714Xの製造過程、714Xの説明をうかがい、また、実際に自分に注射をしていただいた。そこで、世の中に万能の製品はないだろう、しかし、714Xは、ネサーン氏が指導しているような使い方をすることにより、きっと効果をあげられるに違いないと直感的に感じた。

714Xを実際にどのように注射をするか、注意する点などの実施指導を受けた。そこには、いろいろなノウハウがあり、単にこの製品だけを手に入れても、期待する効果をあげるのは、難しいと感じた。

治療成績も、私たちはとても気になっていた。かなりの資料をネサーン氏がお持ちであった。しかし、時間の関係と言語の問題もあり、一々目を通すことはできなかった。

『完全なる治癒』には、1000人のガン患者のうち、750人を全快させ、エイズ患者に対しても、同じく劇的効果を発揮した製剤と紹介されているが、ネサーン氏ご夫妻は、余り統計的なデータにはこだわって欲しくないと話されていた。

二日間のセミナーで、だいたいの内容は終了した。

私たちは、いろいろなことを学べた充実感を味わい、未整理の部分を復習したりして、ゆっくりと夜を過ごした。

第三日はいままでの復習と714Xの吸入方法を実際に経験した。吸入方法は超音波ネブライザ装置を使用して、吸入用の714Xを用いて吸入する。これは、右上半身領域に効果がある。右胸部、右上肢、右頚部、右頭部の範囲に有効だ。この方法はあくまで右ソケイ部からの注射法の補助として用いられる。昼までに、質疑応答をして全てが終了した。

その後、ネサーン氏ご夫妻から、一人ひとりに修了書が授与された。

通訳をされた松山さんにも修了書が手渡された。今回、急に通訳を引き受けられたにもかかわらず、その間に医学的な勉強もされたという。そんな松山さんの通訳により、われわれはとても円滑にセミナーを受けられたのである。また、松山さんの人間性はネサーンご夫妻にも高く評価された。われわれも松山さんに感謝の気持ちでいっぱいです。

世界的に有名なガストン・ネサーン氏の、科学者として、また、人間としての人柄に直接に接する機会に恵まれ、感動を覚えた。

そして、714Xとは全く関係のない新たな製品を一般公開される直前であることも知り、その前向きな姿勢に驚かされた。

これから、ネサーン氏の活動を日本に正しくお伝えし、また、いろいろな面で協力関係を結ぶ事を和やかな雰囲気の内に約束した。

また、714Xに関する理論、手技、業績を直接に教えていただき、日本での使用にも協力、援助して下さることになり、責任を感じると共に今後どの様に進展するかが楽しみとなった。

翌日は移動日で、タクシーでモントリオールに戻り、市内見物をした。世界博覧会の跡地、F1のコースなどを巡り、フランスに似た街の雰囲気も味わった。

モントリオールはいろいろな国の人たちが世界各地から来て、生活していることを知った。歴史の歪みのために、祖国に住めない状況でも、出会った人たちはたくましく生きているのを感じた。

私たちは満足感をもって、無事5月26日に帰国した。

追記

７１４Ｘ　その後

７１４Ｘを臨床的に使用し始めてから、すでに2年を経過した。その間に２００名以上の患者さんに使用した。多くはガン患者さんだが、中には神経性難病の患者さん、エイズの患者さんなども数は少ないものの、含まれている。

今回、『ソマチッドと７１４Ｘの真実』が改訂されるのを機会に、この２年間の経過を辿ってみたい。その間に経験したこと、患者さんから質問されたことを中心に書きたい。

１　注射器と針について

当初はネサン氏が使用していた、注射器と針が一体化した製品を輸入していた。この注射器の長所は、７１４Ｘが入ったボトルから７１４Ｘを注射器に詰める時に空気が入らないので、扱いがとても楽なのだ。しかし、注射器のピストンに内筒の抵抗があり、少量ずつ注射をするのに微量調節が難しい、それに、針の切れが悪いという患者さんがいる。一方で、注射器の扱いが容易だから、カナダからの輸入製品がいいという患者さんもおられた。

日本の注射器は、内筒の動きがスムースであり、針の切れもいいという特徴がある。ただ、針の長さが12ミリと統一されている。カナダからの針は10ミリと2ミリの違いがある。たった2ミリなのだが、その違いは大きく感じる。

まして、日本人は体格が大きくなく、ガン患者さんの中には皮下脂肪が少ない人が多い。そこで、10ミリの注射針を特別に作ってもらい、針の長さに関してはカナダと同じになった。日本製の注射器はどうしても空気が入ってくるので、それを抜く操作が最初は難しい。空気は少量皮下に入っても何ら問題はないと話すと、安心されるが、入らないに越したことはない。

2 自己注射について

714Xを使用するに当たっての一番の問題点は、自己注射だと思う。右下腹部の2×1センチ領域に自分自身で注射をするのが原則となる。

自分自身で注射をした経験を持つ人はほとんどいない。たまに、糖尿病患者が自己注射をするくらいだ。大丈夫かな? あるいは、出来るのかな、と思うのも当然だ。私自身も714Xを自分に用いた時にも同じような感じだった。

注射を始めるにあたっては、やるぞという「覚悟」が必要となってくる。一度始めてしまえば、それからは続けられる。最初の2~3日を乗り切れば、後は継続しやすい。今までに、注射のトラブルで714Xを中止した人は男性が一人だけだ。その男性の患者さんは痛みにどうしても耐えられなかった。その他の患者さんは最低1サイクルは注射をされた。

使用中に起こるトラブルは、注射による痛み、出血、皮膚が硬くなるなどが主だった。注射時の痛みは、個人差があり、痛みを強く感じる人から、ほとんど痛みを感じない人までさまざまみられる。

痛みに対する対策は、注射をする局所をしっかりと冷やすこと、注射をしている時に針を刺している部位の近くに洋菓子などに付いてくる保冷剤を置くことなどをアドバイスしている。また、冷やしている時にもう一個保冷剤を用意し、その上で714Xを詰めた注射器を冷やすこともお知らせしている。

注射時間も痛みに対しては、大事な要因だ。時間は0.5mlで約10分間かける。また、痛みは日によって異なる。毎日、一定ではない。痛みをほとんど感じないで注射をする日もあれば、強い痛みを感じる日もある。注射部位が違った所だと、注射を開始した直後より強い痛みがある。注射をしていて、時間が経つにつれて痛みが増す場合には、冷やし方が足りないことが多い。

注射部位に太い血管は解剖学的に見てもないが、小血管に針が当たることがある。その際、抜針直後に出血した場合には、酒精綿を当てて出血部位を圧迫止血をする。1〜2分で止血できる。

時に出血した場合に、その箇所が腫れてくることがある。この場合には圧迫する時間を長くして、さらに余計に冷やすことも大切だ。10円玉くらいの皮下出血を起こすことがあるが、注射部位をずらすことにより、注射が続けられないということは経験していない。

皮膚が硬くなることは、長期間にわたり714Xを注射する患者さんに起こってくる。皮膚が硬くなり針が通りにくいとの訴えがある。これも、特別に避ける方法はない。やはり、注射の部位を許される範囲で移動されるようにして、行っていく。ただ、硬くなったために注射が出来なくなった患者さんは経験していない。

3 合併症について

合併症はほとんどみられない。37度前後の経度の発熱が2～4日くらい認める人たちが数人おられた。また、体に発疹ができた人がいて、痒みがあると言われたが、これが、714Xの合併症なのかはっきりしない。合併症からみれば、安全に使用できる薬剤と言えよう。

4 効果の手ごたえについて

どの位の治療効果があるの？ 誰もが気になるところだ。私は出来るだけ先入観に囚われずに714Xを使用したいと思っている。カナダで言われていること、『完全なる治癒』に書かれていることなどをあまり意識しないで、日本で白紙の状態で使おうと決めていた。実際に使って、自分で感じる手ごたえがとても大切だからだ。

使い始めた2年前は、すぐに効果の現れた二人の患者さんがいた。これにはとても驚いた。一人はガンが小さくなり、もう一人は転移したリンパ節が小さくなり自覚症状も改善された。だが、進行ガンで714Xの効果がみられなかった患者さんたちもおられた。

数が少なくても、ガンが消失あるいは軽快、または、共存して元気な生活を送っておられる患者さんたち。これらの患者さんたちは、714Xを使っていく上で、とても励みを与えてくれる。

200例を超えた現在、アンケートにより実際にどの程度の改善がみられたか、それに、患者さんならびにご家族の方々は、714Xをどのように捉えているのかを調査したい。

（注）ネサーン氏ご夫妻の人間的な魅力

（注）小冊子「714Xと6人の医師たち」（ガストン・ネサーン・アカデミー編）に記載されている「過去3回のガストン・ネサーン氏のセミナーに参加して」（萩原優 記）より抜粋。本書「ソマチッドと714Xの真実」中の第6章「日本のソマチッド事情」に書かれている内容に呼応したネサーン氏側の見解が、その直々のメールによって明らかにされている。

過去三回、ネサーン氏ご夫妻をお訪ねしたのは、単にソマチッドや714Xの情報を得るだけではなく、お二人の人間的な魅力にもよる。

最初に訪問した時には、ネサーン氏がどのような人柄か、分からないので不安だった。あの厳しい裁判を乗り切った方だ。私たちに打ち解けて対応してくださるのだろうか、という不安な気持ちもあった。

ところが、実際にお会いして感じるのは、ネサーンご夫妻の人間的な温かさだ。初回から一貫して変わらなく、私たちを温かい態度で歓迎して下さった。

ネサーン氏は、きちっとした服装をされていて、お洒落な背広によくあったネクタイをされている。笑顔を絶やさず、開いた心で私たちを迎えて下さった。

私には、ネサーン氏は「矍鑠（かくしゃく）とした学者であり紳士」という言葉が一番ぴったりする。

妥協しないでご自分の筋を通し、研究を積み重ねていることに対する威厳と誇りがある反面、人間的な温かさと深みをとても感じさせる。

そのことは、日本とカナダとのやり取りの中にもうかがえた。

ソマチッドや714Xに関しての日本の活動の中で、ネサーン氏の意図とは異なった形で宣伝をしたり、ソマチッド商法といわれるようなサプリメントがあったり、714Xについてもネサーン氏の指示通りに行なっていない医師がいることも判明してきた。

それらの事柄に対して、我々は、2009年の訪問の際にこれらの事実に関して、ネサーンご夫妻と話し合った。席上、ネサーンご夫妻はそのことを知ると、遺憾という表現と悲しそうな表情を見せる。ただ、だからすぐにどう行動するなどの態度は取られなかった。

その後、日本とカナダのメールのやり取りの中で、2009年11月にこの様なメールを下さった。私にとってとても心に残る文章であり、ネサーンご夫妻はこの様に物事を捉えておられるのだと、とても納得した。この文章は、当時、我々の一部だけの人たちが知っていた。その後、この文章が全部ではないが公にされているので、今回、私が印象に残っている所を転載させて頂く。

この意図的な混迷の中で、私たちは皆様方を使者とし、誰に対してであれ、戦いを挑むようなことを望んではおりません。私たちのやり方は、全く別なのです。どうぞ、そのことをご理解ください。私たちは、生物学における新しい考え方を推し進めるためではなく、商業上の目的から「ソマチッド」という言葉を横取りし、平気で使用する(製品にソマチッドという名を付け)不誠実な人々に対し、いかなる訴えも強制も監視も行わないということをお分かりください。

私たちのために、あるいは私たちを守るために行動しなくてはならないなどと、お思いにならないでください。皆様方には、この不正を正すという任務は一切ありません。

このようなペテンは、時間の働きによって、すぐに解決するでしょう。私たちは、経験から、このような状態は直に鎮まるものと考えます。

しかしながら、そちらのネットワークに属する全医師とともに立ち上げた事業において、AIOSグループとして前進するために、この状況をはっきりさせる必要があるとしたら、その場合には、それを一つの決定として、私たちは尊重いたします。このような状況がそちらの業務上のネットワークに害を及ぼすことのないようにするためにどの

ような行動を取るべきか、私たちより皆様方の方がよくご存知でしょう。(中略)

結論

私たちは、このような争いを続けることは無益だと思っております。なぜなら、却ってこのグループを重要視することになるからです。このグループは重要視されるに値しません。あちらから話し合いを再開するよう何度か働きかけがありましたが、2008年8月以来、私たちからは連絡を取っておりません。あちらのグループにネサンの名前を付けようという誘いもありました。

もし皆様がこのグループに対して行動を起こすことが有用と考えられるのでしたら、何に捕らわれることなく、ご自身の流儀で、しかるべき方法により、立ち止まることなく行っていただければと思います。(中略)

私たちでさえ、「ソマチッド」という言葉を自社製品の名称に使うことはありません。それを使っても無意味です。それこそが、彼らが何も理解しておらず、不正を続け自分たちの製品を売るためには(もしかしたら素晴らしいものかもしれませんが、ソマチッドとは何の関係もありません)、その重要性を知ろうともしないということを裏付ける何よりの証拠です。別の言い方をすれば、全てがソマチッドです!新鮮なニンジン、ヤグルマギクの搾り汁・・・それから庭の黒い土もです!

このメールを拝見して、私は、ネサーン氏ご夫妻の物事に対する基本的な考え方を理解できた気がする。

戦いは、望んでおられない。また、ネサーン氏ご夫妻の名誉のためと思い行動するなら、その必要性はない。悪いものは自然淘汰される、とお考えです。

また、このメールで私たちの言動の自由を認めて下さっております。私たちにとって相応しいと思うなら、ご自分の判断で行動してください。

そして、サプリメントに対しても、ソマチッドとは関係ないが、効果に関しては別な意味でもしかしたらあるかもしれないという、とても柔軟な考え方をお持ちなのです。

このメールを読み、私なりにネサーン氏ご夫妻の精神性の高さを感じました。普通の人たちが常識としている考え方を超えた境地にご夫妻がおられることが感じられました。

折しも、この文章を書いているときに、未確認ですが、このグループは解散するのではという情報が入りました。まさに、ネサーン氏の指摘した通りのことが起こりつつあるのかもしれません。

今回、2010年の訪問時でも、ネサーン氏の奥様がチャクラまで踏み込んで人間の体と心を見つめる話をされたことと、ネサーン氏の歩まれてきた道のりと、奥様が私たちに紹介してくださった精神世界の本の数々を知り、お二人がこの精神世界の高さに至る過程を理解、納得できました。

ネサーン氏その後

２００８年5月に初めてカナダにガストン・ネサーン氏を訪ねてから、今は２０１６年2月と8年弱の時間が経ちました。その間にネサーン氏をさらに3回と合計4回訪問しました。これまで、さまざまな経緯がありました。このカナダ訪問発起人の山田バウ（本名山田明）氏、実質的にネサーン氏を日本に広められた稲田芳弘氏のお二人は私よりお若いにもかかわらず、既に他界されております。私は、イーハトーヴクリニックでネサーン氏の開発された７１４Xを希望者には、その製品についてよく理解していただいた上でご使用いただいております。７１４Xの効果についてよく聞かれます。「効く方もおられれば、効かない方もおられます」と、そのようにお答えする以外にはないのです。

ガストン・ネサーン氏は２０１８年2月16日永眠されました。享年93歳でした。孤高の生物学者として、ソマチッドの発見、免疫製材７１４Xを開発されました。今年の8月下旬、モントリオールで奥様にお会いしました。氏は、昨年の年末に体調を崩され、一度は退院されましたが、奥様に見守られ安らかに他界されたそうです。

奥様は未だ哀しみが癒えていない様子でしたが、ネサーン氏の業績の整理と７１４X製造の準備をされ、11月より製造を開始されたそうです。謹んでネサーン氏のご冥福をお祈り申し上げます。

ガストン・ネサーン交響楽
～ソマチッドとガン細胞の「調和の霊感」

稲田 陽子

第一楽章　ついにカナダ、シェルブルークへ
～ソマチッドの発見者・天才ネサーンの素顔に出会う

夫のガン宣告直後、ネサーンへのひらめき

ガストン・ネサーンさんを訪ねたいと思ったのは、夫が4年前にガンを宣告された直後のことだった。その当時、手術や抗ガン剤、放射線治療を断り、千島学説に基づいた代替医療と食生活にしようと二人で話し合っていたが、さらに「奥の手」としてガストン・ネサーンさんの開発し

た「カンファー剤」（714X）を使わせてもらいたいという直感的な思いが湧き上がっていた。

その素晴らしい治癒効果については、以前からクリストファー・バードの「完全なる治癒」という本を通して知っていたので、「ガン宣告」当初から、カナダまでネサーンさんに会いに行くかもしれないという漠然とした思いがあった。

「ガン呪縛」のない夫に、ジャーナリスト精神はすでに動き出している。私も同業なので、同様のスピリットや興味が脳裏を過る。しかし、それ以上に、患者とその家族だからこそ感受できるある種の希望と直感が芽生えていた。それは、714Xがまさに体に優しく、限りなく千島学説的な治癒法に近いものではないかというひらめきがあったからだ。私は、強力に夫の免疫力を上げて、夫が「恵み」と言っていた「ガン」の苦境からいち早く脱出してもらいたいと、強く願っていたのだった。確かに「苦境」を「恵み」に変えることは本人だけでなく妻にとっても家族にとっても重要なポイントだが、そこからの脱出は、誰でも大きな希望の源となるのだ。

ガストン・ネサーンと言えば、ソマチッドという微小生命体を主に人や動物の血液中に発見し、丹念に研究観察した結果その理論を確立して、副作用を起こさずに免疫力を活性化させるガン治癒薬を開発したがために、フランスからカナダに移住せざるを得なかった科学者である。彼は、フランスで多くのガン患者を救った事実があったとはいえ、そのことは全く評価されず、「現行の法律」に触れたとして罪を問われ、カナダへの移住を余儀なくさせられたのだという。

ところが、自由の天地だったはずのカナダでも、ネサーンさんは医学界、医療産業界から敵視され、冤罪のワナにはめられて逮捕された。そのときの裁判でネサーンさんに救われた多くのガン患者たちが世界各地から集まって法廷で証言を行い、ネサーンさん側の完全勝訴となった経緯がある。その後カナダ政府が714Xに下した判断は、「手術や抗がん剤、放射線治療をした果てに末期を迎え、すでになす術もないガン患者に限って使用を許可する」というものだった。

714Xは、副作用が全くないにも関わらず、こうして助かる確率の高い末期以前のガン患者には「使っていけない」とされた。つまり、治癒の見込みのある時期にこそ必要な薬なのに、その時期に使うことが法律で禁止され、使えば、「罪人」にされてしまうという不条理な判断がカナダでは下されたのだった。

考えてみれば、おかしな感覚である。日本も同じようなものであるが、まず高額で危険なガン医療産業が徹底的に保護されており、患者の自由意思は尊重されていない。カナダでも日本と同じように患者が治療法を選ぶ選択肢は狭く閉ざされていて、確実に副作用のある抗がん剤や放射線治療を選ぶように法律的に誘導しているせいで、医師もガン患者もその理不尽な「法」に従わざるを得ないのだ。これなどは、法律が真理であるとは限らないという最も典型的な事例の一つではないだろうか。

新約聖書の中に、キリストが「愛こそ最高の律法である」と説いた部分がある。宗教は別にしても、法の世界にもこの愛が及ぶとき、ガンは、精神も含めた全身的な免疫力の向上を管理、温存することで、もっとたやすく治癒する慢性病になるはずだ。現在のガン検診が、そのための早期発見に利用されるなら、どれだけ有意義で大きな恩恵を与えるものになるのか、測り知れない。

デトロイト経由カナダへ…米国で戦時下の法呪縛

どんなに優れた業績を持つ科学者ネサーンではあっても、ネサーンさんは抗ガン剤・放射線治療を推進する医学界や医療業界からは疎んじられていたようだった。こうした医療事情はいずこも同じで、ネサーンさんがカナダへ移住して、ガン患者に希望を与える714X治療の効果を大きくあげていながらも、その事実はすっかり封じ込められてしまっており、日本にそうした情報はほとんど伝わってこなかった。

それを確かめるには、やはり実際にネサーンさんに会い、お話を伺うのがベストに違いない。夫は、日本に714Xを広めたいという熱意で「ソマチッド基金」を立ち上げた山田バウさんからその協力を依頼され、カナダのネサーンさんを訪問する話に一にも二にもなく承諾してしまった。というのも、もともと『ガン呪縛を解く』にガストン・ネサーンさんのことを書いたことがきっかけとなり、山田バウさんの心が動き、実践の活動が始まっていたからである。

夫もそれには共感しないわけがなかった。しかもガン宣告の直後から、私たちの中にはネサーンさんへの関心が芽吹いていた。私が同行することについては山田バウさんからの快諾が得られたが、私は自らの信条として「自費参加」を申し出たのだった。

さまざまな思いを担って5月19日の朝、夫と私はいよいよ札幌を発ち、成田からノースウエスト航空に搭乗した。モントリオールに着くのはデトロイト経由で17時間後になるという。成田空港には、萩原医師をはじめ今回の訪問者たちがすでに到着しており、この旅を企画した山田バウさんも見送りに来てくれていた。

今回の旅は格安旅券で行くのは知っていたが、なんと私は、旅の間際になって初めてデトロイト経由であることを知ったのだった。それが何を意味しているのか、知らないわけではない。しかしその実態を、その後の長旅の後にじっくりと味わうことになる。それは、規模は小さくても、ネサーンさんが奇しくも辛酸を舐めた「法律の壁」と相似であり、またそれによって何が真実なのかが撹乱されてしまう。

アメリカは「ブッシュの対テロ戦争による戦時体制化」にあったのだから、外国人という「エイリアン」は当然指紋と写真を採られる儀式に参加させられてしまう。だから、エコノミー症候群に見舞われ始めていた私も、デトロイトに着いたからといってホッとするわけにはいかなかった。誰一人信用することのない刺々しい入国審査では、指紋と写真撮影という個人情報を強制的に確保された上で通過しなければならない。それも羽田空港で買ったコンタクトレンズ溶液すら怪しいと疑いの対象になるほどの物々しさ。これはまだ封を開けておらず、買ったままの状態でドラッグストアの袋に入っていた。これが怪しいというのだから、何だか滑稽にも思えてくる。

この入国審査で、フランス語通訳の松山さんが、抜き打ちで「本格的な」検査対象にされてしまったようだ。靴まで脱がされて調べられたそうだ。スラックスにリュック姿で、どこにも怪しげなムードもなければ、私のように「アヤシゲな新品のコンタクトレンズ溶液」を持っていたのでもなかった。相当に旅慣れた方だったのに、「こんなことは初めて！」と驚いていた。これが戦時化にある米国の政治の素顔なのかもしれない。

カナダ直行便にしていれば、こんな目には合わなかったのだろうとつくづく思う。1時間ほどデトロイトの空港でくつろいだ後、私たちはモントリオール行きのノースウエスト航空の小型飛行機に乗り換えた。体の大きい人が多い北アメリカの飛行機にしては、座席も狭い。私たち夫婦の隣には、米国人かカナダ人と思われる男性が長い足を縮じめ、座席いっぱいに腰を下ろした。その男性が私たちに、親切にもいろいろと出国手続きに必要な書類への書き方をレクチャーしてくれる。すでにデトロイトで経験しているので知っていることだったが、せっかく親切にしてくれるので、私たちは、知らないふりをして、教えていただいた。

そういえば、デトロイト空港でトイレに入ったときにも、私が日本にいるときに自然にそうしているかもしれないように、地元の方なのか、出口で先を譲ってくれたりしたものだ。人間は、どこでも同じなのだなぁと、少しほっとしながら感心したものだった。要するに、「政治と民間外交は別もの」ということなのだろう。デトロイト空港の入国審査の記憶を少しこれで修復することができる。しかし、帰りもまた格安コース・デトロイト経由なので、ただしばし忘れるだけのことに過ぎなかった。

やっと到着！遠いカナダ…一路人類愛の714Xへ

さて、モントリオールは、やはりカナダである。入国審査もアメリカに比べると明るい雰囲気だ。人権侵害を伴うような指紋採取も写真撮影もない。反テロ戦争の陰はあまり感じることなく、入国することができた。空港からは陽気なレバノン人のドライバーが運転するタクシーに乗り、一路モントリオールの市街地のホテルへ直行した。もしも、その中東の人がデトロイト入りするようなことがあれば、ずいぶん厳重に調べられることだろうと、ふと脳裏をかすめる。

翌朝、モントリオールのホテルから、シェルブルークに向かって2時間近く走った。周りの風景は、遮るものがない北海道の大地を思わせ、ところどころ札幌～千歳空港間を走っているような錯覚を覚えたり、また時に北海道の富良野のフィールドにすり替わった。植生も似ているように思われ、ポプラや白樺など見慣れた風物が出迎えてくれる。気候は、北海道よりひと月ほど前に遡ったように少し肌寒く、若葉があちこちに芽吹き始めていた。ネサーン夫人のお話では、二週間前まではまだ雪が残っていたのだという。

その翌朝、明るく開放的なネサーン夫人が宿泊先のホテルまで車で迎えに来てくださった。そして、一人ひとりに情熱的なハグをして、歓迎の気持ちをあらわされるのだ。通訳の松山さんによれば、この挨拶はやはり特別なものらしい。こちらに出向く前にずいぶんメールのやり取りがあったのだが、その際にこちらの意向が純粋に社会貢献を目的としたものだということに、ネサーンご夫妻が十分ご理解してくださった結果のハグだったのではないかと思っている。

さらに、それ以上にソマチッドが正当に理解され、714Xが正しく受け入れられることを強く願っていることが伝わってくる。分けの分からない商売にネサーン氏の業績が利用されたり、法律に触れるような事態を招くのは、ネサーンさんご夫妻の最も警戒することだったに違いない。

米国入国審査での違和感も、このネサーン夫人のお出迎えですっかり溶解してしまった。もともと今回の旅は、ガストン・ネサーンさんとの信頼関係を築くことがその第一目的となっていたため、情熱的なネサーン夫人の歓迎にも、私たちはそれなりの意味と意義を見い出していたのであった。

夫人の愛に支えられ、穏やかな研究生活

ネサーンさんの研究所は、サンローレンス河の支流であるマゴーク川に隣接した広大な緑の敷

地の中に建てられていた。その側には、同じように瀟洒な白い建物があり、それがご夫妻のご自宅になっている。あたりは一見公園のようによく整備された広い芝生が続く。その中にまだ茎の短いタンポポが、時折一団となって自生するにまかされていた。

しっかりといのちの循環と再生がプログラムされている巡る季節、この真新しい新緑の季節に、幸運にもまた私は出くわしたのだ。札幌に溢れるように桜の花が咲いたのは、4月の中頃ではなかっただろうか。萌え出たばかりの木々の若葉が少し肌寒い風に揺れている。名前はわからないが濃いピンク色の花を付けた木々やライラックの花々も、目に鮮やかに咲き誇る。二週間前まではまだ残雪があったというのに、いっぺんに花や緑が湧き生づるこの様変わりぶりは、まさにこの北海道の春を彷彿とさせるものだった。

ネサーンご夫妻のセミナーは、マゴーク川が間近に流れ、緑の息吹に包まれたこの研究所で3日間にわたって行われた。

いまや遠来の学徒たちを待ち構えるかのように、研究所の扉が開く。玄関スペースは、白っぽい木質の床材が張られ、新築の家のように希望に満ちた真新しい印象を与えた。入ってすぐ横にテーブルが置かれ、そこには、所狭しとさまざまな種類の新鮮な果物やスコーンのようなお茶の友が並べられており、さらに別のテーブルにもコーヒーや紅茶がすぐにでも飲めるようにきれいにセッティングされていた。まずそこで、初めてこの研究所の主であるガストン・ネサーンさんその人に会ったのである。ネサーンさんは、もの静かで穏やかな印象の方で、根っからの研究者といった雰囲気を漂わせていた。

品の良い明るい色のその大柄なスーツ姿は、とても84歳というご高齢には見えない。どう見ても、社会的な活躍を続けている「フランスの紳士」そのものであった。その様相に、理不尽な裁判で疲弊した影をどうやって探せばいいのだろうか。外見からは、想像もできない。おそらく、この美しいシェルブルークの自然が育む時の中に住まい、夫人の愛と勇気に支えられながら、希望に満ちた孤高の研究を、来る日も来る日もただ淡々と着実に続けてきたというのが、その真相なのかもしれない。

この晴れやかな春の陽のような出会いに感謝し、私たちは挨拶が終わると、エントランスの真向かいの部屋に招かれ、そこでさらにそれぞれが日本から持ってきたお土産をご夫妻に手渡す。するとその側のテーブルは、たちまち日本の扇子や略式の茶道の道具、抹茶や茶わん、そして私たち夫婦が贈ったデジカメや、千島喜久男博士の英語の論文集、夫の「ガン呪縛を解く」、私の本「世の終わりの贈りもの」、さらに洞爺湖サミットを記念した綿引幸造写真集などで賑々しく華やいだ。夫人は、思わず「まぁ!クリスマスみたいね!」と、はしゃぐように言われた。

こういうシーンをクリスマスになぞらえるのも、さまざまな心象風景を想起させるにこと欠かないものだ。そういえば、ネサーン氏にも亡くなられたフランソワーズ夫人との間にお子さんがおられるようだった。シェルブルーク大学の医学部に在籍するれっきとした医学生らしい。おそらく、尊敬するネサーンさんといまのパートナーである暖かいお人柄のレベッカ夫人を、足しげく訪ねたりもしていることだろう。

ソマトスコープで確認　ソマチッドの変容

ひとしきり和やかなひとときを過ごした後、明るい見晴らしのよいセミナー室に案内された。広く大きな窓からは、眼下に、楽しげな春のせせらぎの音色を響かせながらマゴーク川が流れているのが見える。

いよいよ待ちに待ったセミナーが始まる。レベッカ夫人がにこやかに明るく、朝の講義の口を切った。こうした講義はすでに何年もしてこなかったそうで、今世紀に入って、私たちへのセミナーが最初のものだという。しかし、私たちがビデオやカメラを用意するとやはりやや警戒され、「撮影されたもののコピーを送るように」と言われるのだった。

さて、講義の内容は、後述する「第二楽章」の方で明らかにしたいので、ぜひそちらをお読みいただければと思う。ネサーンご夫妻からの直々のお話や現場の見学というのは、まさに机上の空論とは異なり、とても面白いものだった。とくに、私が自分自身のソマチッドをソマトスコープで実際に見たときは、本当に驚いたものである。ネサーンさんが私たちの血液を一人一人採取して、それをわざわざソマトスコープで観察して、コンピュータ映像で見せてくれたのだ。

私の血液は、長時間の飛行機の座席に座り続けたことによる「エコノミー症候群」の相を示しており、赤血球があちこちに塊となってくっつき、その間の空間にフィブリンの線維素がはっきりとしたメッシュ模様になっているのが見える。血液が凝固傾向にあるとこうなるのだと、ネサーンさんから説明を受ける。さらに、あまり元気もなく、数もやや少ないソマチッドが泳いでいるのが確認できた。ネサーンさんは、「これを治すのは簡単ですよ。レモンジュースが効きます」と言って、疲れている私をねぎらってくださった。

夫の血液像も、もちろん健康な状態にはなく、ガン患者特有の様相を示していた。ソマチッドの変容のプロセスの最終段階である「葉状体」があちこちに見られる。この変容プロセスは、ガンなどで免疫力が低下している場合に現れ、健常な状態では確認されないものだという。

しかし、病的な血液によく見られるそれ以外の変容プロセスが見当たらない。あるいは、免疫機構が回復した良い兆候なのかもしれないと、ネサーンさんが解説してくれた。

ただし白血球は、老廃物や化学物質などを詰め込んだまま、麻痺して動かない。その異常な白血球は、膜のようなカプセルに入った状態になっているのが観察された。これがガン細胞が正常細胞から窒素を好んで取り込む際に、免疫系を麻痺させる物質を出した結果なのだそうだ。

一番健康だったのは、萩原医師の血液である。赤血球が多少ぎざぎざした形に変形しているものも見られるなど、長旅でお疲れに違いなかったが、血液像にはさほど問題はないようだった。ソマチッドが、活発に活動しているのが見てとれた。

セミナー二日目の午後、萩原医師は医師の立場から、夫は患者でありジャーナリストの立場から714X注射を実際に試した。萩原医師は健康であるため、さほど感じられなかったのかもしれないが、夫にはエネルギーの補充が必要だったのだろう。714Xの使いごこちは悪くないようだった。

それでも抗ガン剤か？　714Xの治癒事実か？

こうして、3日間に渡って、私たちのために開催してくださった充実した「正統生物学・ソマチッドセミナー」を受け、最終日にこのセミナーの修了証書がネサーンさんから直にいただけたのは、とてもよろこばしいことだった。この3日間、レベッカ夫人は毎日私たちの宿泊先のホテルまで車で迎えに来られただけでなく、お昼は、研究所と同じ敷地内にあるご自宅のサンルームでおいしいランチのフルコースを振る舞ってくださるのであった。

エントランスを入るとすぐに居間となり、天井近くの壁に掛けられたシルバーの十字架が、苦難の日々を柔らかく包みこむ春の陽光に穏やかなオーラを放っていた。そのすぐ横にサンルームがあり、美味しい手作りの食事を並べて、私たちが座るのを今かいまかと待っているのだ。新鮮な野菜や果物、手作りのソースがたまらないメインディッシュ、デザートのスイーツにいたるまで、素敵なおもてなしの心が溢れ出す。

連続セミナーは終日に渡るものであり、また宿題も出るほどだったため、あまり余裕はなかったのだが、それでもセミナーの最後の日には、早朝の散歩を楽しむこともできた。夫と二人で散歩でもしようと、フランス語が飛び交う早朝のフロントまで行くと、萩原先生も偶然そこにおられる。そこで、近くを流れるマゴーク川のほとりを一緒に散策することになった。北海道の自然と酷似している川の畔を、ぶらぶらと楽しみながら歩き回った。観光気分に浸れない分、こんなゆとりのある時間も、やはり新鮮なものである、

最終日はさすがにレベッカ夫人の目にも涙が光る。「明日から、寂しくなってしまいますよ」と言いながら、再び、ここで習慣のようになってしまった「情熱的なハグ」を、訪ねたメンバー一人ひとりと交わす。私たちの胸も熱くなった。情熱的な人間性と共感能力、これこそが、ネサーンさんの辛さや悲しみを癒したのに違いなかった。

帰りは、またデトロイト経由ということもあって、モントリオール空港もたちまちアメリカと化す。帰る前日、通訳の松山さんの友人である中国人の女性の案内でお土産などを買ったが、さらにモントリオール空港で、我が家の子どもたちにもラブラドール州に棲息するトナカイのぬいぐるみなどを購入し、税関に向かった。そのとたんに、空気ががらりと変わった。ものものしい

係官が、カウンターに座って、待ち構えている。

まず夫が指紋を採られると、今度は私に指図する。言われた通りに指を押し付けると、もっと強く押すようにと高圧的な雰囲気で命令される。少しカチンと来ているが、なるべく表面に出さないようにポーカーフェースを装う。その間、係官は夫に指図して、カメラの前に立つように命令している。言われた通りにすると係官は、今度は、わざとカメラを夫の顔近くにぐいと押し付けるようにして撮影した。

せっかくの快い旅行気分が、これで台無しになった。それにしても、こんなことが、世界のあちこちで起きているのだから、本当にやるせない。前の日に少しモントリオールの街をその中国人女性に案内していただき、大きなノートルダム寺院やジャック・カルティエの広場付近を通ったときにも、手放しでそうした建造物をほめ讃えることができなかったことを思い出していた。人類の歴史に、征服と侵略、支配の澱みがシミのように時折、顔を出してくる。

ガストン・ネサーンさんのソマチッドの発見と研究、ガン治癒への貢献が、そのすべてに渡って、そうした「同種の澱み」に汚染されたことは、人類にとって本当に不幸なことである。しかし、現実には、ネサーンさんの714Xは、その適切な使用方法を守ることで、実際に大きな成果を生み出していることも事実である。それが、未来のガン救済への大きな助力となるように祈りたい。

第二楽章　レキシ的な、あまりに歴史的な

～「正統生物学・ソマチッドセミナー」連続3日の講義

不滅の微小生命体、ソマチッドとは？

その1　語源はギリシア語から

ソマチッドは、生物を構成する要素のなかで最も微小な生命体で、ガストン・ネサーンさんが21歳（1945年）から開発に着手して完成させた革新的なスーパースコープ「ソマトスコープ」によって発見されたものである。その命名は、いうまでもなくネサーンさんによるもの。ソマ(soma)は体、すなわち生命体、チッド（tide）はその生命体を創り出すという意味であり、両方ともギリシャ語がその語源になっている。ソマチッドには、文字通り「生命を創り出す一番小さな要素」という意味が込められている。

ソマトスコープは、この微小なソマチッドの生態を詳細に観察できるほどに高性能であるが、その原理は、従来の科学的知識を超えた理論によって開発されていて、詳細には明かされていない。これは、ネサーンさんならではの特殊な光学顕微鏡であって、いわゆる位相差顕微鏡や暗視

野顕微鏡とは全く違う。倍率は3万倍、分解能は150オングストローム。しかも、標本を生きているままの状態で見ることができるという独創的な特徴がある。

その2 生きたままの標本を観察

千島学説を提唱した千島喜久男博士も、死んだドライな標本ではなく生きたままの状態のものを観察して、現代科学の定説に挑戦する多くの革新的な発見をした。一方、ネサーンさんは、千島博士と同じように「いのちの営み」を観察したいと願い、自らが発明した驚異的な顕微鏡・ソマトスコープで、生きたままの状態にある血液サンプルの観察を可能にした。この顕微鏡は、薬剤も使わずに、液体の状態（血液）のままソマチッドの動きや生態などが観察できる。電子顕微鏡は、ソマトスコープよりも倍率が高いものの、サンプルが自然状態ではなくなるため、生きて働くソマチッドの観察はできないのである。

その3 ソマチッドの培養に成功

不思議な生命体であるこのソマチッドは、命あるものすべてに備わっている非常に原初的な生命単位であるだけでなく、高温でも死滅することがない。ネサーンさんはソマトスコープの標本台を110度に加熱して、サンプルの血液を凝固させた中から取り出したソマチッドを培養器で培養することに成功している。プロテインは45度で固まるが、ソマチッドは70度でも動いており、110度でも死滅しない。この方法は5～6年をかけてたどり着いたものだという。

培養器は、人工的に理想的な環境が作り出され、栄養や温度の管理がなされている。ところが、この培養器に酸を入れると、その毒性のためにソマチッドが別なものに変化するのが観察できる。これは、ネサーンさんがレジスタンスと呼ぶもので、ソマチッドが固くなって、全く動かない状態になる。酸化して石のように固い結晶状態になってしまうのだ。このレジスタンスに非常に高い温度や極端に有毒性のある化学薬品、さらに放射線などの不利な条件を与えてもソマチッドは全く影響を受けず、一方、条件を正常に戻すと、レジスタンスフォームになっていたソマチッドも元の柔らかい状態（アスク）に回復する。これはソマチッドが、不滅の生命体であることを意味している。言い換えると、ガン細胞化したものが環境の良い条件に置かれると、再び元の正常な細胞に戻る可能性があることを示唆しているようにも思えて、興味深い。

その4 赤血球からゼラチン状の物質

地球上にどのようにして生命が誕生したのかは、謎の多いところであるが、ネサーン夫人は、「他のプラネットからレジスタンス状態でやって来たソマチッドが、地球上で水や栄養を得るうちに原始的な生命に進化したのかもしれません」と笑いながら言う。つまり、ソマチッド起源説である。これは、面白い仮説である。それほど、生命体にとって、ソマチッドは、原型的な生命要素だと言えるからである。こうしたソマチッドは、精子と卵子が受精するときには、数多いソマチッドがさらにたくさん増えるという。生命が誕生し、成長するにともなって、創るためのソマチッドが大活躍することになるためだ。ところが、生命が死に至るときには、微量元素などに分解するソマチッドが増加し、仕舞いに生体のエネルギーはゼロになるのだが、このソマチッドは、いったいどこから来るのであろうか?

ネサーンさんは、赤血球の中からゼラチン状の物質が放出されて固まり、それがソマチッドになるのをソマトスコープで確認している。また、90%は水分だという液体細胞である血液が、器官生成を行っているとしている。これは、細胞が分裂して私たちの体が作られるという現代科学の定説を覆す考え方である。そうしたネサーンさんの研究は、まさに、生命の自然発生や赤血球分化説を唱えた「千島喜久男の千島学説」を想起させるに十分である。

その5 ソマチッドサイクルの発見

さて、細胞分裂説が現代科学の常識とされている一方、ソマチッドもまた、分裂ではなく16のパターンで形態変化をしているというのが、ネサーンさんの観察事実である。

ネサーンさんは、私たちのソマチッドが健常なときには3パターンの形態内に留まるミクロサイクルを繰り返し、免疫力が低下したときには、健常時のパターン変化ではなく、アブノーマルな新たな13パターンの形態変化を加え始めるマクロサイクルに至るのをソマトスコープで突き止めている。

これは、人体内でのソマチッドの変容パターンであるが、培養基内では血液中とは異なり、健常のパターンを含め、全部で16のパターン変化が一定に見られる。この変化は、ネサーンさんが90時間ソマトスコープに張り付いて培養地を観察した結果、確認したものである。こうしたソマチッドの変容パターンの最終となる16段階で新しいソマチッドが発生し、再び同じパターンを繰り返すため、16段階のこの形態変容はソマチッドサイクルと名付けられた。これには、健常時に3パターンの形態変容を繰り返すミクロサイクルと免疫力の低下でプロテクションバリアが崩れて出現するその後の13パターンを加えたマクロサイクルがあるというわけである。

ソマチッドの変容も、細胞分裂とは異なり、多形態に姿を変えてゆくのも、貴重な観察事実となっている。一連のサイクルで現れるある段階のソマチッドをその形状の特徴からバクテリアなどと見る学者もいるが、ネサーンさんはこれを否定している。

その6 ソマチッドの交換実験

ネサーンさんはソマトスコープで未知の生命体であるソマチッドを発見し、その生態を観察して、「ソマチッド正統生物学」と呼ばれているものを樹立しているが、この革新的な生物学と理論は、今後さらに研究発展が期待される大いなる可能性に富んだ学問分野だと言えよう。だからこそ、ネサーンさんが行ったソマチッドの交換や移植実験には、今後の遺伝子学や医療分野に計り知れないインパクトを与える可能性がある。

ネサーンさんは、ウサギを使って、ソマチッドの交換実験を行っている。白いウサギと黒いウサギのソマチッド抽出物（純粋ソマチッド）を採集、白いウサギには黒いウサギのソマチッドを、黒いウサギには白いウサギのソマチッドをそれぞれの血管に注入した。すると、45日後にはその部分のウサギの毛がどちらも灰色になったという。この実験結果は、ソマチッドが遺伝子的なものを運び、担っていることを表しており、非常に重大な発見であることが分かる。ところが、ウサギの卵子が受精する際にラットのソマチッドを入れると、そこから「モンスターのような子」が生まれることが実験で明らかになった。異種のソマチッドを入れると遺伝情報が混入してしまうため、ウサギそのものの性質が変容し、大変な危険を招くのだ。

その7　良いソマチッドの自己移植

この事例でも分かるように、人間に動物のソマチッドを入れるなどは、むろん論外の話である。では、自分の血液を自己移植するのはどうだろうか。ネサーンさんは、自分自身でその実験を行っている。、悪いソマチッドを取り除いた自分の血液を培養器に入れ、良いソマチッドを培養したものをまた自分の血液に戻していったのである。

これは、一般に行われている移植とは異なって拒絶反応がなく、今後医療への活用が期待できる安全で有益な方法である。輸血は、他人の血液のソマチッドを移植することに他ならず、他人のソマチッドの情報を混入することになるので、危険な方法であることは言うまでもない。

その8 ラットの生肉片実験

ネサーンさんの実験室で最もユニークなものの一つが、ラットの生肉片実験であろう。1立法センチほどの大きさのラットの肉片に、培養したソマチッドを注入して真空の容器に入れ、それを窓辺に置いて光を当てていたところ、35年にもわたって少しずつ成長し続けているのである。ソマチッドを入れるということは、エネルギーを注入することと同義であるという。すなわち、肉片は、他の栄養素なしに、ソマチッドの情報と光をエネルギー源にして成長したということになる。その実験を実際に見せてもらったところ、肉片は手の平に乗るくらいの大きさにまで成長していたが、ネサーン夫人は、「このことをマクドナルドに教えたら、小さな肉片から大きなハンバーグを作ってしまうでしょうね」と、ジョークを言って笑った。

714Xとプロテクションバリア

その1 崩壊すれば免疫力低下

例えば、ガン患者では、発症の2年前に精神的なショックがあったという場合がある。これは、そのショックが免疫力を維持するプロテクションバリアを壊し、2年をかけてガンを生み出していったことを意味している。こうして免疫力が失われると、ネサーンさんが観察した病的なソマチッドサイクルが血液中に出現し、ソマチッドが異常な形態変化をした果てにガンが発症する。このプロテクションバリアというのは、健常なパターンと異常なパターンを隔てる概念上のバリアとしてネサーンさんが考案したものである。

元来、健常というのは、肉体と精神のバランスが取れていることであり、ネサーンさんによると、「肉体、スピリチュアル性、知性（知識、理解）、感情」という4つのファクターのバランスが取れていることが健康の条件である。その比率はそれぞれ25％であるのが望ましいというから、スピリチュアル性、知性、感情などのメンタル面が75％を占めるということだ。精神と肉体が相互に影響し合うその微妙なバランスが崩れると、それが次第にプロテクションバリアに干渉するようになり、ガンをはじめさまざまな病気を作り出す。しかも、このバランスが不安定な場合は、たとえ一時的にガンが治癒したとしても、元の状態に舞い戻ってしまうこともあり得る。

つまり治癒には、メンタルなケアが不可欠だということである。メンタル面が75%というその意味は大きく、「肉体的な問題」を解決すればそれでいいというものではない。治癒には、必ず精神面が、それも大きな比率で関わってくることを、ネサーンさんはソマトスコープの中のソマチッドに観ている。これこそネサーンさんが考えるガン治癒論の根幹を成すものである。

その2 ガン化へのプロセス

プロテクションバリアは、そうしたメンタルな面にさまざまな原因があって崩壊する場合が多く、ガンなどの病因については、肉体的な要因と合わせて考察するべきだと、ネサーン夫人は語る。

このネサーンさんの洞察こそ、ガンの発症と治癒の謎に光を与えそうだ。なぜ健常な細胞がガン化するのか、その原因には、次のような5つのファクターが考えられるという。

1　身体的要因（手術、事故などの外傷的なダメージ）
2　化学的汚染（食、アレルギー、薬品、環境毒物）
3　突然の精神的ショック（2年前までのメンタルなもの、肉親の死など）
4　ストレス

5　不安、心配、恐怖へのとらわれ

ネサーンさんは、フランス人のガン患者が、笑うことで自らのソマチッドの状態を改善した事例をソマトスコープで観察している。これは、千島学説で提唱されている「気血動の調和」の理念を思い起こさせる。誰でも自分でできる笑いというメンタルなケアによって「気の調和」をはかり、その結果免疫力を上げてガンを治癒させる典型的な事例と言えるだろう。

これに似た体験などはよく耳にするものであるが、今後「714X治療」を展開するにあたり、心身の相関性に理解のあるホリスティックな医師が治療に当たるだけでなく、セラピストなどもこれに参画するなど、患者のメンタルな面も共有し、サポートする必要があると思われる。

その3　ガン細胞に窒素補給

ネサーンさんが開発した714Xは、まさにこうしたメンタル面のケアも共に行いながら免疫力を上げていくことを目的としている。この714Xは、第一に毒性がないため、副作用の心配が全くない。これは、固まったものを溶かしてゆく働きを持ちながら、ガン細胞には窒素という「ごちそう」を与え、免疫力を目覚めさせるメカニズムを持つ治療薬だ。

ガン患者の血液では、ガン細胞が窒素を摂取するために免疫細胞を麻痺させる物質を出し、その結果免疫力が低下している。これに714Xを与えると、ガン細胞は、もはや免疫を麻痺させる物質を出す必要がなくなり、免疫機能が改善されてゆく。714Xは、成分を運搬するタクシー効果としてカンファーを含んでおり、その濃度は薄い。むしろ、アクティブ効果としての窒素が主体になっているところに、注目すべき新しさがあると言える。

その4「化学療法汚染」のガン患者

714Xは液状で、右側の鼠頸リンパ節の近くに注射する。これをワンクール21日間として、基本的に8ヶ月間続ける。714Xはリンパの流れを良くし、プロテクションバリアを補強して、元のような健常な状態に戻す役目に徹する。その効果はソマトスコープでチェックすれば一目瞭然で、5日後には赤血球が活発になり、5〜7日でリンパの流れが改善、プロテクションバリアへの補強作用が好転するのが確認される。まるでバラのトゲを外に押し出すように、健常の状態に近づけようと、本来の自然治癒力や免疫力を活性化するという。

この714Xという薬剤は、全身を大循環しているリンパ管に注射で投与するものと、吸入器で肺に吸収されるものとの二つのタイプがある。これは、用途によって使い分けられることになり、メインは右側の鼠頸リンパ節の近くに注射する方法で、714Xが全身を巡るリンパ管に自然に吸収され、リンパ液を浄化するのがその主な目的になっている。

一方、吸入するタイプのものは、右側の上半身に病巣がある場合に使い、これは、リンパ系の構造上の理由から鼠頸部からの注射では意味をなさず、直接的に口腔から肺に薬剤が取り込まれることで、右上半身のリンパ管の流れを浄化し、改善することができるというものだ。つまり、上半身の右側にガンがある場合は、右鼠頸部近辺への注射と口腔からの吸入という二つの手段を使って714Xを全身のリンパ系に取り入れるわけである。また、左側にガンがある場合には、吸入は必要とせず、注射をするだけで十分目的にかなう。ただし714Xは、血管新生を阻害する働きのあるサメ軟骨のサプリメントとの併用はできないので、注意が必要だ。

ネサーンさんは、メンタルなケアを条件にしたこの714Xの治療実績の中で、放射線や抗ガン剤治療などを行った末期ガン患者が714Xで改善や完治をしている事例があると言う。

つまり、714Xの治療はメンタル面や肉体面のストレスなどが免疫力に影響するのを重視するので、それだけ個性的なプロセスと結果を導き出すと言えそうだ。メンタル面が改善した患者の場合は、714Xがさらに有利に働き、好転に向かいやすくなる条件を付加されたことになる。

プロテクションバリアが順調に補強されていけば、必ず改善や完治への希望が生まれてくるのである。それがまた、心身に714Xの良い循環を生み出していく。

短い第三楽章　生命宇宙と医学の「未完成交響楽」

〜ソマトスコープとソマチッドからの「親書」

血液に輝く謎の星　4〜5年前に発見

　ネサーンさんによると、4〜5年前からソマトスコープで見る血液にある異変が起きているそうだ。血液の中にスターが現れるのだという。スターとは、血液中のソマチッドや赤血球、白血球などに混じって、小さくしかしひと際輝いている不思議な「未確認存在」である。

　セミナー2日目に私たち受講生たちの血液をネサーンさんがソマトスコープで観察してくださったのだが、実は、夫と私の血液中にその不思議な存在がはっきりと輝いていた。確かに星のように光っており、それは、六角形の形がなにやら複数の渦のような構造になって、周りに小さな光芒を放っている。ソマチッドのように自発的に動くことはなく、ただ静かに輝いているだけである。私たちは、その光る六角形にちなんで、この星を「ダビデの星」と、密かに命名した。

　もちろん、ネサーンさんにもこの存在の正体は不明である。ただ、ネサーン夫人は、「最近になって発見されたもので、それまでは見られませんでした。多分スピリチュアルなものかもしれません」と、新しい魔法の種を見つけたように好奇心をのぞかせながらも、ごく当然のように解説されたのだった。

ネサーンさんは、何十年もソマトスコープをのぞいていたのに、スターを見たことはなかった。それが、ここ4~5年前から時々スターを持つ血液が現れているという話だった。それがもしも新しい生命体なら、ソマチッドと同様に培養が可能かもしれないなどと、想像しただけでわくわくするものだ。

しかし、不思議なのは、そのスターがみんなに見えるというわけではない。しかも、地域や人種も関係がなさそうだ。食べ物の問題でもなさそうである。では、電磁波との関わりはあるのだろうか？　あるいは、精神状態や体調によって、出たり、消えたりするのだろうか。想像だけは膨らんでいくが、実際にはよく分かっていない、新たなる存在ということだろう。

ことによると、ネサーン夫人の言うように、本当にスピリチュアルな存在なのかもしれない。だとすると、スピリチュアルな細胞というのがあるのだろうか？

ルドルフ・シュタイナーは、人間存在をただの肉体ではなく、エーテル体やアストラル体も合わせて捉え、魂を持った霊的な存在であるとしている。まさにスピリチュアルな存在というわけである。これは、もちろんどの人にも当てはまる。

精神的な影響にも同調　ソマチッドエネルギー

ソマトスコープで見る血液は、ソマチッドが揺れ動くミクロの宇宙そのものであった。赤血球の中にはソマチッドがいくつか見られるのも、そこからソマチッドという生命が自発的に誕生していることを示している。健常でない血液の場合は、そのソマチッドが赤血球から出られなくなり、爆発してしまうらしい。これは、難産であっても、それでも希望に向かう小さな「ビックバン」である。こうして、ソマチッドというエネルギーが血液に溢れようと目論む。

ところが、このエネルギーは、メンタル面の不調があれば、一緒にダメージを受けてしまう。シュタイナーのみならず、これまでの多くの霊的な透視者、気やホメオパシーの治療家などの言を借りれば、「病そのものが、肉体に限定されていない」のだから、ソマチッドのエネルギーもスピリチュアルなエネルギーとの連携が当然あるものと推測できる。

むろん心身の連携は、今日の心身医学で十分認識されており、メンタル面のケアが身体の回復への重要なポジションにあるのはすでに自明の理であろう。

そこで、ガン患者のプロテクションバリアを補強し、免疫系を改善するには、身体だけでなくメンタル面にも大きな注意を払うことが重要なポイントになる。

千島学説の「気・血・動の調和」や「心身一如の弁証法」といった発想も部分的な現象を生

命の大きな全体性に誘うものである。

その千島学説の提唱者である千島喜久男さんは、ガンを無限に分裂増殖するものではなく、慢性炎症に過ぎないと定義している。それは、すなわち、ガン細胞を手術や抗ガン剤、放射線による「ガンの三大療法」で攻撃して排除する発想がどれほど無意味なのかを表明することにもなる。ガン細胞は、攻撃療法で免疫力を疎外された体内環境や精神環境で反ってレジスタンス化してしまい、頑迷なサバイバルを試み始める。つまり自然治癒力がうまく機能しない過酷な生態環境にガン細胞がさらされ続けると、今度は、別の臓器で発ガンするようにもなるのである。これを現代医学では転移と呼んでいるが、実は、これは、免疫力の低下のために起きた立派な発ガン現象だと言えそうだ。

現代医療は、どこまでもガンを悪者として排除する攻撃療法を行っているので、それにより酷い副作用を伴いながら健全な正常細胞まで傷つけてしまい、簡単に別の臓器からの発ガンを促してしまうのが現状である。これでは、レジスタンスが全身から生み出されたとしても、当然の理ではないだろうか。

まして、ネサーンさんも千島さんも、ガンというものが、局所ではなく全身に由来する病であるとしている。だから、いくら局所のガン細胞を攻撃しても、生体内の免疫環境が全身的に改善されなければ、ガンが治ることなどあり得ない。社会的に疎外された二人の学者がその希有の観察事実と理論から導き出した共通項の意味するものは重い。それは、まさに現代医学を根底から変えてしまうことだろう。もしも、ガンが血液の異常によって発生することが真実だとしたら、手垢のついた攻撃療法にどれだけの信頼性と信憑性があるというのだろうか。

魂を持つ生命体の治療　湧き出す自然治癒力へ

こうした攻撃療法に対して、714Xはどの細胞も傷つけることなく、ただひたすらリンパ液の流れを浄化していくことに徹して、免疫力を改善していくだけである。714Xがガン細胞に窒素というごちそうを与え、そのお陰でガン細胞が免疫細胞を麻痺させる必要がなく、免疫力そのものが自発的に回復していくのである。

このメカニズムがちゃんと働くためには、精神性を重視し、むしろこの方面に問題があれば、その解決・改善を積極的に図っていかなければならない。例えば、ガンが怖いという「ガン呪縛」にかかっている場合は、その不合理な呪縛から解放されることが必要であり、そのためには、現代ガン医療の呪縛から解放されることも大事なことかもしれない。

ガン治療＝手術、抗ガン剤、放射線治療というマニュアルこそが、患者が自ら治療法を選択する道を遠のかせ、それどころか患者はガン治療が生み出した「緩慢なあるいは急激な免疫力低下症」による弊害に見舞われてしまいかねない。これが、本来はあり得なかった「ガン恐怖症」を顕在的あるいは潜在的に併発させることになる。

ガンが無限に増殖するという誤った認識も、現代医療の攻撃療法の結果生じる「ガンの増殖・転移の姿」で納得してしまってはあまりに無念ではないだろうか。確かに人工的な環境である試験管の中では、ガン細胞は、機械的な細胞分裂を繰り返すが、いざ生体内ではそうはいかない。ネサーンさんも、千島さんもともに、生きた血液の顕微鏡観察に成功しており、それは、現代の医学では採用していない根本的で重大な事実を提示している。

つまり、現代医学は、実際にこうした観察事実について軽視すべきではなく、むしろその研究を発展させ、新たな発見と認識に向けて大いなる直感力、創造性を研ぎすますべきなのである。私が望む医学や医療とは、精神と肉体を分離する二元論的な古くさい既成概念から解放されて、生命の本質である有機的な全体性へのつながりを見い出し、その全体性をより発展したカタチで取り戻すことだ。

ガンそのものも、千島学説にも提唱されているように「慢性の炎症」に過ぎないという。これは、生体内でのガン細胞は、無限に分裂をしないということを意味している。だからこそ、生命活動の全体性を認識し、自らが治すという意識を根底に持ちながら、ガンに限らずどんな病にしても、治癒力のスイッチを入れることが何よりも大事なことのように思われる。とくにガン細胞を攻撃することは、全身の生態系を破壊して、むしろガンの増殖の条件を知らずに整えてしまうことに変わりはない。

一方、714Xは、抗ガン剤や放射線などで免疫力が低下してしまった患者にも、その免疫力を全身的に引き出し、治癒に導くことも可能な薬剤である。むろん、ガンそのものを治すものではないので、自然治癒力が十分活性化しなければ治癒の望みは断たれるが、少なくとも改善の見込みだけは残されている。というのも、その患者自身のソマチッドが、ソマトスコープの観察でも明らかにされているように、その人の精神のあり方に大いに影響を受けるからだ。そこに魂を持つ存在である生命体への本質的な治療のあり方が垣間見えてはこないだろうか。

すべてのガン患者に「未完成交響楽」の親書

ソマトスコープで実際に観察した私たち自らの血液中には、宇宙にまでつながる一つの生命宇宙の落とし子のようなソマチッドが躍動している。まるでどこかから楽の音が聴こえてきそうに生命のダンスを活発に披露している。漆黒の宇宙に流れるのと同じ沈黙の音楽が、そこには流れていることだろう。私は、そこに生命の発生の神秘や、生命エネルギーの本質を想わざるを得ない。

とりわけガン患者はもちろんだが、どんな人も、精神面と身体面が密接につながり合って、免疫系に影響を与えており、その根底にソマチッドというエネルギーが介在していることに、私は、果てしない興味を覚えている。それも、ガストン・ネサーンという天賦の才を贈られた一途な研究者の分厚い研究成果の恩恵である。

その研究内容は、現存の科学常識を覆すソマトスコープによるソマチッドの発見と、その理論の科学的確立により「正統生物学」と言うべきもので、私たちの未来社会の医療のあり方を変えてくれる「革新の医学」への、光ともなる壮大な「未完成交響楽」に相違ない。

シューベルトが三楽章のない「未完成交響楽」ならぬ「未完成交響曲」を作曲したのは、よく知られている。これには、第二楽章の完成度があまりに高いために第三楽章が加えられなかったという説があるが、ネサーンさんの研究も、その高度な完成度のために既成の「現代医学」も追従できないのかもしれない。そんな時代にあっても、ネサーンさんの成した業績は、少なからぬ理解者たちによって「交響」されるべきもので、その「未完成交響曲」は、単にデータとして埋もれてしまうのではなく、患者や医師、研究者などを含めた市井の「交響楽団」で未来に向かって演奏されるのがとても望ましい。私も、ガン患者の妻であり、家族であるから、ガン患者がどんな医療を本当に望んでいるのか、なぜ「代替医療」に活路を見い出そうとする人々が増えているのかが痛いほどに分かる。

さて、私の好きな曲にビバルディーの協奏曲「調和の霊感」がある。この「ガストン・ネサーン交響楽」を書くにあたり、その副題として即座にひらめいたのが「ソマチッドとガン細胞の『調和の霊感』」というものだった。まさに精神と肉体が融合して交響するとき、生命全体が有機的でエコロジカルな幸福な調和に至り、ミクロの宇宙でソマチッドが最も活性化するのである。そのときには、すでにガン細胞は、健全なエネルギーに変換されているはずだ。

個人的に起きたこの小さな調和は、実は、社会的にはユング的な共時現象として現れ、次第にその調和はインスピレーションとしても、また実際の事実としても、伝播されていくに違いない。その結果として、人々の中には、それまで潜在化していた治癒への「調和の霊感」が顕在化し始めることだろう。

触媒となるのは、言うまでもなく、ガストン・ネサーンさんの膨大な研究観察事実を基にした「未完成交響楽」にほかならない。

おわりに

ガンとは何か、ガンはどうしたら治癒できるのか。これは医学界が総力を挙げて取り組んできた非常に重要な問題である。にもかかわらず、未だにガンの真相は分からず、日本だけでも毎年34万人もの人々がガンで亡くなっている。病院で徹底的なガン治療を受けても、まだ「ガン完治への道」は開けていないのだ。

いったい、なぜだろうか。なぜガン患者の死が増え続けているのか。その答えは、本書をお読みになった方にはもうお分かりかもしれない。要するに現代医学は、ガン細胞を悪魔のごとく恐れ、ガン細胞を殺すことのみに終始しているからである。

若くして生命の神秘を解き明かしたいと思ったガストン・ネサーンは、驚異的な顕微鏡ソマトスコープを開発し、ソマチッドを発見してその生態を研究し続けてきた。それによれば、ガンは人体の免疫システムが損傷した結果発症するものであり、そこには物質的・物理的な要因のほか、目に見えない感情的、知的、精神的（霊的）な要因も深く関わっているという。

だから、ガン細胞を取り去ってしまえばガンが完治するというものではなく、免疫システムを健康な状態に回復しなければガンの完治はない。免疫機構が回復すれば増殖ホルモンの異常生成に終止符を打つことができ、ガン細胞の異常増殖を食い止めることができるのだ。

そう考えたネサーンは、まずガン治療薬GN-24を開発した。そしてそれはアナブラストを経て714Xへと進化した。714Xが目覚ましい実績を挙げたことは、「ネサーン裁判」の真実を著わしたクリストファー・バードの『完全なる治癒』でも明らかである。法廷では多くの医師やガン患者によって、714Xの驚異的な成果が証言されたからである。

ガン宣告を受けた直後、ぼくは『完全なる治癒』を読み「本当だろうか？」と思った。もし法廷での証言が事実なら、なぜ714Xは広がっていないのだろうか。素朴なそんな疑問を覚えると同時に、ガストン・ネサーンの名も、ソマチッドやソマトスコープのことも初めてその本で知り、大いに興味を抱いた。なぜこのように重大なことが日本には伝わってきていなかったのだろうか。もしもクリストファー・バードが『完全なる治癒』を著わしてくれなかったら、数々のネサーンの快挙は現代医学が支配する社会の中で封印され、歴史の中でやがて風化していったことだろう。

日本で『完全なる治癒』（徳間書店刊・上野圭一監訳）が翻訳出版されたのは1997年10月のことだったから、以来すでに十余年が経つ。その後日本でもソマチッドのことが知られ、ガストン・ネサーンの名や714Xのことも知られるようになった。しかし、ソマチッドとネサーンのことを正確に記した資料はいまだに『完全なる治癒』一冊にとどまり、ネサーンの論文や新たなソマチッド情報に接することもできなかった。ガストン・ネサーンは裁判で劇的な大勝利を得たにもかかわらず、ずっと沈黙したままだったからである。

そんななか、「ソマチッド情報」がどんどん一人歩きし始めていた。というのも、いざ顕微鏡を覗けば、血液の中に小さく光って動くものをたくさん観ることができたからである。顕微鏡で観るミクロの世界には、なるほど神秘的な生命の営みが息づいている。その小さな生命体をネサーンはソマチッドと名付けたのだから、「ソマチッド観察」は誰にでもできる。ということから多くの医師や研究者が「ソマチッド研究」に夢中になったらしく、そこから数多くの「ソマチッド論」が誕生していった。

ぼく自身も、ソマチッド情報にはかなり敏感に反応した。また自分の血液中のソマチッドを実際に観てみたいと思い、東京の研究所に通って「ソマチッドの宇宙」を何度か観察させてもいただいた。確かに人体内には、赤血球よりも遥かに小さな生命体がびっしりうごめいている。そのミクロの宇宙を初めて観たときには、ただただ感動させられた。

だが、ソマチッドとガンとの関係性についてはあまりよく分からなかった。『完全なる治癒』を読めば「免疫機構が弱体化したときにソマチッドが異常変形を始める」とあり、その原因はトラウマ、そして物質的には増殖ホルモンの大量生成によるガン細胞の異常増殖とされているが、その辺りのメカニズムがどうもよく分からない。しかも日本に溢れ出したソマチッド情報は、これとは全く違った諸説を打ち出している。そしてそれらの理論に基づいた治療法や健康法が横行し始めていた。いったい何が真実なのか。そんなわけでぼくはいつの日かガストン・ネサーンを訪ねて、それを確かめてみたいと思うようになっていた。

山田バウさんから「カナダに行ってみないか」と声をかけられたのは、そんなときだった。「渡りに船」とはまさにこのことである。実際にガストン・ネサーンに会うことができるなら、胸に沈殿したさまざまな疑問を解くことができるだろうし、またソマチッド理論がよく理解できれば、714Xの真実が分かるかもしれない。そんな期待感を込めて、ぼくは喜んでそのセミナーに参加させていただいた。

そして、そのセミナーで学んだことを一冊にまとめたのが本書であるが、出版があまりにも遅くなってしまったことを、ここで改めて心からお詫びしたい。ここまで遅れてしまった理由についてはすでに説明（弁解？）させていただいたが、帰国後屋根からの落下事故で骨折入院したことに始まり、やがて集中した「危険なソマチッド治療」に対する新たな加筆や、ネサーンご夫妻への寄稿依頼…。そうこうするうちに2回目のカナダへの旅が実現し、そのなかでさらに分かったことを少しでも書き加えたいと思ったからであった。

そんなこともあり、結果的に本書はそれなりに充実した内容になったのではないかと思っている。本当は第2回目のセミナーの内容もど〜んと加えて一段と充実した内容にしたいとは思ったが、それをしていてはさらに出版が遅れてしまう。ということで、どうしても伝えたいものだけを盛り込んでここに出版させていただくこととした。

こうしてぼくは幸いにも、念願のカナダへの旅を去年今年と二度も実現することができた。二回にわたるセミナーで、ソマチッド理論をそれなりに理解することができ、また714Xの真実もかなり見極めることができたように思う。が、それ以上の大きな収穫は、なんといってもネサーンご夫妻の生き方・考え方にじかに触れることができたことだった。

ネサーンご夫妻から届いた寄稿文を読めば、そのことが深く心に沁み渡ってくるのではなかろうか。そこにはガンで苦しむ多くの患者に対する、ネサーンご夫妻の温かい気持ちが脈打っている。それを伝えることこそが、本書出版の何よりも大きな意義といえるのかもしれない。寄稿してくださったメッセージには、次のように記されていた。

地球の向こう側（日本）に、言葉の壁を越え、ガン患者を助けるために、同じ目的、同じ目標、同じ希望、同じ動機を共有している人々がいるということを知り、とても励まされました。ガン患者のために役立ちたいという誠実な欲求にかり立てられた人々が、日本や他の世界中至るところにいる病気の方々のために最大の善行をなそうとし、ここに集結したと言えるでしょう！

ガストン・ネサーンの人生は、まさに「ガン患者のために役立ちたい」という強い願いによって織りなされてきたものだった。だからこそ人生の多くをあれだけ大変な試練に巻き込まれながらも、85歳という年齢を迎えたいまもソマチッド研究に余念がない。もしもネサーンの偉業が世界で認められたとしたら、従来の生物学、医学は新たに書き換えられることだろう。そしてガン患者にも完治への希望の道が大きく開かれるにちがいない。

第一回セミナーの最後の日、ネサーンご夫妻は私たち一人一人に「セミナー終了証」を手渡してくれた。それはセミナーでソマチッドと714Xに関する知識を学んだ証明書というよりは、むしろ「お互いの出会いと信頼感の証」とも言えた。

「ガン患者のために共に役立とう。病気の方々のために共に最大の善行をなそう」…そんな決意を確認し合うセレモニーであったように思えたのである。

ぼくが強くそう思ったのは、修了証授与のセレモニーの直前に、ネサーンご夫妻が「日本のガン患者のために、25人×8クール分の714Xを無償提供したい」と申し出てくださったからだった。その言葉を聞いたとき耳を疑った。本当ならセミナーを受けるだけでもそれなりの受講料を払うのが当然というのに、ネサーンご夫妻は丸々三日間のセミナーを無償で引き受けてくれたばかりか、セミナー期間中の車での送迎、素晴らしいランチ（フランス料理）、コーヒーブレイク時の飲み物や果物、ケーキ等々、まさに至れり尽くせりの温かいもてなしをしてくださった。そのうえ帰国する私たち全員に714Xとカナダ特産のメイプルシロップなどをお土産としてくださっただけでなく、なんと日本のガン患者に、後日たくさんの714Xを贈ってくださるというのだ。そんなお話があった直後の「修了証授与」だっただけに、ぼくは「これは修了証ではなく、ガン患者や病気の方々に役立つために、共に最大の善行をしていこう！」という「誓いの出発式」のように思えたのである。

もちろんネサーンご夫妻には、その714Xを通して臨床データを蓄積してほしいという願いがあったことも確かだろう。臨床データがあるなら714Xの普及も進み、その結果日本での714Xの需要が高まることも期待できよう。このようにひねくれた見方をすれば、「善意のプレゼント」は将来のビジネスのための誘い水（投資）と見ることもできるわけだが、それはあまりにも穿《うが》った見方といえるだろう。なぜなら私たち自身がビジネス的な意図を全く持たぬままセミナーに参加し、ネサーンご夫妻もそのピュアな気持ちを感じ取って共感してくれたからこそ、21世紀で初めての「善意のセミナー」が実現していたからである。

その意味で私たちのセミナーは、ネサーンご夫妻の善意と慈愛が存分に味わえる体験となった。そして思った。ネサーンさんはこれまでも訪ねてきたすべてのガン患者さんに対して、同じような慈愛の心を向けてくださったにちがいない。だからこそガン患者は敏感にそれを感じ取り、絶大な信頼を寄せたのではなかろうか。しかもどこまでも研究者に徹する謙虚なその姿勢は、単に言葉による説明だけでなく、ソマトスコープの画像を通してもガン発症の理由とガンの完治法を教えてくれる。それが分かったときガン患者の不安はやわらぎ、ガンに対する恐れも軽減されたにちがいない。それだけでも免疫力が大きく高まり、さらに714X治療が効果を発揮していく。その結果として、「完全なる治癒」でも紹介されたあの驚異的な成果を挙げることができたのではなかろうか…と。

だとしたら、日本での714X治療も、まずはガンに対する不安と恐れを消し去ることから始めなければならないだろう。そのためにはソマチッド理論の理解が大切であり、特にソマチッドとトラウマとの関係性をはっきりと知らなければならない。ガンに対する不安と恐怖を感じたまま、いかに714X治療をやってみても、本来のその効果がなかなか引き出せないからである。

そして、日本でも714X治療が行われてきたにもかかわらず、『完全なる治癒』に見るほどの劇的な完治例に乏しいのは、あるいは「ガンは恐い」と不安と恐れの気持ちを抱いたまま７１４Ｘ治療を受けているからなのかもしれない。実際、７１４Ｘがガン細胞を殺してくれると勘違いしているガン患者もかなり多いのだろう。また、鼠蹊リンパ注射が痛いからといって舌下投与しているケースも見受けられる。そのことを知ったネサーンは「それでは効果が得られない」ときっぱりと言い切った。

とにかく日本では、ソマチッドにしても７１４Ｘにしても、どこかが大きくズレながら情報が広がってしまっているようだ。これではいけない。ネサーンのこと、ソマチッドのこと、７１４Ｘのことをできるだけ正確に日本に伝えていかなければならない。強くそう思ったときに誕生したのが、「ガストン・ネサーン・アカデミー」だったのである。

ネサーンご夫妻は寄稿文の中で、ぼくのことについても次のように書いてくださっている。

稲田さんにとって、２００８年のカナダ旅行は一つの分岐点となりました。稲田さんの人生観やガンの原因に対する理解は、もう以前と同じではありませんでした。稲田ご夫妻には、遥か彼方に人生の使命が見えていました。その使命とは、ご自身のコミュニケーション手段を使って、日本という大きな共同体の、全ての病気の人々と共に、より大規模に希望のメッセージを広めていくということです。

「使命」などと書かれるとつい照れて緊張もしてしまうが、確かにぼくにはそれなりの役割があるのではないかと思っている。もっともどんな人にもその人ならではのそれぞれの役割があるはずで、それを仰々しく「使命」と表現することには違和感があるものの、ガストン・ネサーンと出会えたいま、ぼくがまず果たすべき役割は、セミナーで学んだことをできるだけ正確に伝えていくということだろう。ネサーンご夫妻は寄稿文の中で「稲田さんの病気は、新しい意味を持ち始めた」とも記しているが、確かにぼくはガンになったからこそソマチッドのことを知り、幸いなことにガストン・ネサーンに会うこともできた。そして千島学説ではまだ不明瞭だった「気の医学」の領域が、ネサーンの研究成果を知ることによってより鮮明に見えてきたのである。

そこからはっきりと言えることとは、ネサーンのソマチッド理論がガン患者に、完治への希望をメッセージしてくれているということである。しかもネサーンは714Xを開発した。これが目指すものは免疫システムの修復であり、ネサーンの場合、窒素トラップとリンパの流れを促進することによって「ガン完治」への希望の扉を開いてくれたのである。

ここで重要なことは、免疫システムさえ回復できるならガンもどんな病気も治癒できるということだ。ネサーンはそのことをソマチッド研究を通して知り、714Xを開発して大勢のガン患者を治癒に導いた。ネサーンが私たちに教えてくれたものは、人体内に潜む治癒パワーの素晴らしさであり、驚くべき免疫システムの働きであった。このパワー、すなわちすべての人の内奥に潜んでいる「いのちの力」を引き出して、生き生きと目覚まさせてくれるものは、714Xの他にもいろいろある。ネサーンが成し遂げた快挙は、714Xの物理的効果に加え、感情的、知的、精神的（霊的）な要素が免疫システムに多大な影響を及ぼしている事実を、ソマチッドの研究観察によって明らかにしたことと言えるだろう。

その意味でも、ネサーンのソマチッド理論は「新しい生物学&医学」を立ち上げるに十分なパワーを秘めている。ソマチッドは、現代医学が対象とする物質的領域を超え、目に見えない潜象（気・意識）の世界と物質的生命体を結ぶものだからである。

ソマチッドは神秘性に満ちあふれ、潜象の作用を現象化する。それは人間の思いや意識やイメージに共振して振る舞うのである。それだけにソマチッドをさらに研究していけば、多元的存在である人間の可能性と希望がさらに大きく開けるかもしれない。と同時に、これからはさらにさまざまなソマチッド論が誕生してくることにもなるだろう。そしてそこから数多くのソマチッドビジネスやソマチッド治療といったものが生まれ出てくるにちがいない。

その気運はすでに高まっており、本書で紹介したごとく、その中には危険なものも多々混じってくる懸念がある。だからこそその被害に遭わないためにも、ガストン・ネサーンの六十有余年の研究成果を尊重しなければならないのだ。

第二回目のセミナーから帰って、早くも2ヶ月余りが過ぎ去った。今回のセミナーには医師チームを中心に11名で参加したのだったが、帰国後早くも本格的な714X治療が始まろうとしている。だが、限られた時間内のカウンセリングで、ガン患者にソマチッドと714Xの真実を伝え、ガンへの不安と恐れを取り除くことにはやはり限界があるだろう。それだけに、714X治療を受ける者にはぜひ本書を読んでいただきたいし、一般の読者にも、知的、感情的、精神的なファクターの重要さをしっかり知っていただきたいと思う。いまや不安だらけの時代であり、不安と恐れの感情の渦に飲み込まれてしまっては、それこそ新型インフルエンザに冒され、ガンにもなりかねないからである。

なお、本書の中で「法廷での証言」をあえて紹介させていただいたのは、とにかく多くのガン患者に希望を抱いてほしいからだった。ネサーンご夫妻がぼくらに期待するものは「希望のメッセージを広めていく」ことのようであるが、その希望は「論より証拠」、いや「論と証拠」の二つがそろったところから生まれ出る。ソマチッド理論に基づいた多元的な治療が奏功してこそ、「完治への希望」が開花するのである。

そしてそのソマチッド理論とは、人体内には「ソマチッドの宇宙」がはてしなく広がり、それがまるで輝く宇宙の星々のように、たえず光りまたたき、駆け巡り、あらゆる生命の営みに深く関わっているというものである。受精時の爆発的なソマチッドの充満から始まり、細胞が増殖するにも、遺伝情報を伝えるのにも、すべてソマチッドが関わって休みなく働いている。指先から採ったほんの微量な血液の中にもミクロの宇宙が広がっているのだから、身体全体からすれば、人体はまさに宇宙サイズのソマチッドの世界だ。しかもそれが目に見えない潜象世界（ゼロポイントフィールド・虚空）と密につながり、あらゆる生命の営みを精妙に司っているのである。このことをイメージするだけでも楽しくなり、楽しくなれば治癒力も高まる。これはガン患者だけに限らず、現代を生きるすべての人に必要なメッセージといえるかもしれない。

ソマチッドの宇宙は絶妙にして精妙であり、かつたえずダイナミックに生命の営みを紡いでくれている。そのさまを念願のソマトスコープを通して実際に観ることができたのは、まさに山田バウさんのパッション（熱情）とミッションのお陰であり、かつバウさんの呼びかけ（ソマチッド基金）に快く協賛してくださった全国の大勢の方々の賜であった。本書の「おわりに」に際し、そのことを改めて肝に命じ、そしていつも私たちを温かく迎えてくださり、血と汗の滲む人生の結実を惜しみなく分け与えてくださるネサーンご夫妻の期待に応えるためにも、今後も「ネサーン発のソマチッド情報」を可能な限り正確に伝え、またガン患者に完治への希望を語り続けていきたいと思う。

２００９年８月15日

稲田 芳弘

改訂版の結び

本書の改訂版を結ぶに当たって、もし本書のエッセンスを簡潔に表現するとするならば、ガストン・ネサーンの果して何をメッセージしたらいいのか…と改めて考えてみた。そこにはネサーンが明らかにしたソマチッドの生態や714X効果のことも当然含まれるだろうが、その根底に据えるべきものは、ガンの意味するものをあぶり出して、ガンに対する不安と恐れを消し去ることであろう。すなわちガンは免疫システムが混乱し、損傷した結果発症するものなのだから、すべての人の人体に本来備わっている免疫システムを蘇らせ、ガンに対する過剰な不安と恐れから解放されさえすれば「ガン完治」への希望が開かれると…。

こうしたネサーンのガン観は、現代西洋医学とは全く違ったものであり、そこから導き出されるガン治療法も根本的に大きく違っている。ガンを悪魔視する現代医学は、ガン細胞を徹底的に殺しガン腫を摘出しようと試みるが、ネサーンはガン細胞そのものに対してではなく、人体の免疫システムを回復するための治療法となっているからである。

しかも免疫システムの回復には、物理的な714X注射だけに限らず、感情的、知的、霊的な4つのファクターのバランスが必要だとネサーンは言う。なぜなら人体のソマチッドは、トラウマ（衝撃）や不安・恐れといったメンタルなものにも深く影響され、免疫機構が損傷した結果、異常変形を遂げてガンを発症させるに至るからである。

要するに、ソマチッドのことを知れば知るほど、治癒にガン患者の意識と感情が深く関わっていることがよく分かる。ガンは医師に治してもらうものでもなければ、何かの治療法に依存するものでもなく、自らの意識と自発的な意志・行動によって、はじめて完治への第一歩を力強く踏み出すことができる。そのことをネサーンは、ソマチッドの観察によって明らかにしてくれたのだ。それだけに、本書の読者に対しては「依存」ではなく「自発的意志」の重要さと、治癒に対するその威力を理解していただきたいと思う。それが伴ってこそ、714Xの物理的効果がフルに発揮されることになるからである。

もう一つ、ガストン・ネサーンを語るに際し、その「慈愛」の思いも伝えたいと思う。本書の中でも明らかにしたように、ネサーンはガンを恐れて殺すのではなく、ガン細胞が必要とする窒素を与えることによってゲリラ化することを防ごうとする。そこにはガンに対する「慈愛」の心がある。このキーワードもまた、ネサーンならではのメッセージと言えよう。

慈愛の心と、不安と恐れからの解放…。それがガン完治の決め手である。改訂版の出版に当たって、このことを改めて強調しておきたいと思う。（2009年11月15日　稲田芳弘）

終章　愛と共有の進化へ

稲田芳弘の714X体験

体験から得た発見とメッセージ

稲田芳弘

『ソマチッドと714Xの真実』を出版してから1年余りが経ち、714X治療もそれなりの広がりを見せているようだ。しかし日本では『完全なる治癒』で紹介されたような劇的なガン完治例が少なく、むしろ「714X治療はしてみたけれど…」といった残念な結果が耳に届いてくる。いったいなぜなのだろうか。なぜ日本ではカナダでのような効果が出てこないのだろう。ぼく自身『ソマチッドと714Xの真実』を通してガン完治への希望を謳いあげてきただけに、『完全なる治癒』に見る成果と日本での現実との大きな落差がひどく気になっていた。

クリストファー・バードの書いた『完全なる治癒』は1989年のガストン・ネサーン裁

判をレポートしたものだったが、その中で彼は、ネサーンが開発した驚異的な顕微鏡ソマトスコープ、神秘的な微小生命体ソマチッド、ガンや難病などのための製剤714Xなどを紹介し、それが当時の社会に大きなインパクトを与えていた。そのため日本でも何人かの医師によって714X治療が開始されたものの、なぜかはかばかしい成果が見られなかったようだ。ぼくの知る医師も比較的早い時期に714X治療をやってみたようだが、さほど大きな効果は得られなかったと述懐していた。

だが、『完全なる治癒』を読む限り、714X製剤の効果は驚異的に思える。著者のクリストファー・バードは「ガン完治率75%」と強調し、実際に裁判では数多くのガン完治証言を紹介している。ガストン・ネサーンが直面した危機に際して法廷で証言した患者たちは、いのちの恩人ネサーンを支援しようと世界各地から自発的に集まってきた人々であり、自らの体験を法廷の場で堂々と証言しているのだ。そこにウソがあるとは思えない。だとしたら、日本でも同じような成果があって当然ではないか。

それとも、日本では714Xの使い方を間違っているのだろうか。もしもそうだったとしたら、間違いは正すしかない。そのためにはカナダにネサーンを訪ね、きちんと教えを請う以外にないだろう。というわけで2008年5月、私たち一行はカナダに飛び、三日間のセミナーを受けてきたのだった。

『ソマチッドと714Xの真実』はその結果出版したものだった。この本ではセミナーで学んだことを中心にクリストファー・バードの『完全なる治癒』の概要も紹介した。そしてさらに「714X製剤が効果を発揮するには、ガンとは何かを正しく知り、4つの条件（肉体的・感情的・知的・霊的）のバランスが必要であることを強調した。

この時点でのぼくの理解、すなわち「なぜ日本ではさほど大きな714Xの効果が出ていないのか」に対する理解は、日本の医師も患者たちも「ガンとは何か」に対するネサーンの見解を十分に理解することなく、また714Xが効果を発揮するための4つの条件（肉体的・感情的・知的・霊的）のバランスを大切に考えずにやっているからではないかというものだった。ガストン・ネサーンは「ガンは免疫機構が損傷した結果発症するものであり、それだけにガンを完治するには免疫機構の修復が基本」としており、ガンそのものを決して悪魔のように恐れてはいない。しかし日本では医師も患者も西洋医学のガン観に立ち、「ガンは恐い」という不安や恐れの感情に支配されたまま714X治療をやってきたからこそ、なかなか成果が出なかったのかもしれない。これに対してネサーンのいるカナダでは、ソマトスコープという武器があることもあって、免疫機構の修復がガン完治の決め手であることがよく理解でき、しかもガストン・ネサーンという人物に直接触れることができることもあって、感情的な安定と知的、霊的な理解もより深まるから714X治療に画期的な成果が出やすいのではないか。そんなふうに考え、ぼくはネサーンのソマチッド理論をより丁寧に紹介したのだった。

そしてもし、日本でもソマチッド理論に基づくネサーンのガン観がより正しく理解されて、4つのファクターのバランスを図ることさえできるなら、きっと714X治療にカナダでのような成果が出てくるにちがいないと思った。その意味では、『ソマチッドと714Xの真実』でも『完全なる治癒』と同じように714X治療に対する期待と希望をメッセージすることとなった。実際、それに誘発されて714X治療を受けたガン患者も多かったように思われる。

ぼくの知る何人かの末期ガン患者も714X治療に期待を寄せ、さっそく自己注射を始めていったようである。しかしなかなか期待する朗報が届いてこない。もちろん「なんか良さそうです」といったメールや電話はあるものの、「画期的な変化が出てきた」とか「完治しました！」といったグッドニュースが届かない。それどころか「毎日注射するのが大変で、もうずいぶんやっているけどあまり期待できそうもないので、止めました」というメールが届いたり、そのうちにご家族から「残念ながら亡くなりました」といった訃報も届くようになった。

もちろんぼくに届く情報は714X治療をやっている患者のほんの一部にすぎず、統計的なデータはない。ただ、やっぱり日本ではカナダのような大きな成果が出ていないように感じられた。いったいなぜなんだろう。ぼくは再び最初のこの命題に立ち戻らざるをえなかった。

もしもこれが日本での714X治療の偽らざる現実であるとするならば、ぼくは大勢のガン患者に空しい希望を与えているだけで、むしろ混乱させているのかもしれない。そんな思いもまた湧きあがってくる。というのも、714X治療にはそれなりの費用もかかり、多くのガン患者にとって経済問題が大きな負担になっていることをぼくは知っているからである。となると、ぼくはいったいどうしたらいいのだろう。714X治療をやっている医師や患者たちを取材して「日本での714X治療の現実」なる本を書くこともひとつではあろうが、実際そのような時間的な余裕も環境もぼくにはない。かといって「知らんぷり」を決め込むわけにもいかない。いやそれ以前に、なぜカナダと日本ではこうも違うのか。714Xは本当に希望の製剤であるのか。この問いにぼく自身がはっきりとした解答を見つけ出さなければならないと思うようになった。

そんななか2010年7月、ぼく自身がガン性骨折に見舞われた。いまの医学からすれば、5年前に告知された乳ガンが骨に「転移」して大腿骨が折れたということになろう。手術に際してのレントゲン写真によれば「転移」は大腿骨だけでなく、肺にも仙骨や背骨のあちこちにも怪しげな白い影があったから、医師は詳しく検査をするまでもなくぼくの置かれた状態をひどい末期状態と見ていた。本当なら、ガン性骨折を契機に全身の検査をして「転移状態」を正確に把握する必要があったのかもしれないが、旅先の和歌山県で骨折したぼくは、とにかく札幌に帰りたいので検査よりも緊急手術をとお願いし、和歌山では手術のみをやってもらったのだった。

この交渉は最初のうちは難航した。というのも、大腿骨の骨折がガンの転移によるものと分かった以上、病院では手術だけをすることはせず手術後の放射線治療をセットする。手術をしてもガン治療(放射線治療)を同時にしなければ一時しのぎにすぎず、意味がないと考えるからである。しかし放射線治療をする気が全くなかったぼくは、もし放射線治療をするとしたら自宅のある札幌の病院でしたいと主張して、なんとか緊急手術だけをしていただいた。要するにこの時点で、ぼくは一気に末期ガン患者にジャンプしてしまったのだ。その事実はぼくを一瞬「まいったなぁ」と重苦しい気持ちに誘ったが、一気に末期ガン患者になってしまった以上は、やっぱり714X治療をやってみる以外にないだろう。『ソマチッドと714Xの真実』の著者がこの段に及んで714X治療をしなかったなら、ぼくが714Xの効果を全く信頼していないと誤解されかねないからである。

実際、そのごとく考えていた者たちもいたらしく、「自分では714Xを使わずに人に勧めるのは詐欺的、裏切り的な行為」といった批判の声が、ガストン・ネサーン・アカデミー事務局を通じてぼくに届いた。たしかにぼくは714Xの驚異的な効果を強調しながらも、自分では全く使っていなかった。その理由は714Xを信頼していなかったからではなく、使う必要がないと思っていたからだった。というのも7月にガン性骨折が起こるまで、ぼくの乳ガンは完治寸前と思い込んでいたからである。

ただ、たとえそう思っていたとしても、実際にはまだ完治していなかったのだから、714Xを試してみることが必要だったかもしれない。その結果本当にガンが完治したなら、それこそ『ソマチッドと714Xの真実』で紹介したことを身をもって証明することができる。その意味でぼくが714Xを全く使わなかったことは、なるほど多くの読者に誤解を与えることになったかもしれなかった。

思うに、ぼくはガンに関してかなり能天気だったようだ。5年前にガン宣告を受けたとき、医師は「これだけ大きなガンがあり、それがすでに皮膚転移（パジェット病）と腋下リンパ節にも転移しているとなると、たぶん肺にも肝臓にも脳にも骨にも転移している可能性が高い」と判断し、一刻も早く全身検査とガン治療をすることをぼくに勧めた。だが、検査の結果、他の臓器や骨などへの転移がその時点では認められなかったため、医師はぼくのステージを

「3b期」と判定し、「いつ全身転移が起きても不思議ではない」とアドバイスしてくれた。要するに医師は「ほとんど末期に近い状態」と見ていたのである。

ぼくもまた、自分のガンの話をするときに「医師からは3b期と判断され、いつ他の臓器や骨に転移が起こっても不思議ではないと言われた」と言いながらも、なぜかその自覚がほとんどなく、根拠もないのにガンは完治に向かっていると思い込んでいた。なにしろガン宣告のあと一度も病院で検査などしてこなかったため、「転移」のことは全く分からなかった。しかしそれから5年が経ったいま、ガンが原因で大腿骨が骨折してしまったのだから、これ以上能天気でいることは許されない。そんなわけで「やっぱり714Xをやってみよう」と思ったのである。

そう思ったのは、実はこれが初めてではなかった。2008年にカナダにネサーンご夫妻を訪ねて以来、「やってみようか」と思うことも何度かあった。だが、いざ714X治療を始めると、1クール21日間は毎日決まった時間に自己注射をしなければならない。しかし毎月あちこちを旅して歩くことの多かったぼくとしては、外出先のホテルで欠かさずに自己注射することはかなり大変のように思えていたし、それも3クール4クールと続けるとなれば、たぶんどこかで挫折してしまうであろう。自己注射には714X製剤を冷蔵庫で冷やし続けることが必要であり、封を切った製剤を常温で放置してしまったら効力がなくなってしまう。

そんなこともあって結局は714Xを使わずにきてしまったぼくだったが、実はその深いところに「注射するのが恐い」という拒絶反応みたいなものもあった。いや、その思いこそが714X治療を避けて通る理由を次々と列挙するしぶとい力になっていたように思える。全くもって恥ずかしい話ながら、ぼくは注射が大嫌いだったのである。同じ注射でも、医師や看護婦さんにやってもらう注射ならまだましだが、714Xは基本的に自己注射である。つまり、自分で自分の鼠蹊リンパ部分に注射しなければならない。そんなことはこの人生で一度も体験したことがなかったから、たとえ「それほど痛いものではない」ことは頭で理解できても、やっぱりどこかで躊躇してしまう。「いい大人がなんたるざまだ!」と笑われてしまいそうだが、そんなこんなで結局714Xから遠ざかっていたぼくだったのである。

しかし、大腿骨がガン性骨折に見舞われてしまった以上、事情は全く変わった。ぼく自身が一気に末期ガン患者にジャンプしてしまったからである。となれば「使う必要なし」どころか、ぼくこそが使うべき末期ガン患者であり、「注射が嫌い」とか「自己注射が恐い」などと言っている場合ではないだろう。そこで意を決して「やっぱり714Xをやってみよう」と思ったのであったが、それでも一歩踏み込むにはそれなりの決意が必要だった。

そんななか、意気地のないぼくを後押ししてくれたのが「エイトスター」の田村社長のブログだった。田村社長はぼくの書いた『ソマチッドと714Xの真実』を読んでくれたらしく、その後電話で話したり、東京でのぼくの話を聞きにきてくれたのだったが、なんとその田村さんがガン患者でもないのに714Xを自ら自己注射して、その体験談をブログでレポートしてくれていた。それを読んだとき、それまでの躊躇がスッと消え、「よしやってみよう」と思うようになったのである。

ぼくを後押ししてくれた田村さんのブログとは、以下のようなものだった。

免疫療法の決定版(と私は思っている)ガストン・ネサーンの「714X」、ついに新月の昨日16日から始めました。注射が大嫌いな私は、この日、朝から緊張しっぱなし。あの針を自分で刺す。あの痛みを自分でやる。60年前からのトラウマ。普段は「汗の出る汗腺に刺してください」とお願いするくらいに、あの瞬間が耐えられない。(中略)何しろ注射が大嫌い。針が刺さる瞬間の緊張は、いまも相変わらずの臆病者。それが、惚れ込んだ免疫療法とはいえ、自分で打つ。

要するに「注射が大嫌い」の臆病者?の田村さんが714Xにトライしたことに、ぼくはとても微笑ましいものを感じて妙な親近感を覚えたのである。しかも田村さんのブログには続けて次のように書かれていた。

8．9ミリの針を「目を閉じて一気に刺す」と説明書には書かれていた。深呼吸して、目を閉じて、「一気に刺す」と繰り返した。何も感じなかった。瞬間、「入ってない！」と思って、注射針を引き上げた。目を開けてみたら、抜けていた。「なんだ、入っていたのか…！」ともう一度、勢いで刺した。あれほど嫌がっていた注射を二度していた。でも、やっぱり何事も起こらなかった。

針を刺す痛みの上に、「この注射は痛い！」という風評があった。あまりの痛さに、途中で止めた、という噂もあった。痛さの原因は、製剤の中に含まれるカンファー（樟脳）が、所定の位置以外の細胞に入って痛みとなったり、抜くときに、細胞に触れることだという。

打ち終わった針に微量に残るカンファーを吸収させてから抜くようにと、1分間待つよう指示されているにもかかわらず、一回目の間違い抜きのときも、打ち終わった後もカンファーによる痛みは一切なかった。針を刺す時もなかったのだから、痛みに関しては一切の心配はなし、ということになる。

針は、ネサーンの機関が薦めているものを製剤と一緒に購入したもので、見たこともないほどに細かった。だからか、スッと入る。こんなに細い、痛くも痒くもない針だなんて、思いもしなかった。これなら、誰でも出来る。日本の医者たちが使う針が太いのかなぁ。細い針を使えばいいのに…。さすが、ガストン・ネサーンの心遣いです。

あれほど注射嫌いだった田村さんが、いざ自己注射してみたところ、痛みは全くなく、不安が一気に解消したと書かれている。それを読み、だとしたらぼくも…という思いにかられたのである。その意味でこのブログはぼくの714Xに対する躊躇の想いを消し去ってくれるものとなった。念のため田村さんに電話してさらに後押ししていただくことにした。そのときの電話でも「大丈夫、誰にもちゃんとできますよ。注射が恐いどころか、そのうちに714Xタイムが楽しみになりますよ」と田村さんは激励してくれた。そこで田村さんの例にならって次の新月から始めることにした。

もしそれが実行に移されていたとしたら、ぼくの714X治療は9月8日から始まっていたはずだった。ところが714Xの手配が間に合わず、結局はその次の新月の10月8日から始めることとした。別に新月から始める必要はなかったかもしれない。新月から一週間遅れでも良かったはずである。しかしぼくは次の新月まで待った。その理由は、やっぱり自己注射に抵抗を感じていたからだったと思う。

というわけで、本当は「末期状態」を確認した段階ですぐにも714X治療を始めるべきで、その気になりさえすれば8月下旬から開始することも可能だったが、ぐずぐずしているうちに結局は10月になってしまった。もしも田村さんのブログと激励がなかったとしたら、あるいはさらに遅くなっていたかもしれない。

以上、田村さんのブログを紹介させていただいたが、それは「自己注射への壁」を越えていただくためである。ぼくも田村さんも注射嫌いだったが、たぶん多くの人が同じように注射嫌いにちがいない。しかしその壁を越えなければ714X治療は始まらない。だが田村さんのこのブログを読みさえすれば、きっとその一歩を踏み出す勇気と希望が湧いてくることであろう。そう、意を決しさえすれば714Xは誰にも意外と簡単にできてしまうものなのである。

この日のブログでは、田村さんが友人に送ったメールも紹介しているが、そこには「やって良かった」という気持ちが満ちあふれている。そのメールも以下に紹介させていただこう。

何かすでに効いてる感じなんだけど…。早すぎるけど、そのくらいに、その気になってるんでしょうね。全細胞が熱くなってきています。よく分かります。とにかくいま私の中では、新しい自然治癒力が働き始めている感じです。やって良かった。新しいことが始まった、という身体の底からのワクワク感があります。

ニコニコ ニコニコ。感謝感謝。良かった 良かった。大丈夫 大丈夫。明日が楽しみになりました。ありがとうございました。

このように注射が大嫌いの田村さんが、ガンでもないのに714Xにトライし、その結果「やって良かった。新しいことが始まったという身体の底からのワクワク感がある」と感激するブログに接し、田村さん以上に「注射臆病者」のぼくは大いに勇気づけられた。そして当初の予定から1ヶ月遅れの新月の夜(10月8日)から714Xの自己注射を開始したのだったが、それから早くも3クールが過ぎた。果たしてぼくの714X体験はどんなものだったか。以下、その体験記を簡単に記してみたい。

さて、ぼくが「わが714X体験」を書かなければと思うに至ったその理由は、なぜ日本では714Xの劇的な完治例が少ないのか、そのことを自らの体験に基づいて考えてみたかったからである。その意味でぼくの自己注射は自らのガン治療でありながら、同時に「714Xとは何か」を考えるプロセスとも言えた。本当はこんな雑念?にとらわれずにただひたすら自らのガン完治を目指したいところだが、それでは『ソマチッドと714Xの真実』の著者として責任を果たしたとは言えないだろう。というのも、714X治療にトライした多くのガン患者から、「なかなか効果が現れないので途中で止めた」あるいはガン患者のご家族から「714Xをやりましたが結局はダメだった」等々の声が寄せられてきたにもかかわらず、それに対するアドバイスはもとより、ただ言葉に詰まるだけで何も答えることができなかったためである。

これではいくら本書で714Xの素晴らしさを強調してみても、その言葉と現実に大きな落差があるとしたら「714Xの真実」が歪められていると言われても弁解の余地がない。もっとも「714Xが真価を発揮するには、肉体的・感情的・知的・霊的な4つの条件のバランスが必要」と説明し、「それらの条件が十分に整っていないから714Xが奏功しなかった」と逃げる?こともできるわけだが、それでは714Xの存在感があまりにも薄い。そこでぼく自身が自ら714X体験をしてみることにより、なんらかの気づきと発見をしてみたかったのである。

こんなテーマを自らに課した以上は、いい加減にやることはできない。しかも末期ガンと宣告されて714Xにトライしたぼくが「結局はダメだった」ということになれば、「稲田はいい加減な本を書き、自らも本といっしょに沈没した」言われておしまいだろう。しかし、少なくてもガストン・ネサーンはカナダで多くのガン患者を救い、それゆえに裁判で見事な逆転勝利を勝ち得たのだ。その事実を十分に知り、かつネサーンと714Xの効果に絶大な信頼を寄せていたぼく自身、なんとしても「714Xの真実」を理論的（言葉として）というよりは実感的（体験的）に知りたいと思っていた。

ただ、これから書くぼくの体験は、あくまでも一個人のほんのささやかな体験にすぎず、これをもって一般化、普遍化することなどとてもできない。同じ治療体験でも、人それぞれに感じるところが違い、発見するもの気づくものが違って当然だ。それだけに、読者はあくまでも「稲田の場合」という限定つきで読んでいただきたいし、何よりも大切なことは自分自身の感性、感受性と観察眼で714Xをとらえることであろう。このことを切にお願いし、以下、さっそくぼくの714X体験を記してみたい。

714Xの自己注射は「毎日決まった時間に」ということだったので、ぼくは夜の10時半から11時代にかけてを「714Xタイム」と定めることにした。この時間帯なら邪魔が入ることはほぼないし、なによりも注射が終わったあとそのまま安心して休めると思ったからである。で、10月8日夜の10時半過ぎ、ガイドに従って注射器をセットして0.1ミリリットルの714X製剤を注射器に吸い取り、氷で約10分ほど鼠蹊リンパ部分を冷やしたうえ、田村さんよろしくエイヤァとばかりに注射の針を一気に刺した。

鼠蹊リンパ部分といえば足の付け根の柔らかいデリケートな部分で、そこに一気に針を刺すというのは、やはりそれなりの勇気が要る。そこで田村さんは「深呼吸して、目をつぶって一気に突き刺した」のだったが、ぼくの場合は深呼吸も目を閉じることもなく、かなり乱暴に突き刺した。なるほど痛みはほとんど感じない。あまりにもあっけなく針が刺さったことに驚きながらも、その反動でぼくもまたせっかく刺した針を瞬間的に抜いてしまっていた。そこでもう一度あわてて刺し込んだわけであるが、そのときも痛みはほとんど感じなかった。そして0.1ミリリットルの714Xを、約2分間をかけて注入することにした。

ガイドによれば、初日は0.1ミリリットル、二日目から0.1ミリリットルずつ増やしていき、5日目からは毎日0.5ミリリットルの製剤を注入するとある。このとき0.1ミリリットル当たり約2分という時間をかけてゆっくりゆっくり注入することになるから、5日目からは約10分間が自己注射の時間となる。ただ初日は2分で終わるはずだった。

ところがいざゆっくり注入しようと思いながらも、なかなかうまくいかなかった。注射器を扱うことに不慣れのこともあり、少しずつ注入するというのがなかなかできない。そんななか時間だけが過ぎていき、あわてたぼくはつい力を入れて挿入したために、なんと2分をかけて注入すべき製剤が一気に押し出されてしまった。初日からして失敗である。でも、それなりの安堵感があり、初の自己注射はなんとか無事に終了した。

針を抜き、注射した部分にそっと手を当ててみると、皮下に注入された製剤が体内の反応を引き起こしているためか、手のひらにごにょごにょとした動きが伝わってきた。その感触はまるで皮下で花火が連続的に炸裂しているかのようでもあり、手のひらがこそばゆく感じられるほどだった。なるほど714Xが確かに新しい仕事をしているようだ。そのことを確かめ、ぼくはすっかりリラックスしてしばらく心地よいひとときを堪能した。

2008年の5月、カナダにガストン・ネサーンを訪ね、初めて714X体験をしたときもそうだった。そのときはネサーンから注射してもらったのだったが、見ていると実に軽やかなリズムで針を突き刺して、ビューティフルと言わざるをえない感覚で0.1ミリリットルを注入した。痛みはほとんどなく、むしろ気分がスッキリとした感じで心地よく、みんなに見られていながらも、そのまま眠ってしまいたくなるほどだった。

こうしてようやく始まったぼくの714X体験だったが、二日目以降はできるだけ時間に忠実に注入することに専念した。だが、なかなかうまくはいかない。途中で押子(ブランジャ)が動かなくなってしまったりして、10分で注入すべきところを15分20分かかってしまったりもした。

また、なぜか注入時に痛みが感じられることもあり、少しずつ注入するたびに不快感、違和感を覚えることもあった。決してひどい痛みではないのだが、その状態で10分以上の時間を耐えるのはやはりしんどい。だからときには針を抜いてしまおうかと焦ったこともあったし、冷や汗脂汗が流れたこともある。しかし何事も慣れと経験がものをいうようで、やがてそれほど緊張したり焦ったりすることもなく自己注射ができるようになっていった。

最初のうちは田村さんよろしく「一気に刺し込む」ことを心がけていたものの、それでは目指したところにうまく針が刺さるとは限らない。それも1クール21日間毎日注射することになり、それが3クール5クールと続いていくのだから、下手をしたら思いがけないところに突き刺さったり血管を貫いてしまうこともあるだろう。それでは危険だ。そう思ってぼくは途中から「一気に突き刺す」のではなく、目指したワンポイントに確実に針を挿入することにした。

そのときにイメージしたものは、チリの鉱山事故で地中深くに閉じ込められた33名の作業員の救出ドラマだった。というのも、全員が無事に救出されたのは10月14日(日本時間)のことで、そのときは714X治療を始めてちょうど1週間が経った日だったから、実に自然な感じで注射器の針が地下700メートルまで貫通したパイプとダブって見えてきたのである。

実際に、いざ自己注射を、作業員の救出劇のイメージでやってみると、このほうがはるかに714Xに深い思いを込めることができることが分かった。すなわち、地下深く閉じ込められた作業員とコンタクトすることをイメージし、まずコミュニケーションパイプを打ち込む場所を正確に設定、そこからゆっくりと針を皮下に刺し込んでいく。決して急いだり焦ったりする必要はない。静かにゆっくりと針を刺していっても、痛みはほとんど感じられない。深呼吸し、目をつぶって一気に針を差し込めば、なるほどさほどの痛みも感じられぬまま、あっという間に針は刺さってしまうのだが、それでは体内の作業員に思いを届けるだけの余裕がない。ここで大事なことは針（パイプ）を皮下に射し込みながら、「大丈夫だよ。地上のみんなが君たちを心から応援しているよ」といった思いを、針に託して体内の作業員たちに伝えていくことであり、そのこと自体に実は大きな意味がある。

チリ鉱山での作業員たちは本来地上に住む人間であり、それだけに「救出劇」は彼らを無事に再び地上に帰還させることだったが、自己注射での「皮下の作業員」とは体内の免疫機構の働き、自然治癒力、すなわち「いのちの力」である。その「いのちの力」が、わけあって徐々に力を失って、力尽き、弱り果て、その結果ガンなどのやっかいな病気が発症してしまった。このままではいのちの力はますます萎えていき、やがては身体全体が弱っていく。そこで地上（体外）から掘削ドリル（針＝パイプ）を打ち込んで、地下（体内）のいのちの力を激励することになるのだが、そのときに何よりも大切なものは地下（体内）で必死に頑張ってくれているいのちの力に対する深い愛情と、どこまでも地上から支援応援して再び元気になってほしいと願う思いであろう。そんな思いで針を射込んでいくと、注射により肉体的な痛みが感じられるどころか、こんな状態になるまで無視され放置されてきた「いのちの力」の内なるスピリチュアルな傷みが伝わってくるような気がする。こうして針を刺していくゆっくりとした時間が、わが心と身体との間に確かなコミュニケーションを回復させてくれる貴重な時間となるのである。

そのようなイメージで針を約45度の角度でゆっくり皮下に刺し込んでいくと、銀色に光る細い針がまるで頼もしい掘削ドリルのように見えてくるから面白いものだ。その時間、ぼくは「おーい、みんな元気かぁ」と思いを込め、体内の「いのちの力」に呼びかけていく。実際の注射器の針は8ミリ程度であり、そのすべてが皮下に埋まってしまう時間はほんの数秒にすぎないが、ぼくにはその針が地下700メートルにまで届いていくように思えてくる。その意味で、針を打ち込むプロセスにもドラマが感じられ、自己注射がむしろ楽しくなっていく。そのことが実際に体験できたとき、ぼくは自己注射を妙に躊躇していたかつての自分がおかしく思えてきた。

こうして針を刺す緊張感と抵抗感がまずクリアされ、次の問題は714X製剤をゆっくり注入していく時間となった。0.5ミリリットルを注入する時間は約10分程度と言われていたが、ぼくの場合はどうしてもそれよりもかなり長くなってしまう。さて、この問題をどうクリアしていくか。時計を見ながら注入するというのはどこか野暮ったいし、それであっては注入のプロセスで体内の「いのちの力」に思いを込めることがかなわない。

そう思ったとき、即座に解答がひらめいてきた。すなわち、「ごめんね。ゆるして。ありがとう。愛してる」という、ホ・オポノポノの4つの言葉である。この言葉をつぶやきながら、そのリズムに乗せてほんの少しずつ製剤を注入していくと、ほぼ10分の時間で0.5ミリリットルを注入することができる。もっとも、それには少しずつ確実に注入するための技術が必要であったが、これまた慣れと体験を通してかなり正確にやり遂げることができるようになっていった。

ところで、一定の正確なリズムを作り出すために、ぼくがホ・オポノポノの4つの言葉を選んだのには、それなりの理由があった。現代医学はガン細胞をまるで悪魔のように恐いものと決めつけ、ガン治療ではガン細胞を敵視して徹底的に殺し、排除(摘出)することにやっきになっているが、714Xを開発したガストン・ネサーンは「ガンは免疫システムが損傷し破壊された結果として発症するもの」と考えている。いや、これはネサーンが頭で考えたものではなく、驚異的な顕微鏡ソマトスコープを開発し、ソマチッドを発見して長年観察研究した果ての観察事実であった。

となれば、免疫システムが損傷した結果発症したガン細胞を敵視して殺してみても意味がなく、ガンの完治にはガンを生み出したその原因を解決する必要がある。そこでガン細胞に対して、あるいはいのちの力に対して、「ごめんね。ゆるして。ありがとう。愛してる」と、ホ・オポノポノの４つの言葉を心を込めて囁きかける。それを10分という時間をかけて毎日続けていくのである。

要するに、注射器の針を刺すときにはチリ鉱山事故の作業員救出ドラマをイメージし、714Xを皮下に注入するときには「ごめんね。ゆるして。ありがとう。愛してる」と、心の中でホ・オポノポノの４つの言葉をつぶやきながら自分のガンと身体に思いを寄せる。すると、最初のころはどこか鬱陶しく、緊張していた714Xタイムが、それまでとはまるで違った輝いた時間をもたらしてくれるようになる。田村さんが言ったように、いつのまにか「楽しみの時間」に変貌してしまうのである。

714X治療は、注射器の針を鼠蹊リンパ部の皮下に突き刺して、10分ほどの時間をかけてゆっくりと製剤を注入していく営みだ。これがすべてで、これを毎日続けていく。しかしその注射は自己注射が基本だけに、どうしても躊躇が伴う。痛いのではないか、思いどおりに注射できないのではないか、そう思って当然であろう。しかしこの自己注射を、ぼくは2つのイメージを上手に使うことで、ひと味違った714Xタイムを堪能することができた。すなわち針を刺すときはチリ鉱山での救出ドラマを思いめぐらし、また製剤を注入するときはホ・オポノポノの4つの言葉をつぶやきながら、体内で頑張ろうとしているいのちの力を激励する。

チリ鉱山の地下700メートルに閉じ込められた33人の作業員たちは、地上から掘削ドリルが下りてきたとき、そこに「全員無事」というメッセージを書いたメモを貼付けた。それは事故が発生してから17日目のことだった。このメッセージが地上に伝わったからこそ、その後の救出劇が始まり、そして時間はかかったもののついに全員が無事に生還した。細いパイプを通して食料や手紙やビデオレターなどが地下の作業員たちに届き、それが33名を激励して希望と勇気を与え続けたのである。

これと同じように、注射器で714X製剤をゆっくりと皮下に注入する営みは、体内のいのちの力(免疫力・治癒力・生命力)を激励する営みであり、そこには「決して見捨てはしないよ。必要なものはすべて送るよ」といったメッセージが届けられている。それが体内すべてのソマチッドを勇気づけ、免疫システムが活性化されていくのである。

714X製剤の成分は窒素、ミネラル、カンファーなどであるが、これは物質的な成分にすぎず、714Xの本質は波動情報であろう。ネサーン夫人もセミナーで714Xがホメオパシーに似ていることに触れ、「含有成分が少なくほとんど水に近いことが、逆にスピリチュアルな働きをもたらすことになる」と語っている。ということは、714Xが注射器から注入された瞬間に希望、激励、勇気づけなどのメッセージがまずは皮下の体液に伝わり、そこから爆発的に体内のすべてに伝わっていく。その結果、損傷した免疫機構が修復され、いのちの力が蘇っていくのであろう。

このことはなかなかイメージしにくいかもしれないが、実際に顕微鏡でソマチッドを観察すれば体内の波動、情報、エネルギーの伝わり方が分かるかもしれない。ぼく自身、カナダで初めてソマトスコープで自分の血液を見せてもらったとき、体内がまさに「いのちの光の輝きわたる宇宙」であることを実感させられた。

指先からほんの微量の血液を採り、それをソマトスコープでのぞくとき、そこには赤血球や白血球等々の多様な細胞と同時に、たくさんのソマチッドが宇宙にまたたく星々のように輝きわたっている。ほんの少しの血液の中でさえ、そこはいのち（ソマチッド）輝く宇宙の世界だ。ソマチッドは体内のいたるところに存在し、あらゆるいのちの営みに深く関わっている。その意味で、人体はソマチッドが満ちあふれて輝く「いのちの宇宙」といって過言ではない。そのソマチッドに714Xは元気と勇気と希望と激励のメッセージを与えるのであろう。注射器から少しずつ製剤を注入する10分間あまり、そのごとくイメージしながら過ごす時間は楽しくてワクワクさえする。

さらに、「ごめんね。許して。ありがとう。愛してる」とつぶやくとき、不思議な至福感に包まれる。つぶやく対象はガンであり、身体全体であり、ぼくの関わる人々であり、さらに言えばこの地球、宇宙そのものであるが、そのすべてにぼくは深い責任と感謝を感じているのだ。高々10分あまりの714Xタイムではあるが、その時間こそあるいはぼくがすべての存在と深く関わる貴重な時間になっているような気さえする。

もちろん毎日そういった至福感にひたれるわけではない。ときには注入がうまく進まず焦って言葉だけでリズムを作っているときもあれば、注入したときに不快な違和感に襲われることもあるが、それでもぼくは体内のいのちの力を信頼し、楽しいイメージを心に描き出しながらとにかく714X治療を続けてきた。そのときたぶんソマチッドは活性化し、いのちの力を蘇らせてくれるのであろう。10月8日から始めた第一クールは、かくして進められてきたのであった。

ただ、第一クールの21日間は、714X治療に慣れることでほとんどが費やされたといったほうがいい。というより、第一クールでは心に余裕があまりなく、ただ夢中で714Xタイムを過ごしてしまったと言うべきであろうか。もっとも田村さんのブログに「十数日した段階で指がきれいになっていたことにふと気がついた」とあったため、ぼくも十数日後に改めて自分の指を見たところ、たしかにかつてよりはかなりきれいになっていた。なるほど714Xは確実に体内や血液をきれいにしてくれている。それに気がついたときには、やはり嬉しかった。

指や皮膚がきれいになるのだから、あるいは？と思って首左の付け根部分に触ってみたところ、それまではじくじくして痒かったところがツルリときれいになっていた。わずか十数日間の714X治療ではっきりと成果が出てきたのだ。この調子でどんどん良くなってほしいもの。治療成果が確認できたあとは、714Xに対する期待感がさらに高まった。

第一クール最後の日、FMスタジオに出向いて714X治療の話をした。ただ、まだ治療途中のため中途半端な話しかできないと思い、スタジオから東京の田村さんに電話して生放送に加わってもらった。注射嫌いの田村さんに体験談を話してもらうことによって、自己注射に対する躊躇をなくしてもらいたいという目論みもそこにはあった。また田村さんはブログにも書いているが、714Xをやると好転反応がひどく出るという。そのことは田村さんに指摘されるまで全く知らないことだっただけに、この問題についてもぜひお話してほしかった。

カナダでのネサーンご夫妻のセミナーによれば、714Xに副作用は全くないとしているものの、好転反応については何も説明していない。『完全なる治癒』でもそれは同じで、どこを読んでも好転反応めいた記述は出てこない。714Xをやったら気分が良くなったとか、みるみる元気になっていったといった証言は多いが、突然それまでになかった症状が現れ出たといった記述は全く見られないのだ。そもそも現代医学には、好転反応(治癒反応)といった概念はないのかもしれない。しかし田村さんは714Xによる好転反応を強調する。はたしてどうなのだろうか。これは自らの体験を通して確認してみる以外にないだろう。

と同時に、その日のラジオ放送で田村さんに詳しくお話ししてもらうことにした。もっとも、田村さんの好転反応体験に普遍性があるとは限らないが、「田村さんの場合」として知っておく必要があるだろう。そのことで新しい発見があるかも知れないからである。ということで電話に出てもらった田村さんに、さっそく好転反応について語ってもらった。以下はそのときのお話である。

私の場合、714Xを始めた初日からひどい好転反応に見舞われました。714Xは会社でやったのですが、終わったあとひどく具合が悪くなったのでオフィスのソファに身体を横たえて寝ていました。しかし苦しくてなかなか立ち上がれない。そこでスタッフにお腹をもんでもらってやっと帰ることができたんです。

こうしたことが三日間続きました。注射そのものは痛くなかったのですが、注射の後決まって具合が悪くなるのには困りました。でも、それも三日続いただけでその後は全くなく、気分がすっきりしました。いま思うにその頃は腸の状態があまり良くありませんでしたから、それが714Xに反応して好転反応を現したのではないかと思います。

自己注射の後、突然おなかの具合が悪くなり、立ち上がれないほどの苦しさに見舞われたとしたならば、普通なら「それは714Xのせいだ(副作用?あるいは自分には合わない)」と考えて止めてしまって当然かもしれない。同じ苦しさを三日間も体験したのだ。しかし田村さんは714Xを止めなかった。止めるどころか好転反応と考えてそれを越えようとした。それが田村さんのすごいところである。

ところでなぜ田村さんは、注射の後具合が悪くなったことを好転反応と考えたのだろうか。この判断は非常に難しく、病状悪化と判断するのと好転反応と判断するのとではまるで違った結果を招来する。それだけに三日間もおなかの具合が悪くなれば「要注意」と考えるのが無難なところだが、田村さんは迷うことなく好転反応と考えたのだ。その理由は、714X製剤を事前にドイツの医療機器で調べたところ「中庸」と出たからとのことで、中庸のエネルギーである限り714X治療で発症するどんな症状もすべて好転反応であり、安心安全である。そのことをそれまでの体験を通して知っていたからだった。

これは、すでに3クール目を迎えたいまでこそ言える言葉だが、最初の第1クールではとてもそう思えるだけの余裕はなかった。だからこそ上手にイメージすることがまず重要となり、時間とともにイメージが自然にできるようになれば心と身体に余裕が生まれる。ここまでくればもう大丈夫。あとは714Xタイムでの思いを深めていくだけである。

以上はあくまでもぼく自身の体験から生まれた714X自己注射法のひとつにすぎないが、いやいやながらただ注射するのと、ガンや身体、いのちの力にたっぷりと思いを込めて注射するのとでは、効果もおのずと違ってくるのではなかろうか。（2011年11月）

（注）原稿のまま。日付は入っていない。

あとがきに替えて

稲田陽子

もしも夫、稲田芳弘がただひらすら「ガン患者」に徹して、治癒を第一目的として日々を穏やかに過ごしていたら、運命はどのように展開していたことだろう。夫が永遠の旅人に回帰(2011.1.11)してから、私は、時折、夫の激しかった生き様を思い出し、胸がかき乱されるような思いにとらわれる。

ガン患者であると宣告されてから、夫は、自らの信念に従って一冊の本を書いた。それが、「ガン呪縛を解く〜千島学説パワー」(Eco・クリエイティブ刊)であり、夫はその本に著したように「千島学説」に基づいたガン観にこそ真があると考えていた。

それは己一人の治癒観にとどめられることなく、書籍に著すことで多くの人々に勇気や希望などの影響を与えるようになった。その重さを夫は、亡くなるまで感じ続けなければならなくなるとは、出版当時は、想像すらできなかったのではないだろうか。

一般には、ガンとは、それほどの難病であり、「死に至る病」と相場が決まっていたからこそ、夫の書籍は、ガン患者を始めとする沢山の人々に読まれ、注目を集めることになった。

それも、ガンの通常医療である「抗ガン剤、放射線、手術」をしないことをポリシーに掲げ、「千島学説」によるガン観に従った方法論を紹介した書籍である。

その内容は、自然治癒力への人々の潜在的な思いを顕在化させ、千島学説の根幹とも言える「気血動の調和」の大切さを生物学的な考察の中で訴えるものとなっている。こうした内容に夫自身のガン患者としての思いが重なっていたため、人々の共感が集まったのだった。

それ以来、講演活動やラジオ放送などにも手を広げ始め、さらに、念願だったガストン・ネサーンへの取材も、特別セミナーに参加して、実現することになった。

その後書かれたのが、本書「ソマチッドと714Xの真実～ガストン・ネサーンを訪ねて」である。これも、絶版になっていたクリストファー・バードの「完全なる治癒」(徳間書店刊)以来、ネサーンの研究の真実を日本にもたらすものとなったと言ってよいと思う。

夫は、ジャーナリストとして、ネサーンさんの研究事実を伝えることを基本としながら、ネサーンさんの人生にシンパシーを持っていたこともあって、翌年もセミナーに参加し、今度は、ネサーンさんの伝記本の翻訳出版に意欲を持ち始めた。

しかし、そうした意欲とは裏腹に、体調は次第に少しずつ衰えていったように見える。

(注)その中で講演旅行を当たり前のようにこなし、いえ、というよりも、講演や書籍、HP、ラジオなどを通して、多くのガン患者を含む人々との共有に使命感すら感じていたようだっ

た。

そこには、同時に責任感という目に見えない重さも伴っていた。だから、714Xも末期になったら試すというのは、いわば当然の思いであった。それは、ガン宣告当初から夫の意識に漠然とではあっても、確実に存在するものだった。そのため、末期になり弱って寝たきりになっていた夫に対し、「自分で書いて、勧めておいて、714Xを自分でやらないのはおかしい」などという予期せぬ意見が一部から聞かれたときには、その底に流れる潜在意識について思いを巡らさざるをえなかった。

夫は、ジャーナリストであるのだから、自分で714X治療をしなければ書いてはいけないなどということはないのではないだろうか。取材したことを基にした事実を書くのがその使命であり、そこに自己意識を投影する言論の自由があるのはいわば当然のことであろう。少なくとも、現地では714X体験もしていた。しかし、いつしか、「ソマチッドと714Xの真実」を世に出すうちに、それはまた次元の違う解釈を夫の身に纏わせることにもなったようだ。これでは、成熟した民主主義社会にはほど遠いのではないだろうか。

一方、それとは真逆に、夫は「ガン患者の希望の星なのだから、ぜひ714Xで完治してほしい」という温かく熱い励ましもあった。いずれにせよ、いつの間にか、夫は、「普通のガン患者」ではいられなくなっていた。これも、夫が選んだ「摂理」だったのかもしれない。

だから、さまざまな不本意なことにも淡々と接し、むしろ、心の深みでは次第に「アガペーの愛」について関心を深めていたように思う。

本書の「終章」にご紹介した原稿は、夫が自身の「714X体験」を記したものである。残念ながら、夫はすでに「好転反応」に耐えることができないほど、体力を失っていたが、そこに誠実な読者の方々やがん患者の方々への夫なりの「使命感、責任感」を全うしようとする意識が脈々と流れているのを私は、切ない思いのなかで読み取っている。夫が714Xを自ら行なったのは、明らかに同じガン患者の方々を力づけるためでもあったのにちがいなかった。夫が遺した原稿は、ついぞその先が書かかれることはなかったが、夫は、いまも「いのちの力」を蘇らせ続け、生命が愛と共有の世界でともに進化していくことを願っていることだろう。

とはいえ、この5年の間、夫を支え、応援してくださった多くの人々の圧倒的なパワーがあり、夫は、そういう方々への思いに応えることを大きな喜びと誇りにしていたのはまさに真実と言わなければならない。さらに、夫は、「起こることすべてに意味がある」といつも言っていたように、どんなに「どん底」と思われる状況にも、決して希望を失うことがなく、最後まで生きる意思を持ち続けていた。意識が薄れるまで、「大丈夫だよ！」と、まるで私を励ますように、私の手を時折強く握りしめていたあの感触を絶対に忘れることはないだろう。

最後に、夫のメッセージが春の息吹とともに再生され、新たな生命力を持ってガン患者の方々への希望となりますことを願いながら、これまで夫を応援してくださった読者の方々やご縁をいただきました皆様に心からの感謝の気持ちを捧げます。

雪解けの庭にクロッカス咲く4月の自宅で、天に憩う夫を想いつつ。

注／「ガン呪縛を解く」改訂版「エピローグ／呪縛?とんでもない～その熱き、深き生き様）に詳しい。

第4版によせて
～～～ソマチッドの正しい情報とソマトスコープ

稲田芳弘が『完全なる治癒』（クリストファー・バード著）の真相を確かめるために、カナダ在住のガストン・ネサーンさんに直接取材をして著したのが、本書『ソマチッドと714Xの真実』である。山田バウさんが設立した「ソマチッド基金」の支援でカナダへの取材が実現した後、ソマチッドと714Xの真実が『完全なる治癒』以来の沈黙を破り、初めて日本のガン患者の人々をはじめ多くの読者に伝えられた。

稲田は、ガン患者でもあるジャーナリストの立場から『完全なる治癒』の真相を自分の目で確認し、同時により良い代替医療をガンに苦しむ人々に紹介したいとカナダ取材に熱い思いを馳せていた。そこに山田バウさんの思いが合流する。バウさんは、ネサーンさんの革新的な研究についても言及した『ガン呪縛を解く』（稲田芳弘著／Eco・クリエイティブ刊）が切っ掛けとなり、体に優しいガンの代替医療として714Xを日本にも広めたいと思われたという。これが、バウさんならではのエネルギーを「ソマチッド基金」発起に傾けるにいたった所以である。この基金設立を多くの人々に知らせるためもあって、稲田もさらに講演活動に勤しむことになった。この流れが、ネサーンさんに直属の任意団体である「ガストン・ネサーン・アカデミー（注1）」設立に向かう契機になった。

バウさんも夫の稲田も、奇しくもいまはもう天界の人となってしまったが、環境や人生の影響下にある心身の相関性と血液の関係を見据え、全身病（注2）としてガン治癒の方向づけを追求したガストン・ネサーンのソマチッド研究に着目した意味、意義にはとても大きなものがある。

「ソマチッド基金」は、数回にわたり、医師の研修も兼ねてネサーン訪問を企図しており、その中で本書に寄稿されている萩原医師は、すべての訪問に団長として同行され、いまでもネサーンさんと親しく交流されている。

本書は、今回で第4版を重ねることとなり、とりわけ世の中ではソマチッドへの関心は日が経つごとに強まり、深まっていっているようである。ところが、それが、いつのまにか、ネサーンさんが自身で開発したソマトスコープで発見・研究したソマチッドとは異なった見解を持つ概念まで包含されてしまっているのではないかと思われることがある。しばしばそうした懸念を感じる人々も増えているのではないだろうか。

正しいソマチッド情報を提供するためにも本書をぜひとも読破いただきたいものである。それにしても、「ガンなどの難病になった人の血液中では、ソマチッドは殻をかぶり、赤血球に隠れたり、尿から排出される」という「流布」は、いったいどこから出てくるのか…。そんな観察事実をネサーンさんは打ち出してはいない。これは、ネサーンさんの観察事実から明らかになった「ソマチッドサイクル」から考えるなら、理にかなっているのかどうかは不明である。

というのも、「殻をかぶった状態」のソマチッドというのは、ネサーンさんが「レジスタンス」と命名した13段階目のソマチッドの変容だと思われるからだ。ソマトスコープの観察では、そもそもプロテクションバリアを超えているこの13段階目は、次の14段階目に変容が進む前の段階のもので、最終的には第16段階目の「葉状体」に変態する。現に、稲田の血液にもこの「葉状体」が発見されており、これによりソマチッドが16段階まで変容し続けたことが理解される。

いろいろな情報が流布しているなか、実は、どれもソマトスコープで観察されたものとは異なっているのではないかと、残念ながら疑問を持たざるを得ないのも当然である。また、ネサーンさんがソマチッドを微小生命体であると定義はしているが、だからと言って、科学的事実や状況的判断として「知性体として意思を持つ存在」であるなどとは語ったこともなく、カナダ訪問で受けたセミナーでも聞いたことがないとしか言いようがない。

ネサーンさんご夫妻は、ソマトスコープが産業界に悪用されることを懸念されているようで、この希有の顕微鏡をいわば封印されてしまわれている。そのため、現在はどんな研究者もネサーンさん以上には真実を知ることはできないというのが真相と言えるかもしれない。跡形もなく破壊されたと言われているレイモンド・ライフの顕微鏡のように、ネサーンさんのソマトスコープも、今後も世の中に解禁されることはついぞないのではないかと、しごく当たり前のように思われてしまう。それは同時に、ソマチッド研究の未来が奪われてしまうことを意味している。

では、健康食品としてソマチッドを考えるのは、どうなのだろうか。ソマチッドは、どんな生命体にも含まれている免疫力のバロメータであるから、新鮮さゆえにエネルギーの強い野菜にはさぞたくさんソマチッドが含まれているにちがいない。まず、ネサーンさんは、自身が命名したソマチッドが自分の預かり知らない間に商品に利用されていることに驚かれ、違和感を持たれている。「もしかしたら（製品は）すばらしいものかもしれませんが」といった、（製品に対しては）一応は柔軟な態度を示しながらも、「ソマチッドは無関係。ソマチッドを誤解している」として、そうした「ソマチッドそのものの摂取」という観点からはきっぱりと否定的な見解を述べられている。これに関しては、本書（第6章 日本のソマチッド事情／第7章 ネサーン氏ご夫妻の人間的な魅力）にネサーンさんの貴重なメールを引用し、その見解を詳しくご紹介しているので、ぜひともご一読していただきたいものである。

ネサーンさんは、ときに『完全なる治癒』とは異なる見解を語ることもあったのは事実で、714Xは、確かに『完全なる治癒』の出版時にはカンファー主体だったのが、私たちが取材したときには窒素が主体になるなど変化している。さらに、ネサーンさんのセミナーでは、『完全なる治癒』に著者、クリストファーバードならではの独創的な発想や仮説が内包されている部分があるとほのめかされていた。
ソマチッドの正しい情報は、本書を読まれれば、良く理解していただけるものと確信している。いまだに多くのプレッシャーの中におられるネサーンさんの誠実な人物像、さらにそのソマチッド研究と714Xの全体像を翻訳ではなく、稲田芳弘がそのペンでガンを患う人々や医療従事者の方々をはじめたくさんの市井の日本の読者の方々に伝えられたことは少なくとも幸せなことであった。末筆となってしまったが、応援くださった皆様や多くの読者の方々、「ソマチッド基金」を通して熱い心でご協力くださった故山田バウさん、714X普及に尽力され、臨床医として本書にご寄稿くださった萩原優医師そして私どもに真摯に向き合ってくださり、ご寄稿にも快く応じてくださったガストン・ネサーンご夫妻に心からの感謝を捧げたい。

2016年4月11日　稲田陽子

(注1) ネサーンさんが高齢のために、現在は、アカデミーの活動の一貫として行なわれていた「ガストン・ネサーン特別セミナー」の開催が中止となっている。
(注2) ネサーンさんのガン観は、ガンが局所の病ではなく、免疫力に着目したいわば「全身病」であるとした「千島学説」に相通じるものがある。千島学説も、自然治癒力のメカニズムが観察事実を基に解明されている。

第5版によせて
〜ガストン・ネサーンご逝去、偉業は永遠に

2018年2月16日にガストン・ネサーン氏が逝去された。3月16日、94歳の誕生日まで残すところわずか1ケ月であった。旧アカデミー（ガストン・ネサーン・アカデミー準備室）でともに活動していた萩原優医師から氏の訃報が届いたのは、3月に入ってからだった。ネサーン夫人からは、正式に日本の皆様にお知らせするのはしばらく待ってほしい旨、伝えられたという。悲しみのお気持ちが伝わってくる。

そこで、旧アカデミーでは、しばらく時を待った。その後、多くのセミナーを開いてくださったご夫妻に大きな感謝を込めて、お悔やみの手紙を仏語で書き記した。わざわざ仏語に翻訳してもらったのも、カナダ亡命後も英語に馴染まず仏語しか話されなかった生粋のフランス人、ネサーン氏を想ってのこと。

そんな氏の全貌を捉えるべく、稲田芳弘は、ジャーナリストの視点からソマトスコープによるソマチッドの解明や714Xだけでなく「無罪」を勝ち取った「ネサーン裁判」にも注目し、抑圧された科学者であった人間・ネサーンの真相に迫った。それは、西洋医学の盲点である自然治癒力を駆使する治癒法に光を当てた瞬間でもあった。

夫人の返事は、ネサーン氏ご存命の時と変わらず、ビジネスを超えたつながりと信頼が溢れていた。

2018年12月雪の舞う日、氏のご冥福を心よりお祈りしつつ…

稲田陽子

参考資料　『ガン呪縛を解く』（稲田芳弘著）より一部抜粋

極微の生命体「ソマチッド」

現代の生物学や医学は生命の基礎単位を細胞とみなし、それを支える生命メカニズムを糖鎖構造やタンパク質、遺伝子などに求め、それらの働きを化学反応式によって表してきた。要するに、生命現象をいきなり分子生物学に還元してしまったのだ。

しかし、本当に生命の基礎単位は細胞なのか。確かにアメーバなどの単細胞生物には生命活動の基本条件がそろっている。だが、だからといって細胞が生命の基礎単位と言い切るのは早計すぎよう。

というのも、顕微鏡技術が進んだいま、血液の中にはもっと微小な、明らかに独立して生命活動を営む有機体がはっきりと認められるからだ。そしてこのことも、実は千島博士が予測していたものだった。

ただ、千島が使っていた当時の顕微鏡には倍率や分解能などで限界があったため、千島はそれを「バクテリアやウイルスの自然発生」という言葉で表した。しかしその後驚異的な顕微鏡が開発されることにより、細胞よりもはるかに小さな、不思議な生命体の存在が発見され、リアルに観察されたのである。

その発見者は、フランスの生物学者、ガストン・ネサーンである。ネサーンの波瀾万丈の半生を紹介したクリストファー・バードの『完全なる治癒』（徳間書店刊）によれば、１９２４年フランス北部のルベに生まれたネサーンは、幼い頃から数々の発明を行い、早くからその天才ぶりを発揮していた。大学では物理、化学、生物学を学んだが、手続きミスで卒業証書をもらいそこね、その後フリーランスの研究者として血液分析にのめりこんでいく。

そんななか血液中に不思議なものを見つけ、もっとよく見える顕微鏡が欲しいと思い立ち、そこから顕微鏡の開発に取り組んでいった。

ネサーンの顕微鏡開発には従来の物理学と光学で

は説明できない全く独自の「光を操作する技術」が使われていた。そしてそのネサーンのアイデアと設計を具体的な形にしたのは、有名な光学機械メーカー・ライツ社の熟練工たちだった。

その結果、ついに3万倍の倍率と約150オングストローム（1オングストロームは10のマイナス10乗）の分解能を持つ顕微鏡が完成した。ちなみに一般の顕微鏡倍率は普通約1800倍、分解能0.1ミクロンで、電子顕微鏡では倍率約40万倍、分解能30～50オングストロームだが、電子顕微鏡では観察する試料の物理的様相を変える操作をしなければならないのに対し、ネサーンの顕微鏡では「生体が生きたまま鮮明に観察できる」という画期的な特徴を持っていた。その顕微鏡「ソマトスコープ」を使ってネサーンは血液や細胞の観察に着手したのである。

そこから見えてきたものは、驚くべき「生命の宇宙」だった。そしてネサーンはそこにうごめく小さな生命体を発見した。それは細胞よりもはるかに小さな生殖する有機体だった。驚いたネサーンはそれをソマチッド（小体）と名付け、さらにつぶさにその生態を観察し続けた。

すると、その小体《ソマチッド》は自らが置かれた環境に応じてさまざまなかたちに次々と変化していった。健康な生物体ではソマチッドが胞子、二重胞子に変化するだけでこの3つのサイクル内に留まっているが、いざ環境に異変が起きると、さらに新しく13の段階を経て成長していく。つまりソマチッド・サイクルは、全部で16の異なる形態を持っていたのである。

健康な人の血液にはソマチッド、胞子、二重胞子の3形態が見られるだけだが、環境が劣化するとソマチッドは突然かたちを変えて次の段階へと進み、そこからさまざまなバクテリア形態が出現してくる。

すなわち、二重胞子↓ マイコバクテリウム形態↓ 二重バクテリア形態↓ 棒状形態↓ 二重胞子を持つバクテリア形態↓ 粒状の二重胞子を持つバクテリア形態↓ 球状の細菌形態↓ 破裂↓ 酵母形態↓ 子嚢胞子形態↓ 子嚢形態↓ 菌糸体形態↓ 繊維状の葉状体へと、ソマチッドがどんどん変化し始める。そのプロセスをネサーンはしっかりと見届けたのであった。

千島学説では第3原理で「バクテリアやウイルス

の自然発生説」を打ち出しているが、ネサーンはその様子を顕微鏡でこと細かに観察し、千島が言う「バクテリアやウイルスの自然発生」を実質的に実証してくれた。千島の場合は顕微鏡の精度に限界があったため、ネサーンほどまでにはよく分からなかったものの、ネサーンは千島が見た世界をきわめてリアルに、ものの見事に描き出してくれたのである。

生命の謎を解いたネサーンだったが…

ネサーンが発見したソマチッドは、とにかく不思議な生命体だった。摂氏200度以上の高温でも死なず、どんな生物も殺す威力を持つ5万レムの放射能にも耐え、どんなに強い酸の影響も全く受けず、遠心分離機にかけてもびくともしない。それはまさに不死身の生命体だったが、そのソマチッドがすべての生命体、そしてわれわれ人間の血の中で活動していたのである。それを知ったネサーンは、その後も夢中でソマチッドの研究に没頭していった。

そしてその後の研究で、動物や人間の免疫機構が弱まったり不安定になったりしたときに、ソマチッドの正常な形態が異常領域の形態に次々と変化していくことが分かった。つまり免疫機構の弱体化が、正常な3段階から次の13ステップへの形態変化を踏み出させる。その引き金を引くのはどうやらトラウマ（衝撃的体験）のようで、例えば放射線や化学汚染、事故、ショック、鬱状態等々が免疫機構の弱体化をもたらす原因になっているらしい。

しかもソマチッドの形態と疾患との間には明らかに関連性があり、ソマチッドの形を見ればその人にどんな疾患があるのかも分かるようになった。ガン患者のソマチッドは常にある特定の形をしているのだ。

こうしてネサーンは、ソマチッドを検査することによってガンやリウマチなどの疾患判定ができるようになり、かつソマチッドの形を観ることで、ガンなどの変性疾患の発生を18ヶ月前に予知・予測することができるようになった。

ところでこの不思議なソマチッドは、いったいどこからどんなふうに誕生するのだろうか。

それについては「分からない」とネサーンは言う

が、とにかく赤血球の中にどんどんソマチッドが出現してくるのだ。そして「分からない」とは言いながらも、ネサーンは「ソマチッドがＤＮＡの前駆物質ではないか」と推測し、ソマチッドが生物と無生物の間の「失われた環」であることをほのめかす。

このことについて、ネサーンの妻であり良き研究パートナーでもあるフランソワーズは、さらに次のように突っ込んだ発言をしている。

私たちは、ソマチッドは「エネルギーの具現」であるという結論に達しました。ソマチッドは生命が最初に分化した具体的な形態であり、動植物の生きた生体に伝達できる遺伝的特質を持っています。ソマチッドは、基本的に電気を帯びています。したがって互いに近づくと、自動的に反発し合います。ソマチッドは、史上最小の生きた「エネルギーのコンデンサー」と言えるでしょう。

ソマチッドは生命が最初に分化した具体的な形態であり、エネルギーの具現、エネルギーのコンデンサーではないかとするこの言葉は、量子物理学者たちやラズロの世界ともつながってくる。千島もまた「気は超エネルギーであり、それが血に影響を与えている」とした。

量子世界は目には見えず、千島学説でもその辺りをおぼろにしか示していないが、ネサーンは顕微鏡で実際にソマチッドを発見し、それを「エネルギーの具現」「生命が最初に分化した具体的な形態」と見ているのだ。

このことは、実はノーベル賞を受賞したハンガリーの科学者、アルバート・セント・ジオルジもすでに予測していたことだった。「生命の秘密は、最終的には電子、もしくは電気を帯びたその他の素粒子のレベルで発見されるはず」と。

ネサーンが成し遂げた顕微鏡開発や新しい生物学、予防医学などの成果は、当然ノーベル賞に値するものだろう。しかし顕微鏡は「原理が物理や光学の法則で説明できない」として特許が与えられず、世に出ることはなかった。ネサーンが開発した顕微鏡でミクロ世界の素晴らしい画像が目で確認できても、既存の理論で説明できなければ認めないというのである。

ネサーンが発見したソマチッドはいま、暗視野顕微鏡を使えば誰もが簡単に観察することができる。しかし観察はできても医学界ではそれを無視、黙殺し、本気で新たな生物学と医学を構築していこうとはしていない。

ぼく自身自分の血液中のソマチッドを見たいと思い、ソマチッド研究家の宇治橋泰志さんの研究室(免疫整体治療院)で何度か暗視野顕微鏡を使って実際に見せてもらったのだったが、なるほど血液の宇宙には、無数のソマチッドが輝きながらにぎやかにうごめいていた。

そんな生命の宇宙に飛び込んでしまうと、いまの古典物理学的な医学と医療に、どこか空しさ侘しさを覚えてしまう。血液中にはこんなに神秘で素晴らしい命の宇宙が広がっているというのに、それを決して見ようとはせず、相変わらず「悪魔のガン」との戦いを、地上にへばりついて生物兵器や核爆弾、そして戦闘機空爆や戦車砲撃に明け暮れているかのような姿がほうふつとしてくるからである。

なぜ医学界は、ネサーンのかくも素晴らしい発見と研究を無視、黙殺し続けているのだろう。

実はそこには理由があった。もしネサーンが顕微鏡の開発とソマチッドの発見だけで終わっていたとしたならば、ネサーンはあるいはノーベル賞を手にすることができたかもしれなかった。だがネサーンは医学界のタブーに踏み込んでしまったのだ。そしてそのことが、その後のネサーンに思いがけない不幸の数々と、波瀾万丈の運命を強いることになった。

ガン完治率75%の治療法の運命

ネサーンが踏み込んだ医学界のタブーとは、顕微鏡の開発とソマチッド理論の研究だけに留まらず、ガンや難病の画期的な治療法を開発してしまったことだった。それもネサーンのガン治癒法は極めて簡単で、クスノキの樹液から採取した天然カンファー(樟脳《しょうのう》)を原料に開発した製剤を、鼠蹊リンパに注射してリンパ系に循環させるというものだった。

このカンファー製剤は「714X」と命名され、大勢の末期ガン患者やエイズ患者に使われていったが、その完治率はなんと75％にも達したという。

　ネサーンがソマチッド理論に基づいて追求したガン治癒法とは、異形化したソマチッドを健全な元の状態に戻すことであり、そのために有効だったのがクスノキの樹液から作ったカンファー製剤だったのである。

　もっとも、ネサーンはいきなりこの製剤に行き着いたわけではない。まず1940年代に抗発酵性の特質を組み込んだ製剤（GN-24）を開発し、これはネサーンの義弟を末期の胃ガンから救い出すなど大きな成果をあげることができた。続いて、さらに治療効果の高い血清「アナブラスト」を作り出し、「余命1週間」と宣告された半昏睡状態の乳ガン患者を見事に完治させたりもした。

　このように成功事例が増えるにつれ、ネサーンはフランス医師会から睨まれるようになり、不当な理由で二度も法廷に呼び出された。そして多額の罰金の他、研究室は閉鎖され、器具類も没収、その果てにネサーンはコルシカ島に移らざるをえなくなった。

　だが、そのコルシカでも、ネサーンが移住した1週間後には何百人もの患者がネサーンを追って集まってきた。そのことがフランス医師会の怒りを再び爆発させ「取り調べ裁判」が開始された。それを機にネサーンはカナダに飛び立つが、その出国を手助けしたのはネサーンに「余命1週間」から救われた婦人の夫、フランス最高警察機関の高官だった。ネサーンはガンで苦しむ多くの患者を救ったことにより、故国フランスを離れなければならなくなったのである。

　フランスよりは寛容だろうと思っていたカナダでも、ネサーンはひどい仕打ちを受けることになった。何者かによって仕掛けられた巧妙なワナにかかり、カナダでも裁判に引っぱり出されてしまったのだ。

　その一方、ラッキーな出会いもあり、スチュアート財団からの支援を得てネサーンは研究を続けることができたのだったが、その幸運さえ完璧に封じ込めてしまうほど、医師会のネサーンに対する圧力は激しくなっていった。

そして1989年5月ついに逮捕され、1ヶ月ほどの独房生活を強いられた後裁判が始まった。この歴史に残る「ガストン・ネサーン裁判」は、一人の天才を終身刑に処すことで社会から完全に排除して、ネサーンが残した実績を完璧に封印するために仕掛けられた裁判だったように思える。

ところがその圧力をはね返すかのように裁判の期日を決める審問のその日、裁判所の玄関には100人以上のデモ隊が集まって、連行されるネサーンに大喝采を送った。彼らはネサーンによってガンなどの難病から奇跡的に救われた人たちだった。

その後デモ隊は、手に手にプラカードを持って裁判所からホテルまでデモ行進し、ホテルでは「ガストン・ネサーンを守る会」の第1回記者会見を開いた。そこでは世界各地から集まった人々がネサーンに救われた体験を語り、「ネサーンの正義」を訴えた。そして裁判が始まっていくが、結論から言えば、この裁判でネサーンは見事「無罪」を勝ち取ったのである。

なぜネサーンは裁判に勝つことができたのか。それは彼が法を犯すことなど何もしてなかったことのほか、すでに数千人のガンや難病患者たちを救っていたために、ネサーンに救われた元患者たちによる法廷での証言や支援がすごかったこともあった。

ネサーンに救われた人々は世界各地におり、その中には政府の高官や医師、組織のトップ等々著名な人たちも数多くいた。また、裁判中にはカナダばかりかアメリカからもガンやエイズ患者たちの電話が殺到し、ネサーンを応援し、成功を祈り、裁判に助言をしてくれたりもした。この事実は、そのときの「ネサーン裁判」がいかに大きな注目を集めていたかを物語っている。

ガストン・ネサーンの裁判に関しては、『完全なる治癒』にその詳細が綴られている。こうしてネサーンは裁判には勝ったものの、その後医師会と医療産業などの圧力や、マスメディアによる巧妙な「空気支配」も手伝って、悲しいかなネサーンの治療法が広く世界に知られたり、それが医療の現場に根付くことはなかった。

実際、日本で「ネサーン裁判」を伝えたマスメディアをぼくは全く知らず、ネサーンの名前もソマチッド理論も、カンファー製剤「714X」もほとんど知られていない。ネサーンが開発したカンファー製剤は「完治率75%」を誇っていながら、社会からすっかり封印されてしまったのだ。

もっとも「ソマチッド」という言葉とその理論は、それなりに認知されてきているようだ。しかし正直な話、そこには何となくうさん臭い香りが漂っていて、ソマチッドがどこかオカルトじみたイメージで広がっていることを非常に残念に思う。それも、科学者やマスメディアがまともに取り合おうとしていないことに起因しているように思う。

ライフの成果を蘇生させたガストン・ネサーン

ネサーンのガン治癒法は、赤血球の中のソマチッドの異常を正常に戻すことであった。千島も血液の正常化をガン治癒の基本としていたが、千島がそれを「食」と「気」に求めたのに対して、ネサーンはクスノキから採取して作ったカンファー製剤を用いて治療した。方法は違うがいずれも血液の正常化を目指すという点では同じである。

ただネサーンの場合は、ソマチッドを正常化させる製剤を独自に開発して、それを治療に使ってソマチッドの形の変化が顕微鏡ではっきりと観察できたぶん、より効果的な治療ができたのだと思う。

二人とも血液を研究し、ガンは局所的な細胞異常ではなく全体的な病気と考えたが、それと全く同じように考えていたのが、オーストリアの思想家ルドルフ・シュタイナーだった。

シュタイナーは「見えない世界」を直感で洞察した優れた思想家で、「悪性腫瘍は身体の全体的な病気である」とし、全身を流動する体液（血液・リンパ液など）こそが健康のカギを握るとした。しかし、それが科学的に実証されるには顕微鏡観察を待つしかない。この課題に応えたのが千島であり、そして千島が打ち出した革命的な学説をさらに明解に裏付けたのがガストン・ネサーン等々だったのである。

画期的な顕微鏡を使って観察したネサーンのソマチッド理論は非常に明解であり、しかもその理論に基づいて開発した治療法で圧倒的な実績を残した。

しかし千島やネサーンの前にも、すでに多くの先駆者たちがいた。

たとえばパスツールの宿敵だったアントワーヌ・ベシャンは、発酵している溶液の中に小さな無数の小体が発生するのを観て「マイクロザイマス（小発酵体）」と名付け、ウイルスや細菌、真菌はそれが発達し変化したものとした。ベシャンのこうした研究成果の多くはパスツールに盗用され、また最も肝心な小発酵体の発見は強引に封殺されてしまうが、20世紀に入ると再びベシャンの発見を実証・補強する観察や研究が相次いでいく。

1916年に血液中に存在する小さな生命体を発見した、ドイツのギュンター・エンダーライン博士もその一人である。

エンダーラインが暗視野顕微鏡で観たものは、ベシャンの観察を改めて証明するものだった。そこからエンダーラインは一つの結論を引き出す。「周期（生活環）の最低点に動かない植物性タンパクコロイド微粒子があり、その最高点に真菌がある。そしてこの二極間には共生菌があり、これは人体に不可欠なものであるが、体内の環境の変化で病原性にも発展する」と…。こうしてエンダーライン博士はベシャンの発見をさらに詳細に裏付けたのである。

さらにもう一人、アメリカの天才独学者ロイアル・レイモンド・ライフのことも紹介しておかなければならない。

ライフもネサーンと同じように「生きた有機体を自然の状態で観る」ことができる3万倍以上の拡大能力を持つ顕微鏡を独自に開発し、生体や血液の中に微小な有機体を発見していたからである。ライフは画期的なその顕微鏡を使って血液などを観察した結果、次のような結論を得た。

▼細菌は病気を起こす原因ではなく、病気になった結果生じるものである。
▼細菌は、体の状態に応じて無害なものから致死性の病原菌に変化する。
▼その病原菌は、特定の周波数の光で即座に殺すことができる。
▼細菌は生命の基礎単位と考えられているが、実

は細胞の中にもっと小さな細胞があり、その小さな細胞の中にさらに小さな細胞がある。このプロセスは顕微鏡の倍率を高くして見ると16段階まであり、ミクロ以下の大きさまで一段階ずつ続いている。

こうして、小さな細胞が16段階に変化することを発見したライフはさらに研究を続け、ついにガンに関する全く新しい理論を打ち出した。それは「ガン細胞にある周波数を持つ光を当てると死滅する」というもので、数々の実験の結果それはガン、結核、腸チフス、ハンセン病、口蹄疫などで効果を示した。

ちなみにそれを知ったサンディゴのアーサー・W・エール医学博士がライフの周波数エミッターを入手してガン患者の治療をしたところ、腫瘍が約十分の一にまで縮小し、再発することはなかった。このように1920年代には早くもライフがネサーンと同じような成果をあげていた。

しかしライフの成果が引き継がれることはなかった。それは正統派の見解を脅かすものだったため研究は中断されて地下に潜らざるをえなくなり、ライフの良きパートナーであり後継者だったジョン・クレインも投獄された。誰が何の目的でやったのかは分からなかったが、研究を記録した何千枚もの写真と映像フィルムが跡形もなく消えてしまい、顕微鏡も修復できないほどに壊されてしまったからである。

ただ、ライフが開発した画期的な顕微鏡に関しては、1944年発行の著名なフランクリン研究所の専門誌が「新しい顕微鏡」という長大な論文の中で紹介している。ライフの顕微鏡と観察の成果は「幻の遺産」となってしまったが、それをその後ガストン・ネサーンが蘇らせてくれたのだ。

岐阜県高山市・清水裕登
北海道札幌市・大潟広子
北海道札幌市・富岡栄蔵
広島市・尾崎里美
東京都・芦田光代
仙台市・櫛引みち子
札幌市・川上　清
北海道・匿名希望
山口県宇部市・新野　恵
北海道札幌市・匿名希望
千葉県・酒向　猛
神奈川県・浜岡　勤
静岡県・鈴木たみ子
千葉県・加藤　茂
東京都・杉本明秀
東京都・山口政広
新潟市・稲田氏講演会
福島県・佐藤　博
福島県・斉藤スイ子
横浜市・原　杉子
岡山市・美甘春幸
東京都・久野美奈子
東京都・松本昌代
鹿児島県・川崎幹雄
横浜市旭区・松岡直晃
神戸市灘区・兪　英子
新潟市北区・山口いづみ
東京都羽村市・中川寿里
大阪府堺市・豊永靖宏
東京都豊島区・秋山伸介
大阪府堺市・上原　豊
川崎市宮前区・的射場史彦
茨城県取手市・飯塚義仁
東京都文京区・加藤美保
松本市・アルペン総合研究所
米子市・小野徹也
燕市・大橋保隆
柏崎市・加藤寛明
神山町・天野洋一
神山町・天野恭子
ふじみ野市・主海亜希子
札幌市・杉村美恵子
鳴門市・芝　佳子
東かがわ市・福崎元二
川崎市・相楽恵美子
豊中市・西村憲二
札幌市・小島志ネットワーク
豊中市・西村憲二
木津川市・山口加代子
広島市・森岡真理
中野区・馬渡　愛
豊中市　和田由里子
防府市　平井　碧
東京都　船橋慶一

★ソマチッド基金収支
2009年8月25日現在
預かり金総額 2,312,329円
支　出金総額 2,272,942円
預かり金残高　　39,387円
（詳しい内訳は、山田バウの「ソマチッド基金」サイト http://www.peace2001.org/2006/main/rashin/somatide_fund.htmlにて報告させていただいております。

★なお、編集段階でのミスにより、あるいは一部の協賛者のお名前が抜け落ちているかもしれません。もしもこの他にも協賛してくださった方々がおられましたら、ぜひご連絡いただきたいと思います。非礼を深くお詫びすると同時に、増刷りの際に追加掲載させていただきます。

TOPICS　ガストン・ネサーン・アカデミー

714X の治療について、ご希望の方には適切な医療機関のご紹介を行なっております。

お問い合わせ先 /0225-92-7820（OPEN JAPAN/ 吉澤）

※ソマチッド情報が一般にも広まるなか、誤った情報も多くなっています。とくに、ソマチッドを摂取すれば健康が改善されるという誤認情報に対し、G・ネサーンご夫妻が「ソマチッドが正しく理解されていないのは残念」として、特別セミナーに参加した数名にメールを通して否定的見解を述べています。（G・ネサーン氏は、このような情報とはまったく関係がありません）本書をご一読されますようお勧めいたします。

「ソマチッド基金」に協賛してくださった方々（順不同）

弟子屈・ガッテン＆さなえ
広島市・匿名希望
大牟田市・吉光清都
東茨城郡・松本洋明
島根県太田市・西尾　功
大牟田市・龍　敏夫
西宮市・藤野　薫
高知県香南市・楠瀬正紘
高知県高知市・溝渕卓生
茨城県石岡市・石井麻由美
大牟田市・飯原　徹
大牟田市・龍伸太郎
市川市・柳楽啓一郎・正・珠美
熊本県玉名郡・雪野正光
佐賀市・松田千治
富山市・山口陽子
千葉市・タカツ
さいたま市・湯川伸矢
大牟田市・馬場恵美子
沖縄県豊見城市新垣真治
大牟田市・島　時久
広島市・安芸区関　光男
下関市・松山悦子
土佐清水市・松谷隆啓
和歌山市・坂東忠光
札幌市・塚本　隆
吉野ヶ里町・山崎由紀
東淀川区・久保美帆
みやま市・池田三十四　良子
千葉市・岩橋紀伊子
太宰府市・古森京子
富山市・高柳綾乃
富山県射水市・泉田芳範
埼玉県川口市・伊藤正恵
茨城県石岡市・石井麻由美
栃木県・ソウルリバースバンキング
広島市・藤田美笑子
広島市・藤田美笑子（2）
姫路市・山下旦鶴
川口市・伊藤正恵（2）
板橋区・小林正和
草加市・小野田容子
新宿区・畑中文緒
松戸市・鶴巻　徹
函館市・小崎良子
姫路市・吉澤武彦
品川区・周藤恵子
江津市・小松健治
札幌市・松田順治
上田市・斉藤明子
小田原市・志村俊介
東京都港区・梅宮敬之
朝霞市・宮本　操
所沢市・城川俊一
草加市・小野田容子
世田谷区・加藤準平
杉並区・渡邊昭彦
板橋区・上村英男
千葉市花見川区・小林信子
山陽小野田市・藤井康三
さいたま市・匿名希望
愛媛県西条市・目見田昭二
熊本県玉名市・井上真二
福岡県久留米市・山口怜子
大阪市淀川区・石山昌賢
横浜市戸塚区・原　杉子
名古屋市中村区・竹西真子
岐阜県岐阜市・櫻井菜保美
神戸市中央区・木下幸子
埼玉県南埼玉郡・米田雅子
兵庫県川西市・匿名希望
福岡県八女郡・原　洋二
東京都町田市・松村朝洋
和歌山市・津田啓史
島根県出雲市・梶谷修司
東京都文京区・西郷美穂
札幌市西区・稲田芳弘
札幌市西区・稲田陽子
千葉県富里市・杉本徳仁
東京都新宿区・富田和志
大阪府羽曳野市・加藤充孝
埼玉県新座市・吉住昌彦
横浜市青葉区・白崎友久
横浜市青葉区・白崎桃子
千葉県佐倉市・深瀬由美子
横浜市・萩原　優
さいたま市北区・中島明子
横浜市都筑区・中林由紀子
福島県いわき市・佐久間伯幸
大阪市西区・浜田佳子
東京都立川市・鈴木孝一
東京都小金井市・石渡孝子
神奈川県川崎市・瀬谷光子
横浜市神奈川区・小林規智子
東京都八王子市・新田尚広
東京都品川区・落合志津江
東京都台東区・寺島憲孝
埼玉県北葛飾郡・村田　圭
横浜市港北区・嶋崎玲子
静岡県三島市・三上玄鐘
埼玉県本庄市・山田　修
北海道音更町・畠山敏紀
新潟市秋葉区・村田博和
埼玉県戸田市・石川靖子
福岡県中央区・高木敏郎
香川県土庄町・明神まり
香川県土庄町・丹生和夫
横浜市青葉区・山内ちえこ
タイ在住・伊澤義信
埼玉県所沢市・世良京子
富山市・山口陽子（2）
東京都中央区・小根山薫
大牟田市・龍　敏夫（2）
東京都杉並区・菅原芙美恵
横浜市青葉区・斉藤正和
福島県二本松市・本田直子
横浜市青葉区・斉藤モナ

プロフィール

稲田 芳弘

新潟県長岡市出身。ジャーナリスト(～2011年)。大学在学中からライター活動を始め、環境、農業、食をテーマにヨーロッパ、アフリカなど世界各地を歩く。その後札幌に移り住んで会社を設立し、各種企画、編集、制作などを手がける。「千島学説」復権の火付け役とも言える『ガン呪縛を解く』をネット上で連載して、話題を呼び、出版した2006年に、ガン情報センター「じあいネット」を設立。ガンと共生しながら、多数の講演や執筆活動を行なう。好評だったラジオ番組『ガン呪縛を解く時間』(FM)で最期までパーソナリティを務める。主な著書・共著は『ガン呪縛を解く』『癌では死なない』『幸せを呼ぶ暗号』『VDI革命』『Y2K最新最終事情』『Y2Kサバイバルシフト』『未来を今に』『オンリーワン』など多数。主な編さん書に『カタカムナへの道』などがある。㈱クリエティヴ・アイズ代表取締役、㈱Eco・クリエイティブ役員、じあいネット代表、環境情報オピニオン紙『エコろじー』発行人、千島学説研究会理事他を歴任。
http://www.creative.co.jp

萩原 優　医学博士

広島大学医学部卒業。聖マリアンナ医科大学で第一外科講師、准教授を経て30年以上大学病院に勤務。2005年に退職し、その後聖マリアンナ医大客員教授を勤めるとともに「森の診療所」院長を経て、2007年から「イーハトーヴ・クリニック」を開院して院長を勤める。前世療法をはじめ、潜在意識からガンを見つめ直す新たな精神療法なども取り入れながら、ガンの代替医療を実践している。著書に『ガンの催眠療法』『前世療法体験CDブック』『医師が行なう「ガンの催眠療法」CDブック…催眠腫瘍学にもとづく新たなアプローチ』『前世療法の奇跡…外科医が垣間見た魂の存在』などがある。c-mail：masa-ha@wc4.so-net.ne.jp
イーハトーヴ・クリニックのHP：http://ihatovo-clinic.com/

稲田陽子

青山学院大学文学部英米文学科卒業。ジャーナリスト。広告代理店でコピーライターとして経験を積み、その後フリーライターとなり企画編集・文筆など幅広い制作活動を行なう。1999年から環境情報オピニオン紙『エコろじー』(発行人/稲田芳弘)の編集人&ジャーナリストとして活動。現在は、執筆をはじめ企画出版、企画編集・制作に携わっている。主な著書に、『荒野のジャーナリスト稲田芳弘』『世の終わりの贈りもの』などがある。㈱Eco・クリエイティブ代表取締役、じあいネット代表、千島学説研究会理事他。
e-mail：youko@creative.co.jp　http://www.creative.co.jp

ソマチッドと714Xの真実

ガストン・ネサーンを訪ねて

2009年 9月17日　初版発行
2018年12月11日　第5版発行
2024年 7月11日　第5版2刷発行

著　者　稲田 芳弘
発行人　稲田 陽子

発行所　Eco・クリエイティブ
〒063-0034 札幌市西区西野4条10丁目10-10
Tel&Fax 011-671-7880
http://www.creative.co.jp/

ISBN978-4-9909592-2-7